Manual de
Dermatologia

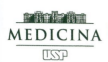 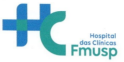 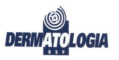

Manual de Dermatologia

CYRO FESTA NETO

LUIZ CARLOS CUCÉ

VITOR MANOEL SILVA DOS REIS

6ª EDIÇÃO
revisada,
atualizada
e ampliada

Copyright © Editora Manole Ltda., 2024, por meio de contrato com os autores.

A edição desta obra foi financiada com recursos da Editora Manole Ltda., um projeto de iniciativa da Fundação Faculdade de Medicina em conjunto e com a anuência da Faculdade de Medicina da Universidade de São Paulo – FMUSP.

CAPA Departamento de Arte da Manole
PRODUÇÃO EDITORIAL Juliana Waku
PROJETO GRÁFICO E DIAGRAMAÇÃO Anna Yue
MATERIAL FOTOGRÁFICO Arquivo iconográfico do Departamento de Dermatologia da Faculdade de Medicina da Universidade de São Paulo (FMUSP). Colaboração: Alexandre Vargas
ILUSTRAÇÕES Mary Yamazaki Yorado

CIP-BRASIL. CATALOGAÇÃO NA PUBLICAÇÃO
SINDICATO NACIONAL DOS EDITORES DE LIVROS, RJ

F458m
6. ed.

    Festa Neto, Cyro
      Manual de dermatologia / Cyro Festa Neto, Luiz Carlos Cucé, Vitor Manoel Silva dos Reis. - 6. ed. - Santana de Parnaíba [SP] : Manole, 2024.
      16 cm.

      Inclui bibliografia e índice
      ISBN 978-85-204-5829-7

      1. Dermatologia. 2. Pele - Doenças. I. Cucé, Luiz Carlos. II. Reis, Vitor Manoel Silva dos. III. Título.

                           CDD: 616.5
24-91389   CDU: 616.5

Meri Gleice Rodrigues de Souza - Bibliotecária - CRB-7/6439

Todos os direitos reservados. Nenhuma parte deste livro poderá ser reproduzida, por qualquer processo, sem a permissão expressa dos editores.
É proibida a reprodução por fotocópia.

A Editora Manole é filiada à ABDR – Associação Brasileira de Direitos Reprográficos.

Editora Manole Ltda.
Alameda América, 876
Tamboré – Santana de Parnaíba – SP – Brasil
CEP: 06543-315
Fone: (11) 4196-6000
www.manole.com.br | https://atendimento.manole.com.br/

Impresso no Brasil | *Printed in Brazil*

SOBRE OS AUTORES

CYRO FESTA NETO

Professor Titular de Dermatologia da Faculdade de Medicina da Universidade de São Paulo (FMUSP).
Chefe da Divisão de Dermatologia do Hospital das Clínicas da FMUSP.

LUIZ CARLOS CUCÉ

Professor Emérito da Faculdade de Medicina da Universidade de São Paulo (FMUSP).

VITOR MANOEL SILVA DOS REIS

Professor Livre-Docente em Dermatologia da Faculdade de Medicina da Universidade de São Paulo (FMUSP).

COLABORADORES

EDIÇÃO

Mirian Nacagami Sotto

EDIÇÕES ANTERIORES

Absalom Lima Filgueira

Alberto Eduardo Cox Cardoso

Alice O. A. Alchorne

Ana Maria Uthida Tanaka

Antonio Carlos Martins Guedes

Antonio Carlos Pereira Júnior
(*in memoriam*)

Arival Cardoso de Brito

Bernardo Gontijo

(*in memoriam*)

Carlos D'Aparecida Machado Filho

Celina Wakisaka Maruta

César Bernardi (*in memoriam*)

Claudemir Roberto Aguilar

Claudia G. Santi

Elemir Macedo de Souza

Eugênio Raul Almeida Pimentel

Fausto Forin Alonso
(*in memoriam*)

Fernanda Carrilho de Menezes

Fernando Augusto de Almeida

Helena Olegário da Costa

Iphis T. Campbell

Isabella Doche

Itamar Romano Garcia Ruiz

Jarbas A. Porto (*in memoriam*)

Jayme de Oliveira Filho

Jesus Rodrigues Santamaria

João Carlos M. Fonseca

João de Magalhães Avancini Ferreira Alves

João Roberto Antonio

Jorge José de Souza Filho

José Antonio Sanches Junior

Leninha Valério do Nascimento

Lilian L. Rocha

Lucio Bakos

Luis Antonio R. Torezan

Luiz Henrique Camargo Paschoal
(*in memoriam*)

Malba M. Bertino

Marcello Menta Simonsen Nico

Marcelo Arnone

Márcia de Matos Silva

Márcia Ferraz Nogueira

Márcio Lobo Jardim
(*in memoriam*)

Maria Aparecida Constantino Vilela
(*in memoriam*)

Maria Denise Fonseca Takahashi

Maurício M. A. Alchorne

Neuza Lima Dillon (*in memoriam*)

Newton Sales Guimarães
(*in memoriam*)

Ney Romitti (*in memoriam*)

Orcanda Andrade Patrús
(*in memoriam*)

Paula Silva Ferreira

Renato M. Bakos

René Garrido Neves
(*in memoriam*)

Ricardo Romitti

Sabrina Sisto Alessi César

Samuel Henrique Mandelbaum

Sandra Lopes Mattos e Dinato

Silmara da Costa Pereira Cestari

Silvia Marcondes Pereira

Silvio Alencar Marques

Valéria Petri

Vidal Haddad Junior

Walmar Roncalli Pereira de Oliveira

Zilda Najjar Prado de Oliveira

SUMÁRIO

Prefácio. xxiii

PARTE I – AVALIAÇÃO DAS DOENÇAS DERMATOLÓGICAS 1

Capítulo 1: Queixa e duração, exame físico (lesões elementares), anamnese e métodos diagnósticos. 2

- Queixa e duração. 2
- Exame físico. 2

Lesões elementares e sua correlação anatomoclínica. 2

Lesões primárias. 2

Lesões secundárias. 18

- Anamnese 27
- Métodos complementares diagnósticos. 28

Clínicos. 28

Com a utilização da própria mão 28

Com a utilização de pequenos instrumentos. 28

Pesquisa de sensibilidade térmica, dolorosa e tátil

(útil na hanseníase) 31

Laboratoriais 31

Exame micológico. 31

Exame bacteriológico. 33

Exame parasitológico 34

Provas imunológicas. 35

Técnicas de imunofluorescência e com anticorpos marcados

(imunoperoxidase). 36

Citodiagnóstico (Tzanck). 36

Exame anatomopatológico. 37

Imunofluorescência em dermatologia 38

Microscopia confocal de reflectância. 40

x Manual de dermatologia

PARTE II – GRUPOS DE DERMATOSES **43**

MÓDULO I: POR MORFOLOGIA CLÍNICA **44**

Capítulo 1: Eczemas 46
- Eczema atópico 46
- Dermatite de contato 50
- Eczema numular 53
- Líquen simples crônico 55
- Eczema de estase 58
- Eczema asteatósico 60
- Eczema disidrótico 62

Capítulo 2: Dermatoses eritematodescamativas 65
- Psoríase 65
- Pitiríase rubra pilar 70
- Dermatite seborreica 72
- Pitiríase alba 75
- Pitiríase rósea 77
- Eritrodermia 80

Capítulo 3: Dermatoses vesicobolhosas 83
- Pênfigo foliáceo 83
- Pênfigo vulgar 86
- Pênfigo por IgA 89
- Penfigoide bolhoso 92
- Penfigoide gestacional 95
- Dermatite herpetiforme 98
- Epidermólise bolhosa adquirida 100
- Dermatose bolhosa por IgA linear 103

Capítulo 4: Dermatoses papulopruriginosas 107
- Urticária 107
- Líquen plano 110
- Líquen nítido 113
- Líquen estriado 115
- Prurigo 117
- Prurido 120
- Doença enxerto *versus* hospedeiro 123

Capítulo 5: Acne, erupções acneiformes e rosácea 126
- Acne 126
- Erupções acneiformes 131
- Rosácea 133

Capítulo 6: Discromias 137
- Leucodermias 137
  - Vitiligo 137
  - Vitiligo perinévico 140
  - Nevo hipocrômico 142
  - Albinismo 143
- Melanodermia 146
  - Melasma 146

Capítulo 7: Púrpura e afecções vasculares 149
- Púrpura de Henoch-Schoenlein 150
- Granulomatose de Wegener 150
- Granulomatose alérgica de Churg-Strauss 150
- Granuloma facial 150
- Doença de Kawasaki 150
- Eritema *elevatum diutinum* 150
- Poliarterite nodosa cutânea 152
- Vasculite livedoide 152

Capítulo 8: Morfologias distintas 157
- Úlceras 157
- Pioderma gangrenoso 159
- Eritemas figurados 162
- Aplasia congênita da pele 164
- Estrias atróficas 166
- Líquen escleroso e atrófico 169
- Sarcoidose 171
- Granuloma anular 174
- Necrobiose lipoídica (*diabeticorum*) 176
- Nódulos reumatoides 178
- Granuloma facial 180

xii Manual de dermatologia

MÓDULO II: POR ETIOLOGIA **183**

Capítulo 1: Dermatoses infecciosas 186

1.1. BACTERIANAS 186

- Piodermites 186

  Impetigo 186

  Ectima (impetigo ulcerativo) 188

  Síndrome da pele escaldada estafilocócica (SSSS) 190

  Foliculites 193

  Erisipela e celulite 197

  Comissurite labial ou queilite angular 199

  Eritrasma 201

  Tricomicose axilar 203

  Queratólise plantar sulcada 205

- Hanseníase e tuberculose 207

  Hanseníase 207

  Tuberculose cutânea 214

- Infecções sexualmente transmissíveis 220

  Sífilis 220

  Cancro mole (cancroide) 225

  Condiloma acuminado 228

  Linfogranuloma venéreo (doença de Nicolas-Favre) 231

  Donovanose (granuloma inguinal) 233

1.2. FÚNGICAS **236**

- Micoses superficiais 236

  Dermatofitoses 236

  Candidose 241

  Pitiríase versicolor 243

  Tinha negra 246

  Piedra (piedra negra, piedra branca) 248

- Micoses profundas 250

  Paracoccidioidomicose 250

  Histoplasmose 253

  Esporotricose 255

  Cromoblastomicose 257

  Micetomas 260

Sumário xiii

1.3. DERMATOVIROSES 263
- Verrugas virais 263
- Herpes simples 268
- Varicela 271
- Herpes zoster 273
- Erupção variceliforme de Kaposi (eczema herpético) 276
- Molusco contagioso 278
- Doença mão-pé-boca 280
- Acrodermatite papulosa infantil (síndrome de Gianotti-Crosti) 283
- Exantemas virais 285

1.4. ZOOPARASITÁRIAS 288
- Leishmaniose tegumentar americana 288
- Escabiose 291
- Tungíase 295
- Larva migrans 297
- Pediculose 299
- Miíase 302

Capítulo 2: Erupções por drogas 305
- Eritema pigmentar fixo 305
- Eritema polimorfo (multiforme) 307
- Síndrome de Stevens-Johnson 310
- Necrólise epidérmica tóxica 313
- Reação de hipersensibilidade a droga 317

Capítulo 3: Afecções por agentes físicos 320
- Calosidades e calo 320
- Eritema *ab igne* 322
- Eritema pérnio 324
- Radiodermites 326
- Fotossensibilidade 328
- Erupção polimorfa à luz 331

Capítulo 4: Tumores cutâneos 334

4.1. BENIGNOS 334
- Epidérmicos 334
  Nevo verrucoso 334

xiv Manual de dermatologia

Nevo comedônico 336
Queratose seborreica 338
Dermatite papulosa nigra 340
- Folículo piloso 342
Tricoepitelioma 342
Mílio 344
- Glândulas sebáceas 346
Nevo sebáceo 346
Hiperplasia sebácea (senil) 348
- Cistos cutâneos 350
Cisto ceratiginoso 350
Cisto dermoide 352
Cisto branqueal 354
Cistos eruptivos de pelos velus 356
- Glândulas sudoríparas 358
Siringoma 358
Hidrocistoma écrino 360
- Tumores melanocíticos 362
Nevo pigmentar 362
Melanocitose dérmica 364
Efélides 367
Lentigo 369
Melanose de Becker 372
Nevus spilus 374
Melanose vulvar e peniana 376
- Tecido conjuntivo 378
Dermatofibroma 378
Queloides e cicatrizes hipertróficas 380
Fibroma mole 382
Coxim falangeano 384
Pápula fibrosa do nariz 386
Pápulas penianas peroladas 388
Cisto mixoide 390
- Tumores vasculares 392
Granuloma piogênico 392

Tumor glômico 394

Hemangioma da infância 396

Hemangioma rubi 399

Hemangioma estelar 401

- Tecido muscular 402

Leiomioma 402

- Tecido gorduroso 404

Lipoma 404

4.2. PRÉ-MALIGNOS E MALIGNOS **406**

- Queratose actínica 406

- Doença de Bowen 409

- Queratoacantoma 412

- Carcinoma basocelular 414

- Carcinoma espinocelular 418

- Melanoma cutâneo 421

- Doença de Paget 427

- Dermatofibrossarcoma protuberante 430

- Sarcoma de Kaposi 432

- Micose fungoide 435

- Carcinoma de Merkel 438

- Angiossarcoma 440

Capítulo 5: Dermatoses psicogênicas 443

- Dermatite factícia 443

- Escoriações neuróticas 445

- Delírio de parasitose 447

MÓDULO III: POR LOCALIZAÇÃO **449**

Capítulo 1: Cabelos **450**

- Hirsutismo 450

- Alopecia androgenética 452

- Alopecia areata (pelada) 454

- Eflúvio telógeno 457

- Alopecia por tração ou pressão 460

- Tricotilomania 462

- Alopecias cicatriciais 463

xvi   Manual de dermatologia

Capítulo 2: Unhas **467**
- Coiloníquia 467
- Leuconíquia 469
- Unhas em vidro de relógio ou hipocráticas 471
- Onicólise 473
- Hemorragias subungueais 475
- Linhas transversais (Beau) 477
- Melanoníquia 479
- Exostose subungueal 481
- Unha encravada 482
- Panarício e paroníquia 484

Capítulo 3: Glândulas sudoríparas **487**
- Hiper-hidrose 487
- Miliária 489
- Hidradenite 492
- Bromidrose 494

Capítulo 4: Doenças da mucosa oral **497**
- Queilites 497
- Cisto mucoso 501
- Lago venoso 503
- Aftas 504

MÓDULO IV: OUTRAS DERMATOSES **507**

Capítulo 1: Colagenoses **508**
- Lúpus eritematoso 508
- Dermatomiosite 513
- Esclerodermia 516
- Síndrome do anticorpo antifosfolípide 520
- Síndrome de Behçet 523

Capítulo 2: Paniculites **526**
- Eritema nodoso 526
- Paniculite por deficiência de alfa-1-antitripsina 526
- Paniculite histiocítica citofágica 526
- Paniculite por depósito de cálcio 526

Sumário xvii

- Paniculite lúpica 526
- Adiponecrose subcutânea neonatal. 528
- Esclerema neonatal 528

Capítulo3: Genodermatoses 532
- Doença de Darier 532
- Pênfigo benigno familiar. 534
- Xeroderma pigmentoso 537
- Epidermólise bolhosa 539
- Neurofibromatose 542
- Esclerose tuberosa 544
- Ictioses 546
- Poroqueratose. 549

PARTE III – DERMATOSES EM GRUPOS ESPECIAIS 552

Capítulo 1: Manifestações dermatológicas em pediatria 554
- Intertrigo 554
- Miliária 554
- Eritema tóxico neonatal 554
- Pustulose neonatal transitória. 554
- Impetigo neonatal 554
- Adiponecrose 556
- Esclerema neonatal 556
- Acne neonatal. 556
- Dermatites da área de fraldas 556
- Granuloma glúteo infantil 558
- Eritrodermia esfoliativa na infância 558

Capítulo 2: Alterações da pele do idoso 564
- Alterações da pele idosa relacionadas à luz solar 564

  Elastose solar – cútis romboidal 564

  Leucodermia solar 564

  Melanose solar 564

  Mílio coloide 564

  Poiquilodermia solar 564

  Doença de Favre-Racouchot 564

Manual de dermatologia

Púrpura solar 564

Hemangioma venoso do lábio. 564

Cicatrizes estelares. 566

- Alterações da pele idosa não relacionadas à luz solar 566

Dermatite seborreica. 566

Eczema de estase. 566

Eczema numular 566

Pênfigo vulgar 566

Penfigoide bolhoso 566

Perleche (queilite angular) 568

Prurido anogenital 568

Prurido asteatósico 568

Prurido senil. 568

Púrpura hipostática 568

Úlcera arterial 568

Úlcera de decúbito. 568

Úlcera venosa (de estase) 570

Úlcera neurotrófica – mal perfurante 570

Capítulo 3: Principais manifestações em gestantes. 576

- Prurido gravídico 576
- Penfigoide gestacional 576
- Prurigo da gravidez. 576
- Erupção polimórfica da gravidez 576
- Cloasma 578
- Estrias gravídicas. 578
- Acrocórdon 578
- Angiomas em aranha 578

Capítulo 4: Principais manifestações dermatológicas nas doenças sistêmicas. 584

- Eritema nodoso 584
- Doença de Rendu-Osler-Weber 584
- Porfiria cutânea tardia. 584
- Síndrome de Peutz-Jeguers 584
- Pseudoxantoma elástico. 584

Sumário xix

- Pioderma gangrenoso 586
- Fenômeno de Raynaud 586
- Síndrome de Reiter 586
- Xantomas... 586
- Pelagra... 586

Capítulo 5: Principais manifestações paraneoplásicas 594
- Acantose nigricante... 594
- Ictiose adquirida.. 594
- Acrodermatose paraneoplásica de Bazex 594
- Pênfigo paraneoplásico.. 594
- *Erythema gyratum repens* 594
- Eritema necrolítico migratório.. 596
- Dermatomiosite 596
- Síndrome de Sweet 596
- Pioderma gangrenoso 596
- Escleromixedema 596

Capítulo 6: Principais manifestações dermatológicas da AIDS.......... 604
- Primárias... 604
  - Dermatite seborreica... 604
  - Xerose.. 604
  - Dermatite atópica 604
  - Psoríase.. 604
  - Foliculite eosinofílica.. 606
  - Reações a drogas 606
- Secundárias 606
  - Síndrome retroviral aguda 606
  - Outras infecções 606
  - Neoplasias 606
  - Manifestações dermatológicas associadas à terapêutica 608
  - Síndrome de reconstituição imune 608

Capítulo 7: Principais manifestações cutaneomucosas
em doentes transplantados de órgãos sólidos......................... 616
- Candidíase 616
- Dermatofitoses... 616

xx   Manual de dermatologia

- Herpes simples 616
- Herpes zoster 616
- Verrugas virais 618
- Infecções bacterianas (foliculite e erisipela)........................ 618
- Queratose actínica... 618
- Tumores cutâneos não melanoma (carcinoma espinocelular
  e basocelular) 618

PARTE IV – ALGORITMOS DAS PRINCIPAIS DOENÇAS DERMATOLÓGICAS 625

- Eczemas 626
- Dermatoses eritematodescamativas 628
- Doenças bolhosas imunológicas.................................... 630
- Lesão verrucosa 632
- Lesão sarcoídica 634
- Úlceras de membros inferiores 636
- Alopecias 638
- Prurido 640
- Exantema agudo... 642
- Erupções a drogas... 644
- Urticária 646
- Eritrodermia... 648
- Dermatoscopia 650
- Tricoscopia.. 664

PARTE V – SINOPSES 673

- Principais alérgenos contactantes e onde são encontrados............ 674
- Localização da dermatite de contato alérgica e agentes suspeitos 676
- Dermatite de contato por plantas 677
  Mecanismo alérgico.. 677
  Mecanismo por fototoxicidade 679
  Mecanismo por irritação e por agentes farmacológicos............... 680
- Dermatoses provocadas por animais................................ 682

PARTE VI – ÁREAS PREFERENCIAIS DAS PRINCIPAIS DERMATOSES 687

- Couro cabeludo 688
- Orelhas 689
- Pálpebras 689
- Face 689
- Mucosa oral 690
- Lábios 691
- Língua 691
- Tronco 692
- Axilas 692
- Região inguinocrural 693
- Mãos 693
- Unhas 694
- Pernas 694
- Braços 695
- Pés 695
- Pênis 696
- Escroto 696
- Região perineal 696
- Vulva 697
- Mamas 697

PARTE VII – TERAPÊUTICA DERMATOLÓGICA 699

- Terapêutica tópica 700
- Terapêutica sistêmica 702
- Terapêutica cirúrgica 705
- Terapêutica com fontes de luz 707

Bibliografia geral recomendada 710

Índice remissivo 712

A Medicina é uma área do conhecimento em constante evolução. Os protocolos de segurança devem ser seguidos, porém novas pesquisas e testes clínicos podem merecer análises e revisões, inclusive de regulação, normas técnicas e regras do órgão de classe, como códigos de ética, aplicáveis à matéria. Alterações em tratamentos medicamentosos ou decorrentes de procedimentos tornam-se necessárias e adequadas. Os leitores, profissionais da saúde que se sirvam desta obra como apoio ao conhecimento, são aconselhados a conferir as informações fornecidas pelo fabricante de cada medicamento a ser administrado, verificando as condições clínicas e de saúde do paciente, dose recomendada, o modo e a duração da administração, bem como as contraindicações e os efeitos adversos. Da mesma forma, são aconselhados a verificar também as informações fornecidas sobre a utilização de equipamentos médicos e/ou a interpretação de seus resultados em respectivos manuais do fabricante. É responsabilidade do médico, com base na sua experiência e na avaliação clínica do paciente e de suas condições de saúde e de eventuais comorbidades, determinar as dosagens e o melhor tratamento aplicável a cada situação. As linhas de pesquisa ou de argumentação do autor, assim como suas opiniões, não são necessariamente as da Editora.

Esta obra serve apenas de apoio complementar a estudantes e à prática médica, mas não substitui a avaliação clínica e de saúde de pacientes, sendo do leitor – estudante ou profissional da saúde – a responsabilidade pelo uso da obra como instrumento complementar à sua experiência e ao seu conhecimento próprio e individual.

Do mesmo modo, foram empregados todos os esforços para garantir a proteção dos direitos de autor envolvidos na obra, inclusive quanto às obras de terceiros e imagens e ilustrações aqui reproduzidas. Caso algum autor se sinta prejudicado, favor entrar em contato com a Editora.

Finalmente, cabe orientar o leitor que a citação de passagens desta obra com o objetivo de debate ou exemplificação ou ainda a reprodução de pequenos trechos desta obra para uso privado, sem intuito comercial e desde que não prejudique a normal exploração da obra, são, por um lado, permitidas pela Lei de Direitos Autorais, art. 46, incisos II e III. Por outro, a mesma Lei de Direitos Autorais, no art. 29, incisos I, VI e VII, proíbe a reprodução parcial ou integral desta obra, sem prévia autorização, para uso coletivo, bem como o compartilhamento indiscriminado de cópias não autorizadas, inclusive em grupos de grande audiência em redes sociais e aplicativos de mensagens instantâneas. Essa prática prejudica a normal exploração da obra pelo seu autor, ameaçando a edição técnica e universitária de livros científicos e didáticos e a produção de novas obras de qualquer autor.

PREFÁCIO

É com grande entusiasmo e orgulho que apresentamos a tão aguardada sexta edição do *Manual de Dermatologia*. Desde sua primeira edição, este livro tem sido uma fonte indispensável de conhecimento para médicos, residentes e especialistas em dermatologia em todo o Brasil. Agora, com esta nova edição, elevamos ainda mais o padrão de excelência, fornecendo informações atualizadas e abrangentes.

Uma das características mais marcantes desta sexta edição é a inclusão de seções dedicadas a aspectos essenciais da dermatologia que estão em constante evolução. Reconhecendo a importância da correlação clínico-histológica das lesões elementares, acrescentamos a este capítulo imagens histológicas que facilitam sua compreensão.

Além disso, expandimos significativamente os capítulos sobre condições dermatológicas raras, mas clinicamente relevantes. Destacamos o tumor de Merkel e o angiossarcoma, que vem aumentando suas incidências com apresentação clínica e abordagens terapêuticas atualizadas.

Outro aspecto fundamental desta edição é a inserção das genodermatoses e das dermatoses psicogênicas. Reconhecendo o impacto significativo dessas condições na qualidade de vida dos pacientes, fornecemos informações sobre sua fisiopatologia, seu diagnóstico diferencial e opções de tratamento. Ao fazê-lo, esperamos não apenas melhorar o manejo clínico dessas condições, mas também promover uma compreensão mais holística da dermatologia, integrando aspectos genéticos, psicológicos e sociais.

Como sempre, esta edição foi cuidadosamente revisada e atualizada para refletir os avanços mais recentes no campo da dermatologia.

À medida que enfrentamos desafios clínicos cada vez mais complexos, é essencial contar com recursos confiáveis e abrangentes que nos permitam fornecer o melhor cuidado possível aos nossos pacientes.

Com a sexta edição do *Manual de Dermatologia*, estamos confiantes de que médicos, residentes e especialistas em dermatologia encontrarão uma fonte inestimável de conhecimento, ajudando-os a alcançar excelência clínica em sua prática diária.

Desejamos a todos os nossos leitores uma experiência educativa enriquecedora com este livro e esperamos que ele continue a servir como um guia confiável em sua jornada pela complexidade fascinante da dermatologia.

Atenciosamente,

Os Autores

1. QUEIXA E DURAÇÃO, EXAME FÍSICO (LESÕES ELEMENTARES), ANAMNESE E MÉTODOS DIAGNÓSTICOS, 2

Queixa e duração, 2
Exame físico, 2
Lesões elementares e sua correlação anatomoclínica, 2
Lesões primárias, 2
Lesões secundárias, 18
Anamnese, 27
Métodos complementares diagnósticos, 28
Clínicos, 28
Com a utilização da própria mão, 28
Com a utilização de pequenos instrumentos, 28
Pesquisa de sensibilidade térmica, dolorosa e tátil (útil na hanseníase), 31
Laboratoriais, 31
Exame micológico, 31
Exame bacteriológico, 33
Exame parasitológico, 34
Provas imunológicas, 35
Técnicas de imunofluorescência e com anticorpos marcados (imunoperoxidase), 36
Citodiagnóstico (Tzanck), 36
Exame anatomopatológico, 37
Imunofluorescência em dermatologia, 38
Microscopia confocal de reflectância, 40

CAPÍTULO 1

QUEIXA E DURAÇÃO, EXAME FÍSICO (LESÕES ELEMENTARES), ANAMNESE E MÉTODOS DIAGNÓSTICOS

QUEIXA E DURAÇÃO

- Queixas, tempo de duração e sintomas subjetivos (prurido, ardor, dor).

EXAME FÍSICO

Lesões elementares e sua correlação anatomoclínica

- O diagnóstico das doenças que afetam a pele depende de apurado exame morfológico das lesões cutâneas que as caracterizam e que são derivadas de processos patológicos dos vários componentes cutâneos (epiderme, derme, panículo, vasos sanguíneos e anexos), chamadas lesões elementares.
- A lesão original é chamada lesão primária e, quando sofre modificação, secundária.
- As lesões elementares, isoladamente, nem sempre definem o diagnóstico. É importante o arranjo (linear, anular, em faixa) e o padrão de distribuição topográfica.

Lesões primárias

Mácula ou mancha

- Trata-se da mudança de coloração da pele sem que haja alterações do relevo. É causada por anormalidades vasculossanguíneas ou pigmentadas.

Capítulo 1: Queixa e duração, exame físico, anamnese e métodos diagnósticos 3

Manchas vasculossanguíneas

- Existe o desaparecimento de mancha à vitropressão.
- Formam-se em razão de neoformação vascular (mancha angiomatosa) ou agenesia de vasos (manchas anêmicas).
- Púrpura: não desaparece à vitropressão. Pode ser puntiforme ou lenticular (petéquias) ou maior (equimoses).
- Hematoma: acúmulo de sangue em certa extensão do tecido subcutâneo.

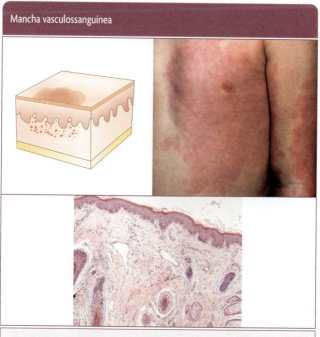

Mancha vasculossanguínea

Mancha hemangiomatosa. Aumento e dilatação de vasos sanguíneos da derme superficial.

Máculas pigmentares

- São decorrentes das alterações do pigmento melânico cutâneo.
- Hipercromia (pigmento está aumentado).
- Hipocromia (pigmento está diminuído).
- Acromia (pigmento ausente).
- Pigmentação de origem exógena, como por caroteno (carotenemia), sais de prata (argiria), ouro (crisíase), ácido homogentízico (ocronose), sais biliares (icterícia) ou pigmentos estranhos (tatuagens).

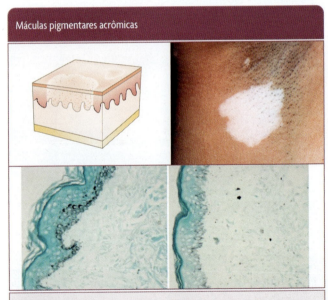

Máculas pigmentares acrômicas

Mancha hipocrômica: pele controle corada pela técnica de Fontana-Masson para melanina. Notar à esquerda a pele controle normal do doente que mostra pigmentação melânica contínua e regular das camadas basal e suprabasal e da epiderme. À direita, a pele com hipocromia apresenta leve pigmentação melânica das camadas basal e parabasal da epiderme.

Máculas pigmentares hipercrômicas.

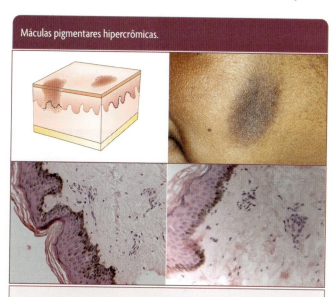

Mácula hipercrômica: notar à esquerda pele com aumento do pigmento melânico na epiderme e à direita pele controle normocrômica para esse paciente.

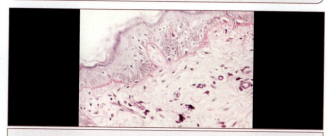

Mácula hipercrômica: o aumento da pigmentação da pele pode ocorrer em decorrência do derrame do pigmento melânico para a derme onde é fagocitado por macrófagos – chamados de melanófagos (material corado pelo PAS).

Lesões sólidas

Pápula

- Lesão sólida, elevada, de até 1 cm de diâmetro.
- Resultante de hiperplasia localizada dos componentes celulares epidérmicos ou dérmicos, infiltrados celulares na derme ou depósitos metabólicos.

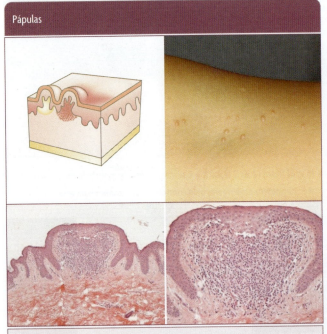

Pápulas

Histopatologia: notar processo inflamatório que forma agrupamento que preenche a derme papilar e eleva a epiderme, que é retificada sobre a área inflamatória da derme.

Capítulo 1: Queixa e duração, exame físico, anamnese e métodos diagnósticos 7

Nódulo

- Elevação sólida maior que 1 cm de diâmetro.
- Decorre do espessamento epidérmico, de infiltração inflamatória dérmica ou subcutânea, proliferações neoplásicas e depósitos de substâncias, como urato e cálcio.
- Tumor: quando atinge grandes proporções.

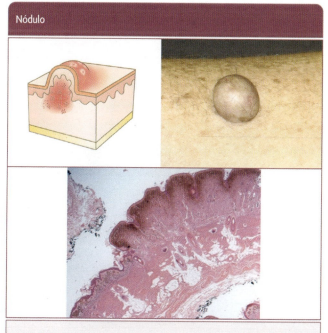

Nódulo

Histopatologia: este exemplo representa a proliferação de células névicas (melanocíticas), as mais superficiais pigmentadas, na derme e que forma nódulo que expande a superfície cutânea.

Vegetações

- São projeções sólidas que emergem à superfície da pele, digitiformes, moles, por vezes sangrantes, de tamanhos variados.
- Derivadas da hipertrofia de epiderme, derme papilar ou de ambas.
- Verrucosidade: quando a superfície torna-se queratósica.

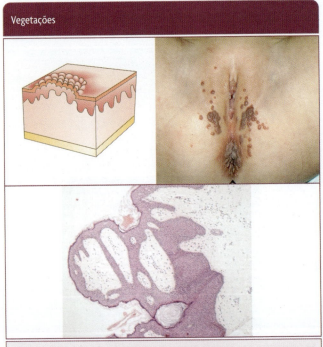

Vegetações

Histopatologia: notar que a proliferação epidérmica associa-se à proliferação da derme superficial, o que confere à lesão o perfil vegetante.

Verrucosidade

Histopatologia: o exemplo é de uma verrucosidade causada pelo vírus do papiloma humano (HPV). Notar a proliferação da epiderme com aumento da espessura da camada córnea e presença de vacuolização perinuclear dos queratinócitos. Há papilomatose (proliferação dos elementos da derme papilar) associada. A lesão foi retirada por excisão superficial (*shaving*).

Urtica

- Pápula eritematoedematosa elevada, de duração efêmera, que tem frequentemente a borda irregular com aspecto de pseudópodes.
- Pode coalescer formando placa.

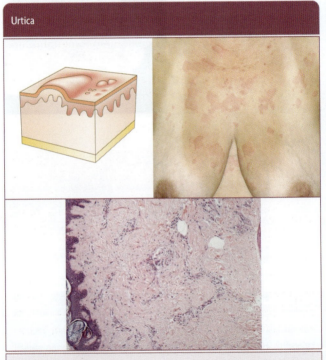

Histopatologia: ocorre leve infiltrado inflamatório composto geralmente por eosinófilos, linfócitos e histiócitos (macrófagos) ao redor dos vasos sanguíneos. As células inflamatórias mostram-se também entre as fibras colágenas que são levemente dissociadas por edema.

Edema e infiltração

- Edema é a distensão cutânea pelo aumento do volume da área que se torna amolecida e depressível.
- Decorre do extravasamento de serosidade na pele.
- Infiltração: aumento da consistência e da espessura da pele derivada de infiltração de elementos do sangue ou de células neoplásicas.

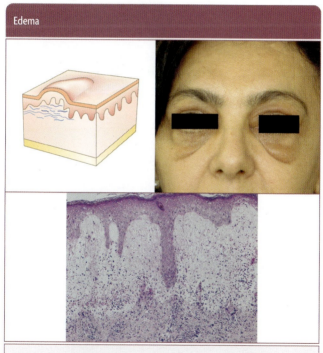

Edema

Histopatologia: homogeinização do tecido colágeno em faixa na derme.

Parte I: Avaliação das doenças dermatológicas

Infiltração

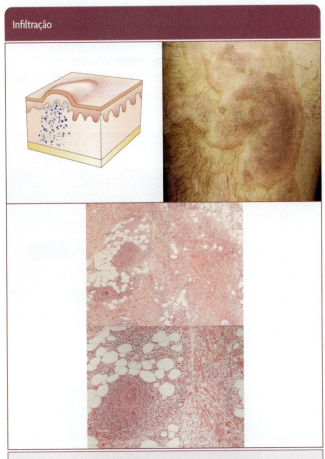

Histopatologia: este exemplo mostra a infiltração da derme profunda e da hipoderme por células neoplásicas (leucemia mieloide aguda).

Liquenificação

- É o espessamento crônico da pele com a acentuação das pregas naturais, descamação e hiperpigmentação.
- Resultante de dermatites pruriginosas crônicas que levam ao alongamento das papilas dérmicas.

Liquenificação

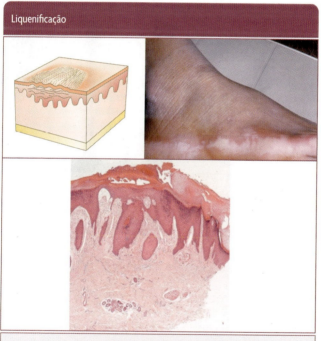

Histopatologia: notar proliferação de todas as camadas da epiderme: córnea, granulosa e espinhosa, assim como alongamento e espessamento da derme papilar.

Parte I: Avaliação das doenças dermatológicas

Queratose

- É o espessamento da camada córnea, podendo determinar o aumento da consistência, a perda de elasticidade e o endurecimento da pele.

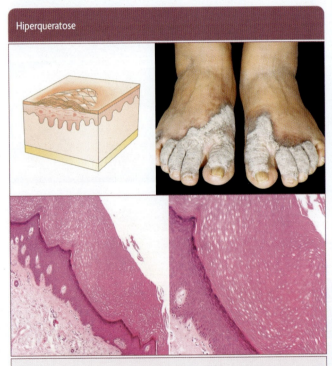

Hiperqueratose

Histopatologia: a camada córnea mostra-se bastante espessada com cerca de 3 vezes a espessura da camada espinhosa.

Coleções líquidas

Vesícula

- Coleção líquida elevada com diâmetro de até 1 cm.

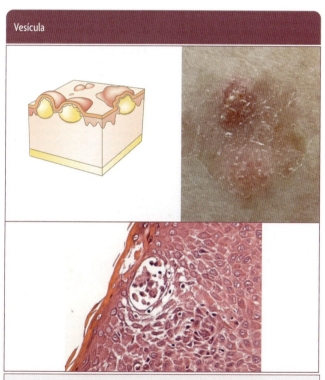

Histopatologia de vesícula: formação de pequena cavidade intraepidérmica que está preenchida por células inflamatórias mononucleares. A vesícula formou-se por coalescência dos espaços intercelulares alargados por edema intercelular da epiderme.

Bolha

- Quando excede a medida para a vesícula é chamada de bolha. Conforme seu conteúdo, pode ser chamada serosa, hemorrágica ou purulenta.

Bolha subepidérmica

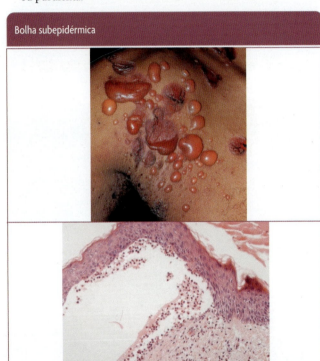

Histopatologia: notar que nesse exemplo a bolha é formada pela separação da epiderme da derme (subepidérmica). A bolha está preenchida por material róseo (serosidade) e eosinófilos, que são também observados na derme superficial.

Capítulo 1: Queixa e duração, exame físico, anamnese e métodos diagnósticos

Bolha intraepidérmica

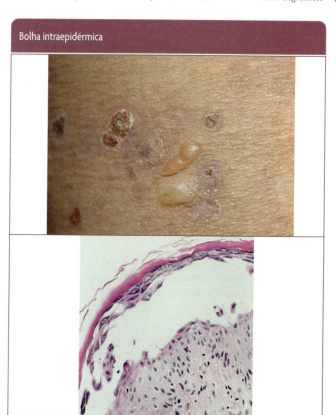

Histopatologia: a bolha ocorreu em decorrência da separação de camadas superficiais da epiderme porque os queratinócitos perderam a coesão por alteração de desmossomos (acantólise).

Pústula

- Vesícula com conteúdo purulento.

Abscesso

- Quando se forma uma coleção purulenta na derme, na hipoderme ou nos subcutâneos.

Lesões secundárias

Escamas

- São células corneificadas situadas na superfície cutânea ou desprendidas desta. São chamadas de lamelares quando seu aspecto é laminado; de furfuráceas ou pitiriásicas, quando a descamação é fina ou pulverulenta.

Crostas

- É o resultado do ressecamento de sangue, soro ou exsudado purulento sobre a superfície de lesão cutânea.

Escamas e crostas

Histopatologia: notar à esquerda escama, formada por células queratinizadas ainda com núcleos picnóticos (paraqueratose) e pequena coleção de neutrófilos. À direita, exemplo de escamo-crosta formada por elementos inflamatórios e serosidade.

Placa

- É a elevação sólida acima da superfície cutânea, normalmente formada pelo acúmulo de pápulas.

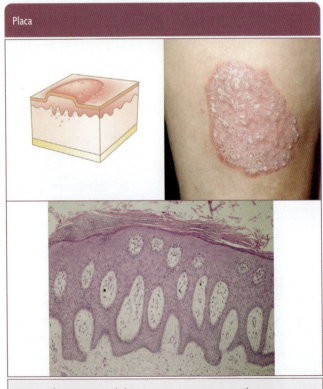

Histopatologia: presença de hiperqueratose, acantose e papilomatose.

Capítulo 1: Queixa e duração, exame físico, anamnese e métodos diagnósticos

Erosão

- É a perda superficial da epiderme sem atingir a derme.

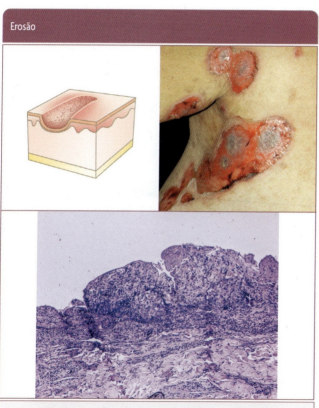

Histopatologia: notar a perda da camada epidérmica.

Ulceração

- Na ulceração, a perda envolve pelo menos parte da derme, deixando, ao regredir, uma cicatriz.

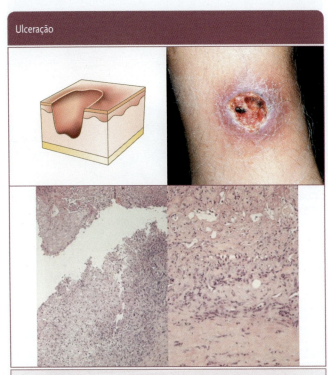

Ulceração

Histopatologia: notar à esquerda a superfície ulcerada com resto de epiderme junto de exsudato fibrino-leucocitário que também recobre o leito da úlcera. À direita, detalhe do leito da úlcera com tecido de granulação e fibrose incipiente que substituem as estruturas normais da derme.

Fissura

- É uma solução de continuidade linear que se estende da superfície da pele até a derme.

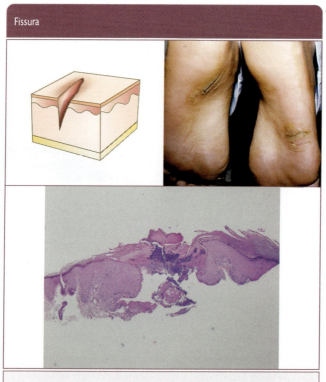

Histopatologia: presença de solução de continuidade epidérmico-dérmica.

Fístula

- São pertuitos cutâneos que ligam focos supurativos profundos, drenando seu conteúdo ao exterior.

Fístula

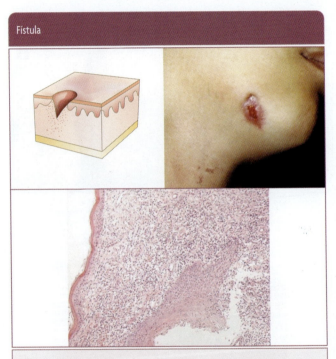

Histopatologia: trajeto fistuloso parcialmente revestido por epiderme. A parede desse trajeto é constituído por tecido de granulação (vasos neoformados e infiltrado inflamatório).

Cicatriz

- É um tecido fibroso que substitui o tecido normal destruído por traumatismo ou doença cutânea. Pode ser hipertrófica ou atrófica, tomando a conformação da lesão que a originou.

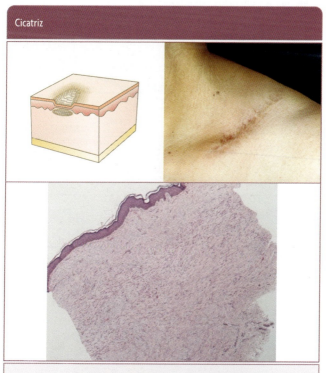

Cicatriz

Histopatologia: nesse exemplo as estruturas normais da derme são substituídas por proliferação de fibroblastos e deposição de fibras colágenas com disposição preferencial paralela à epiderme que se mostra retificada.

Atrofia

- É a diminuição da espessura da pele resultante do adelgaçamento da epiderme, derme ou subcutâneo. A pele toma aspecto pregueado, permitindo, por vezes, a visualização dos vasos sanguíneos superficiais. Quando acompanhada de hiperpigmentação e telangiectasias é chamada poiquilodermia.

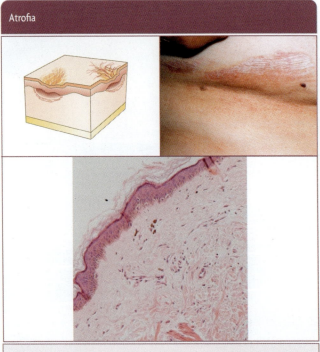

Atrofia

Histopatologia: a epiderme é delgada e retificada. A derme superficial mostra vasos sanguíneos dilatados e raros melanófagos.

Esclerose

- Área circunscrita de enduração cutânea detectável somente à palpação.
- Dificilmente é pregueada entre os dedos e pode ser acompanhada por aumento ou diminuição da pigmentação.

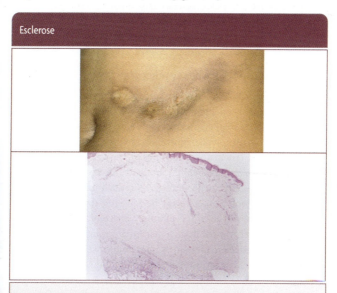

Histopatologia: nesse exemplo de esclerodermia a derme reticular mostra-se substituída por tecido colágeno, pouco celular, que se estende até a hipoderme. Há poucos anexos cutâneos.

ANAMNESE

- A anamnese é orientada pelo exame físico. Inclui informações da doença atual, antecedentes e interrogatório sobre os diversos aparelhos.

MÉTODOS COMPLEMENTARES DIAGNÓSTICOS

Clínicos

Com a utilização da própria mão

- Digitopressão: desaparecimento de cor, eritema, persistência, púrpura.
- Sinal de Nikolsky: descolamento da pele após pressão lateral próxima a lesões bolhosas (p. ex., pênfigos).
- Toque de palpação: a sensibilidade tátil dos dedos da mão complementa a informação visual e reforça a percepção da imagem.

Com a utilização de pequenos instrumentos

- Curetagem metódica: com uma pequena cureta deve-se raspar leve e progressivamente em determinado ponto, retirando as escamas (sinal da vela) e buscando o orvalho sanguíneo (psoríase).
- Diascopia ou vitropressão: pressionando uma lâmina de vidro sobre uma lesão eritematosa (púrpuras, sarcoidose).
- Dermografismo: pressionando um instrumento de superfície arredondada, lisa e pequena, pode-se reproduzir uma lesão urticada.
- Lâmpada de Wood: espectro UV de 340 a 450 nm, luz negra.
  - Aspecto vermelho-brasa: pitiríase versicolor, tinhas do couro cabeludo, eritrasma. Branco marfínico: vitiligo.
- Dermatoscopia: é um método de imagem *in vivo* não invasivo que, por meio do uso de filtros polarizadores e fluidos de imersão, possibilita visualizar estruturas pigmentadas profundas, localizadas na epiderme e derme, que não seriam visíveis a olho nu. O seu uso aumenta a acurácia diagnóstica de neoplasias cutâneas benignas e malignas, além de auxiliar na avaliação de lesões inflamatórias, alopecias cicatriciais e não cicatriciais (ver Algoritmo pág. 604).
- Tricograma: o exame é realizado epilando, com o auxílio de um porta-agulhas, 50 a 80 fios de cabelo no couro cabeludo e observando com uma lente de aumento ou no microscópio comum. O intuito é analisar o número de pelos anágenos e telógenos do couro cabeludo para auxiliar no diagnóstico e na diferenciação dos diferentes tipos de cabelo e de queda.

Capítulo 1: Queixa e duração, exame físico, anamnese e métodos diagnósticos 29

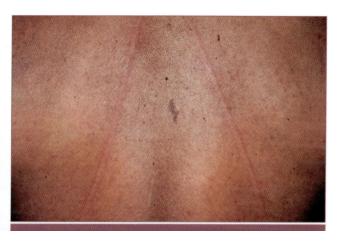

Dermografismo.

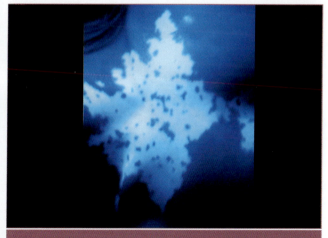

Lâmpada de Wood.

30 Parte I: Avaliação das doenças dermatológicas

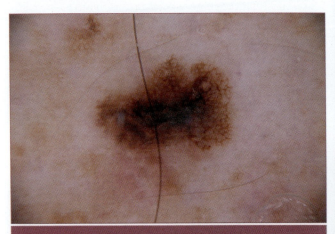

Dermatoscopia.

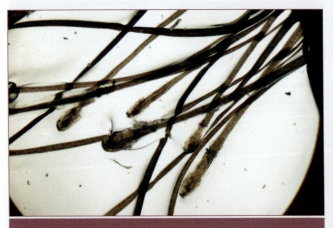

Tricograma.

Pesquisa de sensibilidade térmica, dolorosa e tátil (útil na hanseníase)

- Sensibilidade térmica: toca-se a pele utilizando dois tubos de ensaio, um com água em temperatura ambiente e outro com água quente.
- Sensibilidade dolorosa superficial: pode ser explorada com a utilização de uma agulha de injeção, tomando-se alternativamente a ponta e o cabo da agulha.
- Sensibilidade tátil: passando um pedaço de algodão sobre áreas normais, o paciente acusará o fato e se houver alterações não haverá percepção.
- Prova da histamina:
  - Quando pelas provas anteriores não houver aclaramento do problema.
  - Utilizar cloridrato de histamina a 1:1.000 e em área suspeita e em outra considerada normal. Para efeito de comparação colocar uma gota da substância e picar levemente com a ponta da agulha.
  - A reação completa consiste em três elementos (tríplice reação de Lewis).
- Prova da pilocarpina: consiste na injeção de cloridrato de pilocarpina a 1% em alguns pontos das áreas sadias e suspeitas de 0,1 cm^3. Esta deve provocar, depois de dois minutos, sudorese no local da picada em caso de integridade das terminações nervosas. Nas lesões hansênicas, há anidrose. Para melhor visualização antes da injeção, utiliza-se solução de iodo a 10% e, logo após a picada, deve-se borrifar pó de amido.
- Estesiômetro: conjunto de monofilamentos de medição e avaliação do nível de sensibilidade da pele.

Laboratoriais

Exame micológico

- Micológico direto: no diagnóstico das micoses superficiais e de algumas micoses profundas.
- Cultura para fungos: tipificação da espécie do fungo.

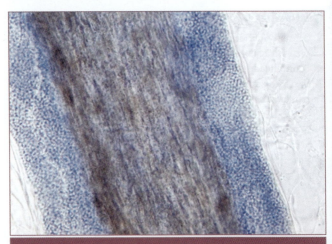

Exame micológico direto com presença de esporos ao redor do pelo.

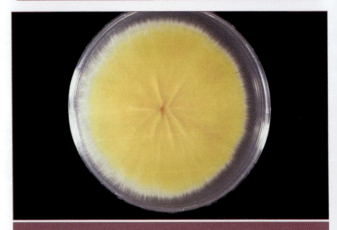

Exame de cultura para fungos (*M. canis*).

Exame bacteriológico

- Hanseníase: pesquisa do bacilo de Hansen deve ser colhida no muco nasal, na linfa dos pavilhões auriculares e nas lesões de pele, utilizando a coloração de Ziehl-Neelsen (BAAR +).
- Gonorreia, uretrites não gonocócicas e cancro mole: material purulento da uretra e da lesão e coloração pelo Gram.
- Sífilis: exame de campo escuro e exame direto pelo método de Fontana-Tribondeau.

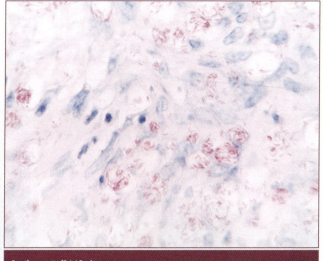

Baciloscopia (BAAR +).

Exame parasitológico

- Nos casos de ftiríase, pediculose da cabeça e do corpo e escabiose, faz-se o exame direto macro ou microscópico.
- Na leishmaniose, no exame direto, utiliza-se a coloração de Leishman ou método de Giemsa.

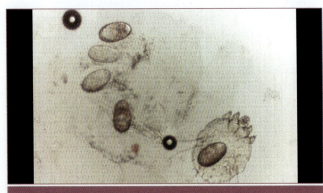

Exame direto: ácaro e ovos.

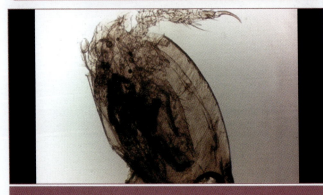

Exame direto: *Pediculus capitis* eclodindo.

Provas imunológicas

Teste de contato (quando a suspeita for de dermatite de contato alérgica)

- Utiliza-se uma série padrão de antígenos, bateria de antígenos mais comuns, que entram na composição de vários produtos de uso habitual. Coloca-se em contato com a pele da região dorsal do paciente (Fig. A). Após 48 horas retiram-se os antígenos e faz-se a primeira leitura. Nas 96 horas, faz-se a segunda leitura (Fig. B).
- Quando existe a suspeita de fotossensibilização utiliza-se a mesma metodologia e irradia-se com UVA nas 48 horas.

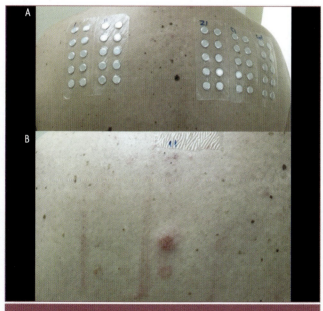

Teste de contato: teste positivo. A: substâncias colocadas no dorso. B: resultado positivo para dois antigenos.

Intradermorreações

- Reação de Mitsuda: auxilia na diferenciação das formas de hanseníase.
- PPD: auxilia no diagnóstico das tuberculoses cutâneas e é negativo na sarcoidose.
- Reação de Frei: diagnóstico do linfogranuloma inguinal.
- Reação de Montenegro: leishmaniose.
- Reações com antígenos micóticos: auxílio no diagnóstico de micoses superficiais e profundas.

Técnicas de imunofluorescência e com anticorpos marcados (imunoperoxidase)

- Reações sorológicas para sífilis.
- Reações lipídicas: o antígeno é a cardiolipina. Podem ser de precipitação, fixação ou floculação do complemento. O VDRL é o mais utilizado.
- Reações treponêmicas: utilizam-se o *T. pallidum* ou treponema de Reiter, pois apresentam maior especificidade (FTA-Abs).
- O diagnóstico da sífilis congênita deve ser feito somente com IgM, FTA-Abs IgM, pois a IgM não ultrapassa a barreira placentária, demonstrando assim a imunocompetência da criança.
- Reações sorológicas na paracoccidioidomicose: fixação do complemento e de precipitação – a titulação permite definir o prognóstico da doença e o seguimento da terapêutica.

Citodiagnóstico (Tzanck)

- Esfregaço colhido nas lesões, corado pelo método de Giemsa.
- É útil para o diagnóstico do herpes (células grandes multinucleadas), nos pênfigos (células acantolíticas), epiteliomas baso e espinocelulares.

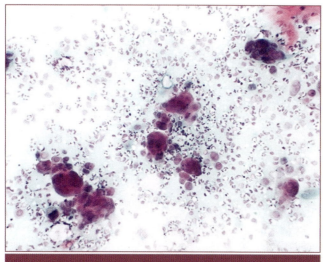

Citodiagnóstico (Tzanck).

Exame anatomopatológico

- A correlação clinicopatológica deve ser estabelecida e muitas vezes define o diagnóstico, sendo, contudo, a clínica soberana. Por esta razão, o dermatologista deve informar ao patologista todos os dados pertinentes ao caso biopsiado, fazer a biópsia em local adequado e orientar quanto às possibilidades clínicas.

Biópsia – procedimentos

- *Punchs* ou bisturis comuns.
- Local da biópsia: na zona de atividade lesional. Dar preferência a locais de fácil cicatrização, não fazendo sobre eminências ósseas e de resultados inestéticos.

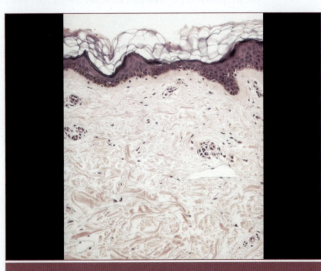

Anatomopatológico.

Imunofluorescência em dermatologia

Imunofluorescência direta

- A imunofluorescência direta se faz com a utilização de um anticorpo marcado sobre o material (cortes, cultura ou esfregaços), buscando encontrar o antígeno relacionado com aquele anticorpo.
- Útil nas doenças bolhosas autoimunes (pênfigos, penfigoide, dermatite herpetiforme, etc.) e nas doenças cutâneas autoimunes (lúpus eritematoso).

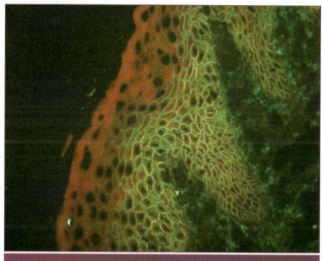

Imunofluorescência direta.

Imunofluorescência indireta

- É utilizado um anticorpo anti-IgG humano (soro de coelho anti-humano) que pode determinar vários complexos antígenos-anticorpos humanos.
- Esse método permite a detecção de vários antígenos com apenas um anticorpo marcado.
- Usada nas seguintes dermatoses:
  - Sífilis: reação de FTA-Abs.
  - Doenças bolhosas autoimunes.

Microscopia confocal de reflectância

- A microscopia confocal de reflectância é um método diagnóstico não invasivo único por permitir a visualização da pele no plano horizontal com resolução das imagens no nível celular. O equipamento utiliza um *laser* de baixa potência (830 nm) com visualização das estruturas da pele em uma profundidade de até 200-300 µm, o que corresponde geralmente à profundidade da derme papilar, variando conforme a localização no corpo ou do tipo da lesão examinada.
- Este método diagnóstico pode ser realizado *in vivo* e as imagens obtidas em uma tela em tempo real, sendo considerado uma "biópsia ótica" e *ex vivo*. Neste caso, o exame é realizado no tecido fresco excisado, podendo ser utilizado alguns contrastes para melhor visualização das estruturas anatômicas e celulares.
- Com a microscopia confocal *in vivo* é possível a visualização de queratinócitos epidérmicos, melanócitos, eritrócitos nos capilares sanguíneos das papilas dérmicas, leucócitos e bandas de colágeno na derme. A interpretação deste exame baseia-se na morfologia celular e na avaliação arquitetural do tecido com reconhecimento de padrões, associados aos achados dermatoscópicos e histológicos.

Principais indicações da microscopia confocal de reflectância

- Lesões pigmentadas da face e do couro cabeludo: diagnóstico precoce do lentigo maligno.
- É um excelente exame para a avaliação das lesões suspeitas à dermatoscopia e para guiar o melhor local para a biópsia incisional.
- Mapeamento das margens cirúrgicas do lentigo maligno: tem como objetivo diminuir o risco de recidiva local, além de evitar a cirurgia com margens excessivas, preservando, se possível, áreas anatômicas importantes e possibilitando procedimentos menores.
- Monitoramento terapêutico do lentigo maligno: permite o diagnóstico precoce dos casos de recidiva, melhorando o prognósti-

co dos pacientes com este tipo de tumor. Além disso, nos casos de lentigo maligno tratados com terapêuticas alternativas, como a radioterapia ou o uso de imiquimode tópico, o exame de microscopia confocal de reflectância é utilizado para monitoramento de possíveis falhas de tratamento e para o diagnóstico precoce de possíveis recidivas.

- Lesões melanocíticas suspeitas à dermatoscopia: auxilia na melhora da acurácia do exame dermatológico, diminuindo o número de excisões desnecessárias. Esta é uma indicação importante para pacientes com risco aumentado para o melanoma ou outros tumores cutâneos, para crianças e para gestantes, estas últimas por apresentarem mudanças frequentes nas lesões melanocíticas relacionadas ao período gestacional.

Futuro no uso da microscopia confocal de reflectância

- Diagnóstico e monitoramento terapêutico de lesões inflamatórias e infecciosas: auxílio no diagnóstico de doenças inflamatórias como lúpus eritematoso, psoríase e lesões eczematosas, ou no diagnóstico de algumas doenças infecciosas.
- Uso associado com outras tecnologias: imagens multimodais têm sido produzidas recentemente, associando tecnologias como a tomografia de coerência ótica com a microscopia confocal de reflectância, com o objetivo de aumentar a visualização de imagens mais profundas da lesão.
- Teledermatologia: tem se aventado a aplicação da microscopia confocal de reflectância na telemedicina e o surgimento de programas de captação e análise das imagens microscópicas.

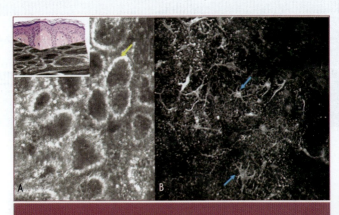

Imagens horizontais de microscopia confocal de reflectância (500 x 500 μm) na altura da junção dermoepidérmica. A: Pele normal, evidenciando padrão em anéis típicos (seta amarela); B: Melanoma, com células atípicas dendríticas (setas azuis) e destruição da arquitetura normal da pele (não visualização das estruturas papilares).

- **Módulo I**
  Por morfologia clínica

1. Eczemas, 46
2. Dermatoses eritematodescamativas, 65
3. Dermatoses vesicobolhosas, 83
4. Dermatoses papulopruriginosas, 107
5. Acne, erupções acneiformes e rosácea, 126
6. Discromias, 137
7. Púrpura e afecções vasculares, 149
8. Morfologias distintas, 157

- **Módulo II**
  Por etiologia

1. Dermatoses infecciosas, 186
   - 1.1. Bacterianas, 186
   - 1.2. Fúngicas, 236
   - 1.3. Dermatoviroses, 263
   - 1.4. Zooparasitárias, 288
2. Erupções por drogas, 305
3. Afecções por agentes físicos, 320
4. Tumores cutâneos, 334
   - 4.1. Benignos, 334
   - 4.2. Pré-malignos e malignos, 406
5. Dermatoses psicogênicas, 443

- **Módulo III**
  Por localização

1. Cabelos, 450
2. Unhas, 467
3. Glândulas sudoríparas, 487
4. Doenças da mucosa oral, 497

- **Módulo IV**
  Outras dermatoses

1. Colagenoses, 508
2. Paniculites, 526
3. Genodermatoses, 532

MÓDULO I – POR MORFOLOGIA CLÍNICA

1. ECZEMAS, 46

Eczema atópico, 46
Dermatite de contato, 50
Eczema numular, 53
Líquen simples crônico, 55
Eczema de estase, 58
Eczema asteatósico, 60
Eczema disidrótico, 62

2. DERMATOSES ERITEMATODESCAMATIVAS, 65

Psoríase, 65
Pitiríase rubra pilar, 70
Dermatite seborreica, 72
Pitiríase alba, 75
Pitiríase rósea, 77
Eritrodermia, 80

3. DERMATOSES VESICOBOLHOSAS, 83

Pênfigo foliáceo, 83
Pênfigo vulgar, 86
Pênfigo por IgA, 89
Penfigoide bolhoso, 92
Penfigoide gestacional, 95
Dermatite herpetiforme, 98

Epidermólise bolhosa
adquirida, 100
Dermatose bolhosa por
IgA linear, 103

4. DERMATOSES PAPULOPRURIGINOSAS, 107

Urticária, 107
Líquen plano, 110
Líquen nítido, 113
Líquen estriado, 115
Prurigo, 117
Prurido, 120
Doença enxerto *versus*
hospedeiro, 123

5. ACNE, ERUPÇÕES ACNEIFORMES E ROSÁCEA, 126

Acne, 126
Erupções acneiformes, 131
Rosácea, 133

6. DISCROMIAS, 137

Leucodermias, 137
Vitiligo, 137
Vitiligo perinévico, 140

Nevo hipocrômico, 142
Albinismo, 143
Melanodermia, 146
Melasma, 146

7. PÚRPURA E AFECÇÕES VASCULARES, 149

Púrpura de Henoch-Schoenlein, 150
Granulomatose de Wegener, 150
Granulomatose alérgica de Churg-Strauss, 150
Granuloma facial, 150
Doença de Kawasaki, 150
Eritema *elevatum diutinum*, 150
Poliarterite nodosa cutânea, 152
Vasculite livedoide, 152

8. MORFOLOGIAS DISTINTAS, 157

Úlceras, 157
Pioderma gangrenoso, 159
Eritemas figurados, 162
Aplasia congênita da pele, 164
Estrias atróficas, 166
Líquen escleroso e atrófico, 169
Sarcoidose, 171
Granuloma anular, 174
Necrobiose lipoídica (*diabeticorum*), 176
Nódulos reumatoides, 178
Granuloma facial, 180

CAPÍTULO 1

ECZEMAS

ECZEMA ATÓPICO

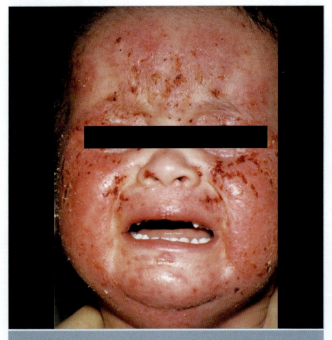

Lesões eczematosas agudas e subagudas do lactente.

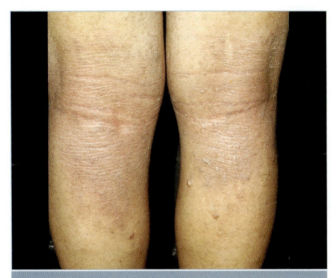
Lesões liquenificadas nas dobras poplíteas do adulto.

 ## Comentários gerais

Definição
- Doença crônica e recidivante, de natureza eczematosa com níveis elevados de IgE e história familiar ou pessoal de atopia (rinite e asma).
- Pode iniciar-se na primeira infância e ter história familiar de eczema atópico.
- Caracteriza-se por pele seca e muito prurido, o que leva à arranhadura da pele com consequente prurido.

Etiologia

- Interação complexa de fatores ambientais, genéticos, farmacológicos e imunológicos. A resposta imune nos pacientes com altos níveis de IgE é no início com IL-4 e IL-13 (Th2) e cronicamente com IL-5, GM-CSF, IL-12 e IFN-gama (Th1), respostas estas deflagradas por células de Langerhans ricas em receptores de IgE de alta afinidade.
- Fatores agravantes: perda da barreira cutânea com aumento de perda hídrica transepidérmica, infecções bacterianas e mesmo fúngicas, mudanças bruscas de temperatura, estímulos por uso de roupas sintéticas e mudanças bruscas de humor.

Chave diagnóstica

Manifestações clínicas

- História familiar e/ou pessoal de asma ou rinite.
- Início após o segundo mês de vida do lactente.
- Prurido intenso.
- Lactente: face, poupando o maciço central no início; pode acometer qualquer outra área do corpo.
- Infantil: vai se limitando às fossas cubitais, poplíteas, à face e ao pescoço.
- Adulto: distribuição é semelhante, mas as lesões predominantemente são de eczema crônico.

Exame físico

- Lesões pruriginosas eczematosas, que podem ser agudas, subagudas ou crônicas, distribuídas caracteristicamente conforme a idade.
- Placas de eczema e muitos sinais de coçadura. Pele asteatósica, palidez, estigmas como sinal de Hertog, linhas de Dennie Morgan, palmas com multilinearidade, pápulas de molusco contagioso, dermografismo branco.

Exames diagnósticos

- Clínico.
- Dosagem de IgE sérica.
- Anatomopatológico.

Diagnóstico diferencial

- Dermatite de contato alérgica ou irritativa.
- Dermatite seborreica.
- Psoríase.

Tratamento

Primeira linha

- Anti-histamínicos orais.
- Corticosteroides tópicos.
- Inibidores da calcineurina tópicos: pimecrolimo, tracolimo.
- Antibioticoterapia oral.
- Hidratantes.

Segunda linha

- Ciclosporina sistêmica.
- Metotrexato sistêmico.
- Fototerapia.

Terceira linha

- Imunobiológicos: dupilumabe.
- Inibidores da janus-quinase: baricitinibe, upadacitinibe, abrocitinibe.
- Terapêutica-alvo: traloquinumabe

Pérola clínica

- O eczema atópico pode se beneficiar de suporte psicológico que leve à diminuição de arranhaduras ao coçar que estimulam o prurido.

DERMATITE DE CONTATO

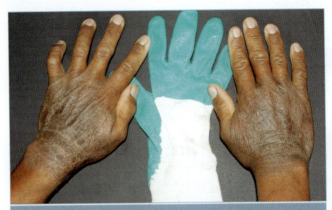

Lesões eczematosas crônicas no dorso das mãos na dermatite de contato alérgica por luvas de borracha.

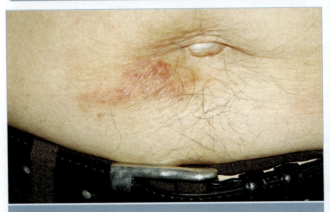

Lesões eczematosas na área de contato pela fivela do cinto (níquel).

Comentários gerais

Definição
- Lesões eczematosas decorrentes do contato da pele com determinadas substâncias.
- A dermatite de contato (DC) pode ser por irritante primário (irritativa) ou por agente sensibilizante (alérgica).

Etiologia
- DC irritativa: as substâncias envolvidas são em geral cáusticas, alcalinas (como sabões e cimento úmido), ou ácidas. Também podem ser solventes, algumas plantas e pequenas partículas, como fibra de vidro.
- DC alérgica: os alérgenos podem ser metais, aceleradores da vulcanização da borracha, conservantes de produtos cosméticos e medicamentos tópicos, derivados de plantas e outros.
- O sistema imune determina a sensibilização a haptenos quando ocorre perda do equilíbrio entre as células regulatórias (CD4CD-25foxp3 e outras) e as células efetoras (CD8 e outras), com predomínio destas.

Chave diagnóstica

Manifestações clínicas
- Na maioria dos casos ocorre reação eczematosa nas áreas de contato e os locais mais acometidos são as mãos e a face.
- A exposição leva ao aumento da gravidade e a suspensão do contato leva à melhora.

Exame físico
- O local da dermatite dá a indicação da provável causa: orelhas e cintura, alergia a níquel presente nos metais dos brincos e fivela

dos cintos; dorso do pé no local das "tiras" das sandálias, alergia a componentes da borracha; descamação nas pálpebras superiores, alergia a produtos cosméticos de uso local ou a esmalte das unhas das mãos que são levadas à região.

Exames diagnósticos
- Anamnese detalhada.
- Teste de contato.

Diagnóstico diferencial
- Psoríase.
- Dermatite de estase.
- Dermatomiosite.
- Dermatite atópica.

Tratamento

Primeira linha
- Corticosteroides sistêmicos.
- Anti-histamínicos.
- Corticosteroides tópicos.
- Afastar a causa.

Segunda linha
- Inibidores da calcineurina e pimecrolimo.

Pérola clínica
- Dermatite de contato de causa incerta deve ser abordada com tratamento sem tópicos (usar topicamente apenas soro fisiológico).

Capítulo 1: Eczemas – Eczema numular   53

ECZEMA NUMULAR

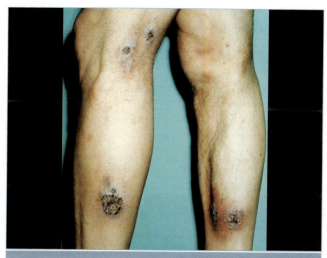

Áreas numulares eczematosas agudas e subagudas nos membros inferiores.

 Comentários gerais

Definição

- Placas eczematosas em formato de moedas, geralmente localizadas nas pernas de idosos. Ocorre com grande frequência em atópicos.

Etiologia

- Desconhecida. Por ocorrer nas épocas de frio, deve estar relacionado à asteatose e a condições que aumentam a secura da pele. Alguns autores acreditam na infecção por *Staphylococcus* como fator deflagrador do quadro de eczema numular.

Chave diagnóstica

Manifestações clínicas
- Ocorre muito em idosos e durante épocas de frio.
- Acomete a face de extensão dos membros.

Exame físico
- Lesões em placas arredondadas, eczematosas agudas, subagudas de 4 a 5 cm, com bordas nítidas regulares ou irregulares localizadas nas pernas de idosos ou no tronco e nos membros superiores de mulheres jovens. Prurido presente.

Exames diagnósticos
- Clínico.
- Anatomopatológico.
- Micológico direto para afastar dermatofitose.
- Dosagem de IgE sérica.

Diagnóstico diferencial
- Psoríase.
- Dermatofitose.
- Impetigo.

Tratamento

Primeira linha
- Loções hidratantes e cuidados com o banho.
- Corticosteroides tópicos.
- Anti-histamínicos sistêmicos.

Segunda linha
- Antibióticos tópicos ou sistêmicos.
- Fototerapia.

Terceira linha

- Metotrexato.
- Ciclosporina.

Pérola clínica

- São quadros muito comuns nos meses de inverno em que o hábito dos banhos é mantido, levando à acentuação da asteatose.

LÍQUEN SIMPLES CRÔNICO

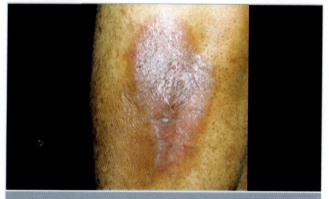

Placa liquenificada na face lateral da coxa.

Comentários gerais

Definição

- Dermatose que se caracteriza pela liquenificação, geralmente em indivíduos atópicos, em resposta à repetida fricção local pela coçadura.

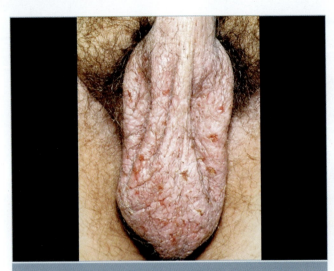

Acentuação dos sulcos naturais cutâneos com escoriações na área escrotal.

Etiologia

- A hiperplasia da pele ocorre por fricção do ato da coçadura para amenizar o prurido provocado pelos estímulos externos.
- Atopia.

 Chave diagnóstica

Manifestações clínicas

- Afeta particularmente indivíduos ansiosos e com pele sensível. Parece ser mais comum em orientais.

Exame físico

- Pápulas que confluem formando placas com espessamento da pele.
- Podem ocorrer hiperpigmentação, proeminência dos sulcos cutâneos e eventualmente escoriações.
- Formas ovais, redondas ou lineares no sentido do movimento da coçadura.
- Uma única ou várias pápulas, geralmente na nuca, no couro cabeludo, nos tornozelos, nas pernas, nos antebraços ou na região genital.

Exames diagnósticos

- Clínico.
- Anatomopatológico.

Diagnóstico diferencial

- Placa de psoríase.
- Dermatite de contato.
- Dermatofitose.

Tratamento

Primeira linha

- Orientação para diminuir a manipulação.
- Corticosteroides tópicos.
- Anti-histamínicos orais.

Segunda linha

- Curativos oclusivos de corticosteroides.
- Paroxetina.
- Mirtazepina.

Terceira linha

- Infiltração de corticosteroide intralesional.

Pérola clínica

- O aspecto emocional é muito importante e o líquen simples crônico é comum em nosso meio, na etnia oriental.

ECZEMA DE ESTASE

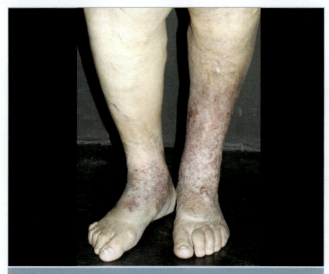

Lesões eczematosas agudas e subagudas associadas à estase venosa.

Comentários gerais

Definição

- Quadro eczematoso que ocorre por estase venosa nos membros inferiores de indivíduos predispostos.

Etiologia

- Existem alguns fatores desencadeantes, como insuficiência venosa, gravidez, obesidade e presença de fístulas arteriovenosas.

Chave diagnóstica

Manifestações clínicas

- Ocorre principalmente em mulheres com varizes e consequente estase venosa.

Exame físico

- Acomete o terço inferior das pernas, formando o manguito, em toda a circunferência da área com eczema, que pode ser agudo, subagudo ou crônico.
- Pode ser deflagrado por condições difíceis de corrigir.
- Torna-se crônico, levando ao surgimento de hipercromia, quadro conhecido como dermatite ocre e, eventualmente, a úlceras de estase, aumento do volume do membro (elefantíase) e paralelamente a quadros de dermatoesclerose.

Exame diagnóstico

- Clínico.

Diagnóstico diferencial

- Dermatite de contato.
- Sarcoma de Kaposi.

Tratamento

Primeira linha

- Corticosteroides tópicos.
- Corrigir fatores de risco.

Segunda linha
- Antibióticos sistêmicos.

Terceira linha
- No caso de úlceras, aplicação tópica de antibióticos.
- Bota de Unna.

Pérola clínica
- Ocorre frequentemente em mulheres de meia-idade e, com a evolução, vai se agravando, podendo levar a úlceras, erisipela e dermatoesclerose.

ECZEMA ASTEATÓSICO

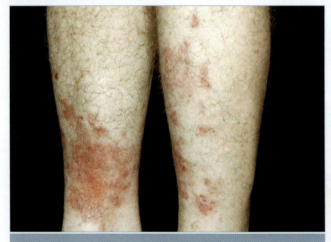

Pele asteatósica com eritema e descamação fina nos membros inferiores.

Comentários gerais

Definição
- Dermatite pruriginosa, geralmente em idosos, que ocorre especialmente nos meses de frio, agravada pela perda do manto lipídico cutâneo.

Etiologia
- Condições que agravam o ressecamento cutâneo pela perda do manto lipídico (idade, atópicos, uso excessivo de sabonetes, banhos quentes e demorados).

Chave diagnóstica

Manifestações clínicas
- Acomete principalmente homens idosos na parte inferior das pernas.

Exame físico
- Pele asteatósica, placas eritematosas com tendência ou mesmo fissuração, com fina descamação linear formando verdadeiros mosaicos que lembram o aspecto craquelado.
- Localizam-se em qualquer área, mas têm preferência por pernas, coxas, braços, antebraços e mãos.

Exames diagnósticos
- Clínico.
- Anatomopatológico.

Diagnóstico diferencial
- Psoríase.
- Tinha do corpo.
- Dermatite de contato.
- Parapsoríase.

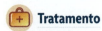 **Tratamento**

Primeira linha
- Orientação para evitar banhos demorados, quentes e com sabonetes muito alcalinos.
- Corticosteroides tópicos nas lesões.
- Hidratação no banho ou após o banho.
- Anti-histamínicos orais.

 Pérola clínica

- O prurido generaliza-se pela superfície da pele toda e as lesões ocorrem em áreas de menor resistência, como no eczema numular.

ECZEMA DISIDRÓTICO

 Comentários gerais

Definição
- Erupção vesiculosa especialmente de mãos e pés.

Etiologia
- Reação de hipersensibilidade a infecções micóticas ou bacterianas a distância.
- Ingesta de alimentos ricos em níquel em pacientes alérgicos a esse metal.
- Idiopática

 Chave diagnóstica

Manifestações clínicas
- Dermatose muito comum. Afeta a face lateral dos dedos, das mãos e dos pés com muita frequência.

Capítulo 1: Eczemas – Eczema disidrótico

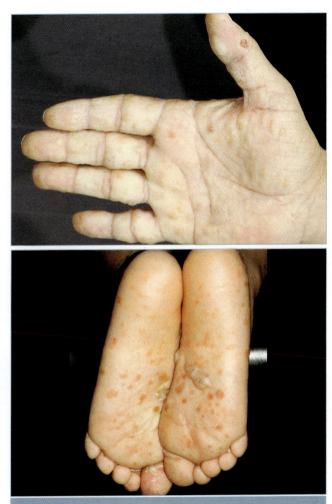

Lesões vesiculosas nas mãos e nos pés.

Exame físico

- Vesículas de profundidade variável que podem se tornar pústulas e evoluir para áreas secas, descamativas e fissuradas. Costumam ocorrer em surtos subentrantes com muito prurido e podem sofrer infecção secundária pela manipulação.

Exames diagnósticos

- Micológico direto (para afastar dermatofitose).
- Anatomopatológico.

Diagnóstico diferencial

- Psoríase pustulosa.
- Dermatite de contato.
- Dermatofitose.

Tratamento

Primeira linha

- Corticosteroides tópicos e sistêmicos.
- Antibióticos.
- Fototerapia.

Segunda linha

- Inibidores da calcineurina.

Terceira linha

- Micofenolato mofetil.
- Ciclosporina.

Pérola clínica

- Pesquisar tinha dos pés e saber se há sensibilização a níquel são ações muito importantes em disidrose.

CAPÍTULO 2

DERMATOSES ERITEMATODESCAMATIVAS

PSORÍASE

Comentários gerais

Definição

- Doença inflamatória crônica da pele e articulações imunomediadas. Possui bases genéticas e apresenta grande polimorfismo de expressão clínica.

Etiologia

- Associa-se aos HLA Cw6, B13, B17 e Bw57.
- *Loci* de suscetibilidade: 6p, 17q, 4q, 1q.
- É considerada doença autoimune com as células T produzindo citocinas padrão Th1.

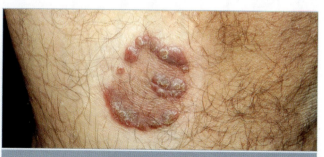

Placa típica eritematodescamativa.

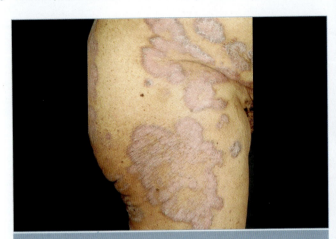
Lesões em placas eritematodescamativas disseminadas.

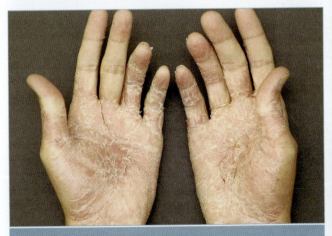
Lesões de psoríase palmar.

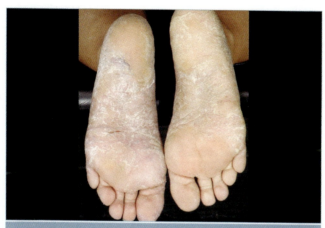
Lesões de psoríase plantar.

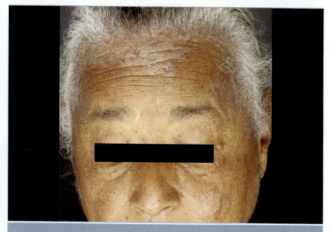
Psoríase comprometendo o couro cabeludo.

Chave diagnóstica

Manifestações clínicas

- Universal, acomete ambos os sexos.
- Fatores desencadeantes: traumatismo (Koebner), infecções (estreptococcia), fatores emocionais, drogas (lítio, corticosteroides orais, antimaláricos, interferon, bloqueadores beta-adrenérgicos), ingesta de álcool e uso de tabaco que pioram a psoríase.
- Pode ser acompanhada de artropatia.
- Inúmeras variantes clínicas.

Exame físico

- A psoríase vulgar em placas apresenta eritema e descamação lamelar característica localizados nas áreas de traumas, como cotovelos, joelhos, couro cabeludo, região sacral e outros locais. Além disso, pode alterar as unhas, especialmente se houver artropatia.
- A psoríase vulgar em gotas apresenta lesões menores de 1 cm arredondadas e disseminadas principalmente no tronco.
- A psoríase invertida ocorre nas dobras e nas regiões genital e perianal com lesões eritematosas e fissuradas sem descamação por causa da umidade local.
- A psoríase palmoplantar tem placas descamativas prateadas espessas, aderidas sobre base eritematosa.
- A psoríase pustulosa de mãos e pés apresenta vesicopústulas nas palmas e plantas, ocorrendo em surtos.
- A psoríase pustulosa generalizada ocorre sobre base eritematosa em grupos de pequenas pústulas por todo o tegumento cutâneo.
- A psoríase é uma das causas mais comuns de eritrodermia.

Exames diagnósticos

- Clínico.
- Anatomopatológico.

Diagnóstico diferencial

- Tinha do corpo.
- Parapsoríase/micose fungoide.
- Líquen plano.
- Líquen simples crônico.
- Eczema numular.
- Pitiríase rósea.
- Sífilis.
- Erupção medicamentosa.
- Pustulose exantemática generalizada aguda (PEGA).
- Dermatite seborreica.
- Onicomicoses.

Tratamento

Primeira linha

Psoríase em placas

- Psoríase leve: tratamento tópico exclusivo.
  - Opções terapêuticas: corticosteroides tópicos, análogos da vitamina D, combinação de betametasona + análogos da vitamina D.
- Psoríase moderada e grave: tratamento sistêmico.
  - Opções terapêuticas: fototerapia e metotrexato.

Segunda linha

- Psoríase moderada e grave: imunobiológicos anti-TNF alfa, anti-IL12/IL23, anti-IL17 e anti-IL23.

Terceira linha

- Medicamentos imunobiológicos como infliximabe, etanercepte, efalizumabe, entre outros.

Pérola clínica

- A psoríase associa-se frequentemente à síndrome metabólica.

PITIRÍASE RUBRA PILAR

Comentários gerais

Definição
- Doença rara com lesões eritematodescamativas psoriasiformes, com queratose pilar e queratodermia palmoplantar.

Etiologia
- Desconhecida. Há casos familiares considerados de transmissão genética autossômica dominante, mas a maioria ocorre esporadicamente. Na literatura, há constante menção à deficiência de vitamina A.

Chave diagnóstica

Manifestações clínicas
- Forma clássica do adulto.
- Forma palmoplantar do adulto.
- Forma clássica da infância.
- Forma infantil em placas bem delimitadas.
- Forma infantil com queratodermia e lesões esclerodermiformes em mãos e pés.
- Forma associada ao HIV.

Exame físico
- Eritema e descamação de couro cabeludo, pápulas foliculares no tronco e extremidades em placas que podem coalescer e evoluir até eritrodermia.
- Caracteristicamente existem áreas de pele normal bem delimitadas e as lesões têm uma cor que tende ao alaranjado.
- Pode acometer as unhas e, na face, levar ao ectrópio, além de, com a evolução, acometer palmas e plantas.

Capítulo 2: Dermatoses eritematodescamativas – Pitiríase rubra pilar 71

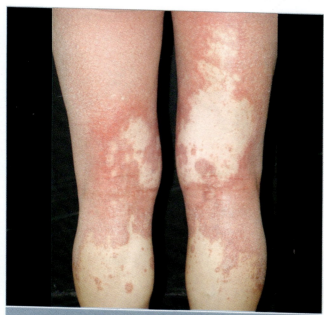

Pápulas foliculares, eritematosas que coalescem formando placas eritematodescamativas entremeadas por pele normal.

Exames diagnósticos
- Clínico.
- Anatomopatológico.

 Diagnóstico diferencial

- Psoríase.
- Dermatite seborreica.
- Queratose pilar.

Tratamento

Primeira linha

- Emolientes.
- Agentes queratolíticos.
- Corticosteroides tópicos.

Segunda linha

- Fototerapia.
- Retinoide sistêmico.
- Metotrexato.

Terceira linha

- Inibidores da interleucina 17:
  ixequimumabe, secuquimumabe, brodalumabe.
- Inibidores da interleucina 23:
  ustequinumabe, guselcumabe, rizanquizumabe.

Pérola clínica

- A presença de pápulas foliculares no dorso das primeiras falanges é muito valorizada para o diagnóstico.

DERMATITE SEBORREICA

Comentários gerais

Definição

- Doença inflamatória crônica. Ocorre em determinados indivíduos portadores da disposição constitucional denominada diátese seborreica. Tem predileção pelas áreas ricas em glândulas sebáceas.

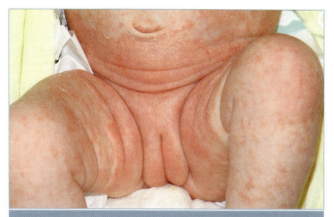

Dermatite seborreica na infância, lesões eritematodescamativas com predileção pelas áreas de fraldas.

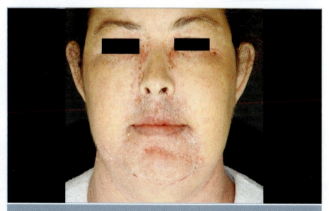

Dermatite seborreica do adulto, lesões eritematodescamativas nas áreas seborreicas.

Etiologia
- Desconhecida. Têm sido reportados casos de associação com doença de Parkinson, epilepsia, paralisia facial, lesão do gânglio trigeminal, poliomielite, siringomielia e estresse.
- No caso do acometimento do couro cabeludo, parece ter associação com proliferação de microrganismos, principalmente a *Malassezia furfur*.

Chave diagnóstica

Manifestações clínicas
- Existe a forma do lactente nos primeiros meses de vida e do adulto com pico de incidência após a quarta década. Acomete principalmente homens.

Exame físico
- Acomete particularmente áreas ricas em glândulas sebáceas (couro cabeludo, pálpebras e sobrancelhas, sulco nasogeniano, queixo, conduto auditivo e retroauricular, pré-esternal e interescapular).
- As lesões frequentemente se confundem com psoríase.
- Pitiríase capitis (caspa), crosta láctea, dermatite seborreica figurada, pitiriasiforme e psoriasiforme fazem parte do espectro da doença.
- Presença de escamas aderentes de coloração esbranquiçada ou amarelada em áreas seborreicas.

Exame diagnóstico
- Sorologia para HIV em pacientes com fatores de risco.

Diagnóstico diferencial

- Psoríase.
- Dermatite de contato.
- Rosácea.

Capítulo 2: Dermatoses eritematodescamativas – Pitiríase alba 75

Tratamento

Primeira linha

- Aplicação tópica de imidazólicos em forma de loções ou xampus.
- Corticosteroides tópicos.

Segunda linha

- Nitrato de miconazol, sulfeto de selênio, piritionato de zinco.
- Ciclopirox, zincopiritiona.

Terceira linha

- Inibidores da calcineurina (pimecrolimo), fototerapia e itraconazol oral.

Pérola clínica

- Dermatite seborreica é uma das dermatoses mais comumente observadas na AIDS. Pode estar associada a estresse ou alterações neurológicas e pode ser induzida por drogas (arsênico, ouro, metildopa, cimetidina e neurolépticos).

PITIRÍASE ALBA

Comentários gerais

Definição

- Dermatose descamativa furfurácea, hipocrômica, comum em crianças.

Etiologia

- Ocorre por deficiência local do manto lipídico, por perda transepidérmica de água e pequena produção de sebo, além de agressões por limpadores alcalinos e exposição constante ao sol.

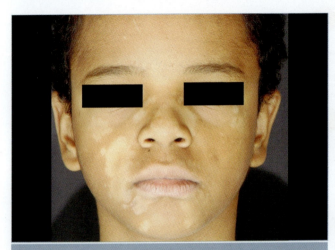

Máculas hipocrômicas com ligeira descamação na face.

 Chave diagnóstica

Manifestações clínicas

- Ocorre principalmente na face de crianças de tez morena e pele ressecada, em adultos após exposição ao sol e em atópicos.

Exame físico

- Aspereza ao toque, descamação muito fina em áreas mal delimitadas e hipocrômicas.

Exames diagnósticos

- Teste de sensibilidade térmica, dolorosa e tátil.
- Teste de histamina e pilocarpina.
- Micológico direto.
- Luz de Wood.

Diagnóstico diferencial

- Pitiríase versicolor.
- Hanseníase indeterminada.
- Vitiligo.
- Micose fungoide hipocromiante.

Tratamento

Primeira linha

- Aplicação tópica de emolientes.
- Corticosteroides tópicos.
- Evitar agressões com sabonetes e sol.
- Inibidores da calcineurina.

Segunda linha

- Fototerapia (*excime laser*).

Pérola clínica

- Ocorre muito na face de crianças com pele seca e morena e é confundido com micoses e "verminoses".

PITIRÍASE RÓSEA

Comentários gerais

Definição

- A pitiríase rósea é uma erupção cutânea aguda com evolução autolimitada e característica e com duração máxima de oito semanas.

Etiologia

- Desconhecida. Suspeita-se de ser causada pelo herpes-vírus 6 e 7.

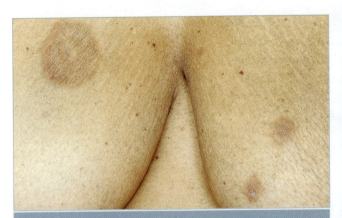

Lesão maior ovalada (medalhão inicial) eritematosa com descamação, seguida de lesões semelhantes menores.

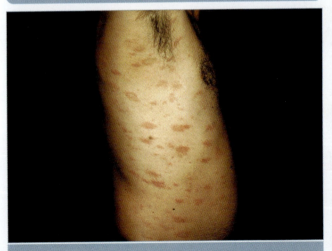

Distribuição típica no tronco.

Capítulo 2: Dermatoses eritematodescamativas – Pitiríase rósea   79

 Chave diagnóstica

Manifestações clínicas
- O prurido tem intensidade variável e quase nunca é intenso. Inicia-se com uma lesão (lesão mestra) que aumenta de tamanho durante 15 dias até o abrupto surgimento de várias novas lesões no tronco.

Exame físico
- A forma ovalada, o fino colarete interno à borda eritematosa e a distribuição no tronco (áreas não expostas) nas linhas de clivagem dão ao conjunto a segurança diagnóstica da doença.
- Em geral, bom estado de saúde, sem prurido, sem febre.

Exames diagnósticos
- Clínico.
- Anatomopatológico.
- VDRL.

 Diagnóstico diferencial

- Psoríase em gotas.
- Tinha do corpo.
- Erupção por drogas.
- Sífilis secundária.

 Tratamento

Primeira linha
- Anti-histamínicos.
- Corticosteroides tópicos.

Segunda linha
- Fototerapia.

Terceira linha
- Eritromicina sistêmica.
- Aciclovir sistêmico.

Pérola clínica

- A pitiríase rósea aparentemente não é contagiosa, confere imunidade e ocorre mais em jovens adolescentes e adultos, principalmente no outono e na primavera.

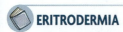 ERITRODERMIA

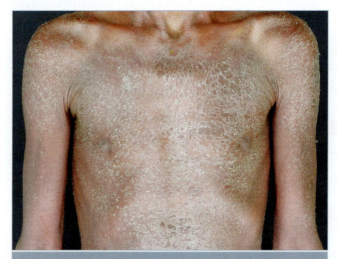

Eritema e descamação generalizada.

Comentários gerais

Definição

- Dermatose crônica com eritema e descamação generalizada e uniforme que envolve praticamente toda a pele.

Etiologia

- Trata-se de uma manifestação clínica e não uma entidade nosológica, podendo ter várias etiologias:
  - Dermatoses preexistentes: psoríase, pitiríase rubra pilar, dermatite seborreica na infância, dermatites atópica e de contato, pênfigo foliáceo, eritrodermia ictiosiforme congênita.
  - Manifestação de farmacodermias.
  - Linfomas (síndrome de Sézary ou micose fungoide).
  - Idiopática.

 ## Chave diagnóstica

Manifestações clínicas

- Mais comum no sexo masculino e após a quarta década (exceto na dermatite atópica).

Exame físico

- Eritema e descamação generalizada.
- Lesões nas mãos, como hiperceratose e fissuras, lesões nas unhas com onicólise e onicomadese, associadas com psoríase, pitiríase rubra pilar e síndrome de Sézary.
- Presença de gânglios linfáticos inguinais ou axilares infartados por reação inflamatória (linfadenopatia dermopática) ou por acometimento linfomatoso nos casos de micose fungoide e síndrome de Sézary, casos em que é comum ser acompanhado de alopecia.

Exames diagnósticos

- Clínico.
- Anatomopatológico da pele (em três pontos) e gânglio clinicamente acometido.
- Dosagem de proteínas (hipoalbuminemia).

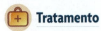
Tratamento

Primeira linha

- Internação para reposição proteica, equilíbrio hidroeletrolítico e investigações adequadas.
- Uso de emolientes e eventualmente corticosteroides sistêmicos e anti-histamínicos.
- Afastar fármacos ou contactantes suspeitos.
- Após elucidação etiológica, tratamento específico.

Pérola clínica

- Algumas doenças pioram, caminhando para eritrodermia, sendo a mais comum a psoríase. Como a eritrodermia é rara em crianças, nessa faixa etária geralmente trata-se de dermatite atópica ou pitiríase rubra pilar.

CAPÍTULO 3

DERMATOSES VESICOBOLHOSAS

PÊNFIGO FOLIÁCEO

Comentários gerais

Definição

- Doença autoimune vesicobolhosa que compromete a pele e tem como característica a perda de coesão das células epiteliais (acantólise), com formação de clivagem intraepidérmica alta (subcór-

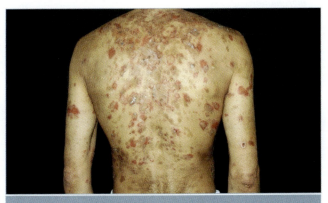

Áreas exulceradas, eritematosas, recobertas por crostas e descamação no sentido craniocaudal.

nea). Endêmica no Brasil, especialmente em áreas rurais. É conhecida também como fogo selvagem.

Etiologia

- Multifatorial, com provável fator ambiental desencadeando a produção de autoanticorpos contra a desmogleína 1, caderina presente nos desmossomos dos queratinócitos.

Chave diagnóstica

Manifestações clínicas

- No Brasil, é endêmico em determinadas áreas. A ocorrência esporádica é rara.
- Acomete todas as faixas etárias.
- Acomete indivíduos de áreas silvestres quando estas estão sendo povoadas. Áreas rurais, habitações rústicas, próximo a curso de águas e presença de insetos, em especial o borrachudo *Simulium nigrimanum*.
- Parece existir predisposição genética para o desenvolvimento da doença.

Exame físico

- Forma localizada ou frusta: placas arredondadas ou ovaladas eritematoescamosas, exsudativas e crostosas localizadas em áreas seborreicas do couro cabeludo, da face e do tronco.
- Forma generalizada:
  - Bolhosa esfoliativa: aguda, agressiva com sintomas gerais. Sensação de queimadura, predomínio de bolhas que se rompem deixando áreas exsudativas. Acometimento craniocaudal, simétrico e progressivo. Sinal de Nikolsky positivo.
  - Esfoliativa eritrodérmica: quadro semelhante ao anterior, conferindo aspecto eritrodérmico.

Exames diagnósticos

- Citológico (citodiagnose de Tzanck): presença de células acantolíticas.
- Anatomopatológico.
- Imunofluorescência direta.
- Imunofluorescência indireta.
- Elisa.

Diagnóstico diferencial

- Impetigo.
- Pênfigo vulgar.
- Dermatite seborreica.

Tratamento

Primeira linha

- Corticoterapia oral em dose imunossupressora (1 a 2 mg/kg/dia).

Segunda linha

- Azatioprina, dapsona ou cloroquina como terapia adjuvante e poupadora de corticosteroides em casos refratários à corticoterapia isolada.

Terceira linha

- Micofenolato de mofetila como terapia adjuvante e poupadora de corticosteroides em casos refratários à corticoterapia isolada.

Pérolas clínicas

- Diferentemente do pênfigo vulgar, não acomete mucosas.
- Os pacientes apresentam odor característico de ninho de rato.

- A maioria dos casos é idiopática, porém, penicilamina e medicamentos do grupo tiol (p. ex., captopril) podem ser implicados no surgimento do quadro.

PÊNFIGO VULGAR

Comentários gerais

Definição

- Doença vesicobolhosa autoimune que compromete pele e mucosas e tem como característica a perda de coesão das células epiteliais (acantólise) com formação de clivagem intraepidérmica baixa (suprabasal).

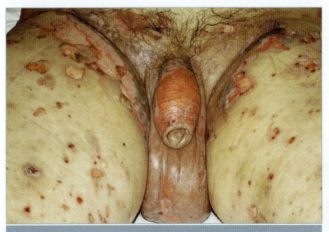

Bolhas flácidas com conteúdo seroso e erosões.

Capítulo 3: Dermatoses vesicobolhosas – Pênfigo vulgar

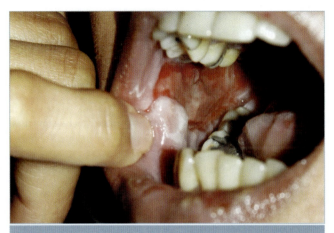

Acometimento mucoso com ulceração da mucosa jugal.

Etiologia

- Em sua forma mucosa, ocorre a produção de autoanticorpos contra a desmogleína 3, caderina presente nos desmossomos dos queratinócitos, com maior expressão naqueles localizados na mucosa oral do que naqueles localizados na pele.
- Em sua forma mucocutânea, há a produção de autoanticorpos contra a desmogleína 1 e 3, uma vez que a presença de uma das moléculas é suficiente para manter a adesão dos queratinócitos.

 Chave diagnóstica

Manifestações clínicas

- Todas as faixas etárias, sexo e etnias, predileção para a idade adulta e predisposição genética.
- Lesões mucosas (50 a 70% orais) isoladas ou podendo preceder as manifestações cutâneas. Outras mucosas acometidas são a con-

juntiva, nasal, faríngea, laríngea, do esôfago, uretral, da vulva e do colo do útero.
- Distribuições preferenciais são couro cabeludo, face, axila, virilha e áreas de pressão.
- As lesões flexurais podem evoluir para a forma vegetante da doença.

Exame físico

- *Forma mucosa*: erosões irregulares no formato, mal delimitadas, bucais, palatais ou gengivais que cicatrizam lentamente. Raramente encontram-se bolhas intactas.
- *Forma cutânea*: bolhas flácidas com conteúdo seroso sobre pele sã ou eritematosa, que se rompem, formando erosões dolorosas, que se estendem pelas bordas. São de cicatrização lenta, deixando hipercromia residual. Geralmente localizadas no couro cabeludo, na face e no dorso superior. Sinal de Nikolsky positivo.
- *Forma vegetante*: lesões vegetantes e exsudativas presentes em áreas flexurais.

Exames diagnósticos

- Citológico (citodiagnose de Tzanck).
- Anatomopatológico.
- Imunofluorescência direta.
- Imunofluorescência indireta.
- Elisa.

Diagnóstico diferencial

- Gengivoestomatite herpética.
- Eritema polimorfo.
- Líquen plano erosivo.
- Penfigoide bolhoso.
- Dermatite herpetiforme.
- Doença de Hailey-Hailey.
- Candidíase.

Capítulo 3: Dermatoses vesicobolhosas – Pênfigo por IgA   89

Tratamento

Primeira linha

- Corticoterapia oral em dose imunossupressora (1 a 2 mg/kg/dia).

Segunda linha

- Como terapia adjuvante e poupadora de corticosteroides em casos refratários à corticoterapia isolada:
  - Azatioprina.
  - Ciclofosfamida.
  - Micofenolato de mofetila.

Terceira linha

- Tetraciclina, ciclosporina, dapsona e metotrexato como terapia adjuvante em casos refratários.
- Rituximabe (anticorpo monoclonal anti-CD20) em casos refratários às outras terapêuticas.

Pérolas clínicas

- Diferentemente do pênfigo foliáceo, pode acometer mucosas.
- A maioria dos casos é idiopática, porém, penicilamina e medicamentos do grupo tiol (p. ex., captopril) podem ser implicados no surgimento do quadro.

PÊNFIGO POR IgA

Comentários gerais

Definição

- Doença vesicopustulosa autoimune que acomete a pele e tem como característica a perda de coesão das células epiteliais (acantólise)

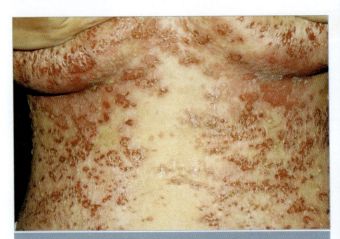

Vesicopústulas com arranjo circinado que evoluem para placas descamativas e crostosas.

com infiltrado neutrofílico. Apresenta dois subtipos: dermatose pustulosa subcórnea e dermatose neutrofílica intraepidérmica.

Etiologia

- *Dermatose pustulosa subcórnea*: ocorre a produção de autoanticorpos contra a desmocolina 1, um componente dos desmossomos dos queratinócitos, com maior expressão nas camadas superiores da epiderme.
- *Dermatose neutrofílica intraepidérmica*: a produção de autoanticorpos contra antígenos semelhantes à desmogleína 1 e 3 e, mais raramente, contra a desmocolina 1, tem sido implicada.

Chave diagnóstica

Manifestações clínicas

- Acomete preferencialmente adultos e idosos, sendo raro na infância.
- Curso crônico e indolente e o acometimento mucoso é incomum.
- As lesões podem ser pruriginosas e comumente localizam-se na axila, virilha, tronco, face, couro cabeludo e porção proximal dos membros.

Exame físico

- *Dermatose pustulosa subcórnea*: placas eritematodescamativas disseminadas, compostas por vesicopústulas flácidas.
- *Dermatose neutrofílica intraepidérmica*: vesicopústulas em arranjo circinado ou anular que evoluem com clareamento central e, consequentemente, placas eritematodescamativas e crostosas disseminadas.
- Sinal de Nikolsky negativo.

Exames diagnósticos

- Anatomopatológico.
- Imunofluorescência direta.
- Imunofluorescência indireta.

Diagnóstico diferencial

- Pustulose subcórnea de Sneddon-Wilkinson.
- Pênfigo foliáceo.
- Pênfigo herpetiforme.
- Impetigo herpetiforme.
- Psoríase pustulosa.

Tratamento

Primeira linha
- Dapsona.

Segunda linha
- Corticosteroide sistêmico.
- Acitretina.
- Isotretinoína.
- Colchicina.
- PUVA.

Terceira linha
- Plasmaférese e ciclofosfamida.

Pérola clínica

- Pode estar associado à gamopatia monoclonal por IgA e já foram descritas associações com infecção pelo HIV, doença inflamatória intestinal, artrite reumatoide e drogas do grupo tiol.

PENFIGOIDE BOLHOSO

Comentários gerais

Definição
- Doença bolhosa autoimune de clivagem subepidérmica que acomete preferencialmente a pele e, mais raramente, a mucosa.

Etiologia
- Ocorre a produção de autoanticorpos, principalmente da classe IgG, subclasse IgG4, contra as moléculas BP230 ou BP180, com-

Capítulo 3: Dermatoses vesicobolhosas – Penfigoide bolhoso 93

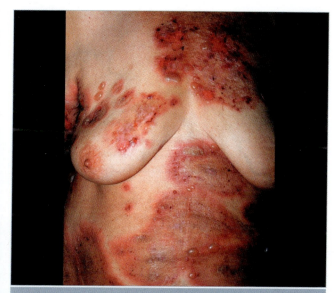

Bolhas grandes e tensas sobre pele eritematosa, erosões e hiperpigmentação residual.

ponentes dos hemidesmossomos presentes na zona da membrana basal.

 ## Chave diagnóstica

Manifestações clínicas

- Todos os sexos e etnias e preferencialmente idosos, podendo ocorrer em crianças.
- Prurido, que pode ser acompanhado de urticária ou lesões eczematosas nos membros.

- Lesões bolhosas preferencialmente nas áreas de flexão dos membros e na área central do abdome. Podem acometer o corpo todo ou serem localizadas. O acometimento mucoso (mais bucal) ocorre em cerca de 10 a 35% dos doentes.
- Existe uma forma nodular que se assemelha ao prurigo nodular.

Exame físico

- Bolhas grandes e tensas de conteúdo claro ou hemorrágico sobre pele normal ou eritematoedematosas urticariformes. As lesões bolhosas podem continuar intactas ou se romperem espontaneamente, deixando erosões que cicatrizam como máculas hipercrômicas residuais e formam mília.
- As lesões orais, quando presentes, são bolhas pequenas que, como as da pele, podem manter-se intactas ou se rompidas, podem cicatrizar rapidamente.

Exames diagnósticos

- Anatomopatológico.
- Imunofluorescência direta.
- Imunofluorescência indireta.
- Imunofluorescência indireta com *salt-split*.
- Elisa.

Diagnóstico diferencial

- Urticária.
- Epidermólise bolhosa adquirida.
- Dermatose por IgA linear.
- Dermatite herpetiforme.
- Eritema polimorfo.
- Pênfigo vulgar.
- Penfigoide das membranas mucosas.

Tratamento

Primeira linha

- Formas difusas: corticosteroides sistêmicos na dose de 1 mg/kg/dia até o controle das lesões, com posterior redução gradual.
- Formas localizadas: corticosteroides tópicos devem ser considerados.

Segunda linha

- Dapsona, tetraciclina e nicotinamida, azatioprina, metotrexato.

Terceira linha

- Micofenolato de mofetila, ciclofosfamida, plasmaférese, imunoglobulina endovenosa.

Pérola clínica

- Existem relatos de associação com psoríase, artrite reumatoide, retocolite ulcerativa e doenças neurológicas, como doença de Parkinson e esclerose múltipla.

PENFIGOIDE GESTACIONAL

Comentários gerais

Definição

- Doença bolhosa autoimune de clivagem subepidérmica que ocorre no segundo ou terceiro trimestre da gestação.

Etiologia

- Produção de autoanticorpos, principalmente da classe IgG, subclasse IgG4, contra a proteína hemidesmossomal de 180 kD, tam-

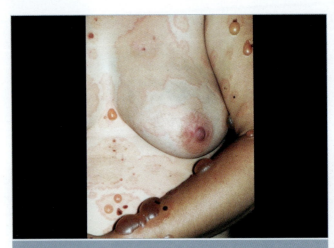

Lesões anulares com presença de vesicobolhas.

bém conhecido como BP180 ou BPAG2 e mais raramente contra o BP230.
- Parece existir predisposição genética para desenvolver a doença.

Chave diagnóstica

Manifestações clínicas
- Doença rara, intensamente pruriginosa, que ocorre em associação com a gestação e, mais raramente, tumores trofoblásticos, mola hidatiforme e coriocarcinoma.
- As lesões iniciam-se no abdome e progridem para tronco e membros.
- Pode ocorrer exacerbação do quadro no pós-parto imediato e depois de semanas ou meses, a doença pode apresentar remissão espontânea.
- A recorrência pode ocorrer nas gestações subsequentes.

- Cerca de 3% dos recém-nascidos podem apresentar lesões cutâneas autolimitadas. Prematuridade e baixo peso são relatados.

Exame físico
- Inicialmente, a erupção consiste em pápulas e placas urticadas, lesões em alvo e anulares, pruriginosas, que evoluem com vesículas e bolhas. Localizam-se inicialmente na região periumbilical, disseminando-se para abdome, coxas, pernas, palmas e plantas.
- As mucosas raramente são acometidas.

Exames diagnósticos
- Anatomopatológico.
- Imunofluorescência direta.
- Imunofluorescência indireta: fator HG.
- Imunofluorescência indireta com *salt-split*.
- Elisa.

Diagnóstico diferencial
- Pápulas e placas urticariformes da gestação (PUPP).
- Eritema polimorfo.

Tratamento

Primeira linha
- Corticosteroides sistêmicos na dose de 0,5 a 1 mg/kg/dia.

Segunda linha
- Azatioprina, na persistência da erupção após o parto.

Pérola clínica
- A área umbilical pode estar acometida, ao contrário do que ocorre na PUPP.

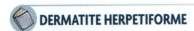

DERMATITE HERPETIFORME

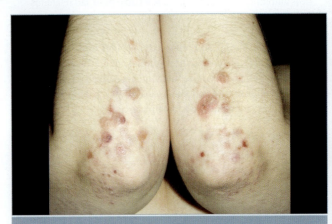

Pápulas e vesículas agrupadas sobre base eritematosa nos cotovelos.

Comentários gerais

Definição
- Doença papulovesiculosa autoimune de clivagem subepidérmica que apresenta associação com doença celíaca.

Etiologia
- Ocorre a produção de autoanticorpos antiendomísio, antirreticulina, antigliadina e principalmente antitransglutaminas, e que se ligam aos diferentes tecidos afetados (pele e mucosa intestinal), desencadeando o depósito de IgA e consequentemente surgem as lesões.
- A doença celíaca e a dermatite herpetiforme apresentam características genéticas, fisiopatogênicas, achados anatomopatológicos e responsividade à dieta de glúten semelhantes.

Chave diagnóstica

Manifestações clínicas

- Todos os sexos e faixas etárias, com predileção para adultos entre 20 e 55 anos. Mais comuns em caucasianos. Predisposição genética.
- Erupção polimorfa e simétrica, intensamente pruriginosa, de curso crônico e recorrente, distribuída na face extensora dos membros, face, couro cabeludo, tronco, dorso, axilas, ombros e mucosa oral.
- Todos os doentes apresentam enteropatia sensível ao glúten, mesmo que assintomática.

Exame físico

- As lesões iniciam-se como pápulas eritematosas, placas urticadas e vesículas agrupadas sobre base eritematosa, que por serem frequentemente escoriadas, dificilmente são visualizadas.
- A presença de bolhas é rara e pode ocorrer a visualização apenas de pápulas com aspecto eczematoso e liquenificado.

Exames diagnósticos

- Anatomopatológico.
- Imunofluorescência direta.
- Imunofluorescência indireta.
- Elisa.
- Exames para investigação intestinal: hemograma completo pode evidenciar anemia, anticorpo antiendomísio e endoscopia digestiva alta com biópsia jejunal.

Diagnóstico diferencial

- Escabiose.
- Escoriações neuróticas.

- Eritema polimorfo.
- Dermatose acantolítica transitória.
- Penfigoide bolhoso.
- Dermatose por IgA linear.

Tratamento

Primeira linha
- Restrição rigorosa ao glúten na dieta.
- Dapsona de 100 a 200 mg/dia (após dosagem de G6-PD).

Segunda linha
- Sulfapiridina.
- Corticosteroide tópico para a melhora do prurido.

Terceira linha
- Tetraciclina, em combinação com nicotinamida pode ser utilizada em pacientes que não tolerem sulfas.

Pérola clínica

- São descritas associações com outras doenças autoimunes, como tireoidopatias, anemia perniciosa e diabetes melito e linfomas gastrointestinais.

EPIDERMÓLISE BOLHOSA ADQUIRIDA

Comentários gerais

Definição
- Doença bolhosa autoimune rara de clivagem subepidérmica, caracterizada pela presença de mecanobolhas (bolhas nas áreas de trauma).

Capítulo 3: Dermatoses vesicobolhosas – Epidermólise bolhosa adquirida 101

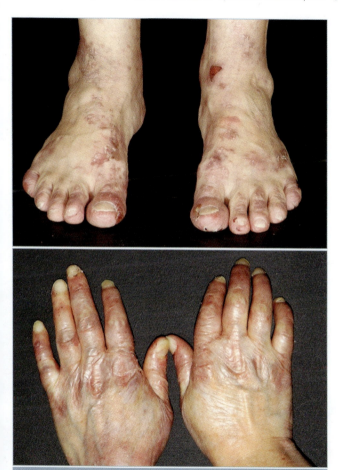

Erosões, atrofia e presença de mília nos pés e nas mãos.

Etiologia

- Presença de autoanticorpos contra o colágeno VII, principal componente das fibras de ancoragem, localizadas no lado dérmico da zona de membrana basal.

Chave diagnóstica

Manifestações clínicas

- Qualquer idade, mas é mais frequente em adultos.
- Inicialmente, as manifestações clínicas podem variar e assemelharem-se ao penfigoide bolhoso e à dermatose por IgA linear.

Exame dermatológico

- Bolhas de conteúdo hemorrágico ou seroso localizadas nas áreas de trauma, principalmente dorso das mãos, dos pés e dos cotovelos, que cicatrizam com atrofia, hiperpigmentação e mília.
- As unhas podem apresentar-se distróficas e a mucosa pode apresentar erosões e bolhas na mucosa oral, esôfago e laringe, levando à disfagia e à estenose laríngea. O envolvimento ocular com cegueira é descrito.

Exames diagnósticos

- Anatomopatológico.
- Imunofluorecência direta.
- Imunofluorescência indireta.
- *Salt-split skin*.
- Elisa.

Diagnóstico diferencial

- Penfigoide bolhoso.
- Porfiria cutânea tardia.
- Epidermólise bolhosa distrófica dominante.

Capítulo 3: Dermatoses vesicobolhosas – Dermatose bolhosa por IgA linear 103

Tratamento

Primeira linha

- Corticosteroides (tópico nas formas localizadas e sistêmico nas disseminadas).
- Dapsona.
- Azatioprina.
- Micofenolato de mofetila.

Segunda linha

- Ciclosporina.
- Colchicina.

Terceira linha

- Rituximabe.

Pérola clínica

- Há relatos de associação com doença inflamatória intestinal, mieloma múltiplo, amiloidose e linfoma. É de difícil tratamento.

DERMATOSE BOLHOSA POR IgA LINEAR

Comentários gerais

Definição

- Doença bolhosa autoimune rara de clivagem subepidérmica que acomete pele e mucosas, caracterizada pelo depósito de IgA na zona de membrana basal. Existem duas formas clínicas diferenciadas pela idade de apresentação.

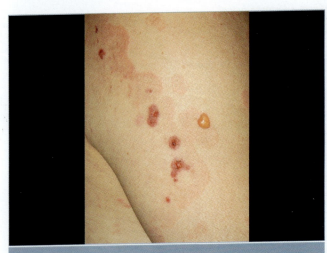

Placa urticada policíclica com vesicobolhas na periferia.

Etiologia

- Produção de autoanticorpos da classe IgA e mais raramente IgG contra uma série de antígenos do complexo de adesão, mais comumente o BP180.

Chave diagnóstica

Exame físico

- Todas as faixas etárias, com dois picos de incidência: pré-escolares (idade média inferior a 5 anos) e adultos com mais de 60 anos.
- O curso da doença é crônico, entretanto, ocorre remissão espontânea na maioria dos casos em três a seis anos.
- Os sintomas variam de prurido leve a intenso e queimação.

Exame dermatológico

- *Na infância*: placas e pápulas urticadas anulares e policíclicas com vesicobolhas emergindo da periferia (lesões em roseta). A face e a região perineal são comumente envolvidas. O envolvimento mucoso é comum e manifesta-se como erosões e úlceras orais, rouquidão, epistaxe e conjuntivite.
- *Na idade adulta*: pápulas urticadas associadas a bolhas e vesículas, que podem ser hemorrágicas e emergir de pele sã. O tronco quase sempre está acometido e a face, pernas, couro cabeludo, mãos e pés são comumente afetados. O envolvimento mucoso é comum e manifesta-se como erosões e úlceras orais, rouquidão, epistaxe e conjuntivite.

Exames diagnósticos

- Anatomopatológico.
- Imunofluorescência direta.
- Imunofluorescência indireta.

Diagnóstico diferencial

- Impetigo bolhoso.
- Penfigoide bolhoso.
- Eritema polimorfo.

Tratamento

Primeira linha

- Dapsona.
- Eritromicina (em crianças).

Segunda linha

- Sulfonamidas.
- Corticosteroides.

- Azatioprina.
- Ciclosporina.

Terceira linha
- Colchicina.
- Micofenolato de mofetila.

Pérola clínica
- Existem casos associados a medicamentos, principalmente vancomicina, diclofenaco e outros anti-inflamatórios.

CAPÍTULO 4

DERMATOSES PAPULOPRURIGINOSAS

URTICÁRIA

Comentários gerais

Definição
- Doença comum, caracterizada por lesões eritematoedematosas e angioedema. Classifica-se em urticária aguda, quando apresenta menos de seis semanas de evolução, e crônica, quando persiste por mais de seis semanas. Também são classificadas em urticária física, de contato, vasculite e angioedema sem urticária.

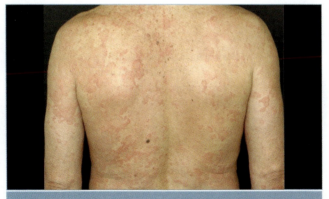

Placas eritematoedematosas, urticadas, de formato geográfico.

Etiologia

- Cerca de 50% das urticárias são idiopáticas. Entretanto, infecções e infestações, medicamentos e doenças autoimunes podem estar implicados.

 Chave diagnóstica

Manifestações clínicas

- Acomete ambos os sexos e todas as faixas etárias.
- As lesões podem surgir em qualquer área do corpo. São muito pruriginosas e tendem a ser mais pronunciadas à noite e no período pré-menstrual.
- Dura algumas horas e se resolve em até 24 horas, com a pele retornando ao seu aspecto normal.
- Angioedema (edema da derme profunda e subcutâneo de coloração semelhante à pele) ocorre em cerca de 50% dos pacientes com urticária e se localiza comumente na face (pálpebras e lábios), orelhas, pescoço, mãos, pés e genitais. O envolvimento mucoso da língua, faringe ou laringe pode ocorrer, mas é raro. É doloroso e pode durar dias.
- A presença de dermografismo é comum nos pacientes com urticária.

Exame físico

- Máculas e pápulas eritematosas que evoluem para placas eritematoedematosas, as urticas, que podem ser circundadas por um halo anêmico. Podem ser de número e tamanho variável e ter formatos diversos (anular, serpiginoso, geográfico).

Exames diagnósticos

- Anatomopatológico.
- Investigação de foco infeccioso com ASLO, protoparasitológico e avaliação ginecológica e odontológica, quando indicado.
- Investigação de autoimunidade com anticorpos antitireoidianos, TSH e T4 livre.

- Testes de provocação quando urticárias físicas.
- Teste do soro autólogo.
- Dosagem de complemento sérico.

Diagnóstico diferencial

- Eritema polimorfo.
- Dermatite de contato aguda.

Tratamento

Primeira linha

- Anti-histamínicos anti-H1 sedantes (hidroxizina, dexclorfeniramina) ou não sedantes (loratadina, cetirizina, fexofenadina, ebastina).

Segunda linha

- Corticosteroides durante as exacerbações.
- Associar anti-histamínico anti-H2 (p. ex., cimetidina).
- Dapsona para urticária vasculite.

Terceira linha

- Imunomoduladores, como ciclosporina e metotrexato.
- Adrenalina SC solução milesimal (casos graves).
- Omalizumabe.

Pérolas clínicas

- Alguns fatores moduladores da urticária devem ser evitados a fim de se obter melhora clínica. São eles: opioides, anti-inflamatórios não hormonais, ácido acetilsalicílico, calor, uso de roupas apertadas, álcool, estresse.
- Cerca de 50% dos pacientes com urticária ficam curados seis meses depois do início do quadro; 50% dos pacientes com urticária e angioedema apresentam o quadro até 10 anos depois do diagnóstico.
- Na gravidez e lactação poderão ser utilizados os anti-histamínicos loratadina e cetirizina.

LÍQUEN PLANO

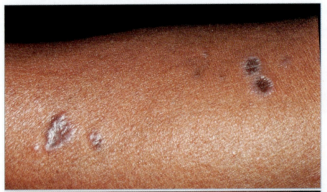

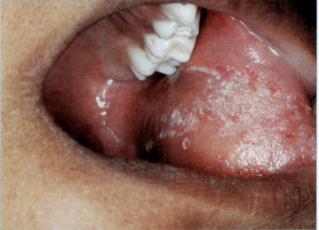

Pápulas eritematovioláceas, poligonais, achatadas, brilhantes, anulares na face flexora do antebraço e de característica esbranquiçada arboriforme na mucosa oral.

Comentários gerais

Definição

- Dermatose papulosa e pruriginosa de curso crônico que pode acometer mucosas e unhas.

Etiologia

- Acredita-se que seja uma doença imunologicamente mediada. Há predisposição genética, associação com o vírus da hepatite C e com a presença de amálgama nos dentes.

Chave diagnóstica

Manifestações clínicas

- Acomete ambos os sexos e todas as etnias igualmente e preferencialmente adultos de 30 a 60 anos.
- Casos familiares surgem mais precocemente e são geralmente mais graves e recidivantes.
- As lesões localizam-se preferencialmente nas faces flexoras dos punhos, região sacral, coxas, abdome e terço inferior das pernas.
- Acomete as mucosas em 30% dos casos e as unhas em 10%. Quando localizado no couro cabeludo há envolvimento perifolicular, com frequente alopecia cicatricial e atrofia.
- O prurido é variável e o curso é crônico, podendo a doença ser recidivante.
- Existem diversas variantes clínicas: hipertrófico, atrófico, agudo, bolhoso, actínico, eritematoso, anular, linear, palmoplantar, mucoso, ungueal e pilar.

Exame físico

- Pápulas eritematovioláceas, poligonais, achatadas, brilhantes, de 0,5 a 2 mm de diâmetro e superfície lisa. Podem-se visualizar

estrias e pontuações opalinas em rede, chamadas de estrias de Wickham.
- Apresentam fenômeno de Koebner.
- Na mucosa oral, encontram-se lesões opalinas esbranquiçadas em rede ou arboriformes e, na genital, pápulas que formam pequenas placas ou lesões anulares. Pode ocorrer acometimento gengival, manifestado como gengivite descamativa.
- O acometimento ungueal se expressa por fragilidade da borda livre, onicoatrofia e distrofia ungueal progressiva, que podem levar à aníquia.
- As lesões cutâneas evoluem com hiperpigmentação residual e ocasionalmente atrofia.

Exames diagnósticos
- Clínico.
- Anatomopatológico.

Diagnóstico diferencial
- Erupção liquenoide por drogas.
- Lúpus eritematoso.
- Líquen estriado.
- Psoríase.
- Pênfigo paraneoplásico, candidose e leucoplasia oral (formas orais).
- Psoríase e escabiose (formas genitais).

Tratamento

Primeira linha
- Corticoterapia sistêmica (formas disseminadas).
- Corticoterapia tópica (formas localizadas).
- Anti-histamínicos.

Segunda linha

- Fototerapia (PUVA e UVB).
- Acitretina.
- Ciclosporina.
- Azatioprina.
- Metotrexato.

Terceira linha

- Griseofulvina.
- Talidomida.
- Metronidazol.
- Cloroquina.
- Dapsona.
- Micofenolato mofetil.

Pérola clínica

- O líquen plano é associado à labilidade emocional.

LÍQUEN NÍTIDO

Comentários gerais

Definição

- Dermatose rara, de etiologia desconhecida e assintomática, caracterizada pela presença de micropápulas.

Etiologia

- Alguns autores acreditam que se trata de variante rara de líquen plano.

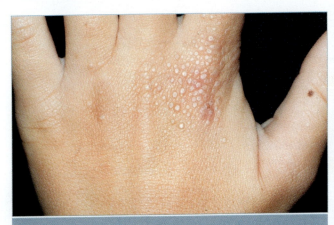

Pápulas brilhantes, achatadas, da cor da pele do dorso da mão.

 Chave diagnóstica

Manifestações clínicas

- Acomete preferencialmente crianças e adultos jovens, podendo associar-se ao líquen plano.
- Acomete preferencialmente antebraços, pênis, abdome, tronco e nádegas, entretanto a doença pode ser generalizada.
- Assintomática.
- A doença pode durar algumas semanas ou vários anos.

Exame físico

- Pápulas do tamanho da cabeça de um alfinete, brilhantes, achatadas ou arredondadas, da cor da pele ou eritematosas, que podem confluir e apresentar fenômeno de Koebner.

Exames diagnósticos

- Clínico.
- Anatomopatológico.

Diagnóstico diferencial

- Líquen *escrofulosorum*.
- Queratose pilar.
- Granuloma anular.

Tratamento

Primeira linha
- Corticoterapia tópica.

Segunda linha
- Fototerapia (banho de sol, UVB ou PUVA).

Terceira linha
- Acitretina para lesões palmoplantares.

Pérola clínica

- Pode estar associado à doença de Crohn, trissomia de 21 e megacólon chagásico.

LÍQUEN ESTRIADO

Comentários gerais

Definição
- Dermatose inflamatória linear e autolimitada.

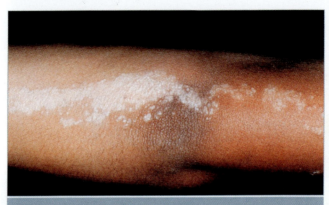

Pápulas liquenoides que coalescem formando uma faixa linear.

Etiologia

- Desconhecida, acredita-se que as lesões se desenvolvam nas linhas de Blaschko decorrentes do fenômeno de mosaicismo.

 Chave diagnóstica

Manifestações clínicas

- Acomete preferencialmente crianças de 5 a 15 anos e mulheres.
- Mais frequente em atópicos.
- Acomete preferencialmente braços, pernas e pescoço de maneira unilateral. Atinge sua extensão máxima em duas a três semanas e a resolução espontânea em geral ocorre em três a seis meses, podendo deixar hipocromia residual.

Exame físico

- Pápulas eritematosas, pequenas, liquenoides que coalescem para formar uma faixa linear, levemente escamosa de até 2 cm de largura.

- Podem ocorrer acometimento ungueal com onicólise, sulcos longitudinais e onicodistrofia.

Exames diagnósticos
- Clínico.
- Anatomopatológico.

Diagnóstico diferencial

- Nevil (nevo inflamatório verrucoso linear).
- Formas lineares de líquen plano, psoríase e poroqueratose.

Tratamento

Primeira linha
- Corticosteroides tópicos ou oclusivos.

Pérola clínica

- Como o quadro comumente involui espontaneamente, o tratamento pode não ser necessário.

PRURIGO

Comentários gerais

Definição
- Grupo de dermatoses caracterizado por lesões papulosas e nodulares intensamente pruriginosas.

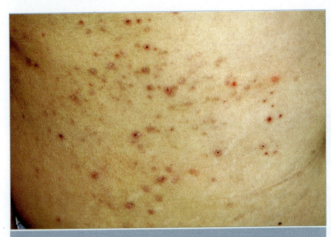

Pápulas e seropápulas com superfície recoberta por crosta.

Etiologia

- Reação de hipersensibilidade a múltiplas causas. Entre elas, destacam-se picadas de inseto, atopia, hepatopatias, nefropatias, neoplasias hematológicas, gestação e transtornos psiquiátricos que levem à escoriação contínua da pele.

 Chave diagnóstica

Manifestações clínicas

- Acomete ambos os sexos igualmente e todas as faixas etárias. Em crianças, a causa mais comum é a picada de inseto (estrófulo) e nos idosos causas orgânicas devem ser afastadas.
- As lesões geralmente localizam-se bilateralmente na parte distal e face extensora dos membros, poupando face, palmas e plantas.

- Nos casos provocados por insetos, as lesões localizam-se preferencialmente em áreas expostas e naquelas associadas à atopia nas grandes dobras, face e pescoço.
- Prurido intenso está sempre presente.
- A dermatose tem curso crônico e comumente deixa hipercromia residual.

Exame físico

- As lesões variam de pequenas pápulas a grandes nódulos com a superfície escoriada ou liquenificada, recobertas ou não por crostas ou escamas.
- As lesões iniciais, especialmente as de estrófulo, podem ser urticadas e encimadas por uma pequena vesícula, o que é chamado de seropápula.
- As lesões têm número variável e podem confluir.

Exames diagnósticos

- Anatomopatológico.
- Investigação laboratorial de hepatopatias, insuficiência renal e neoplasias hematológicas.

Diagnóstico diferencial

- Escabiose.
- Líquen plano hipertrófico.

Tratamento

Primeira linha

- Investigar e afastar as possíveis causas desencadeantes.
- Corticosteroides tópicos ou sistêmicos.
- Anti-histamínicos para alívio sintomático.

Segunda linha

- Fototerapia com PUVA ou UVB.
- Talidomida.

Terceira linha

- Ciclosporina.
- Azatioprina.
- Gabapentina.
- Pré-gabalina.
- Naltrexone.
- Montelukaste.
- Fexofenadina.
- Dupilumabe.

Pérola clínica

- Ao contrário da escabiose, em geral, não acomete a região genital.

PRURIDO

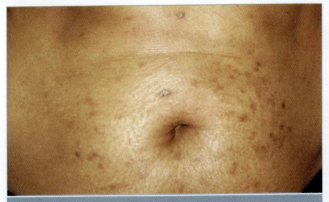

Presença de escoriações e hiperpigmentação.

Capítulo 4: Dermatoses papulopruriginosas – Prurido   121

 Comentários gerais

Definição

- Sensação desagradável que leva à coçadura.
- Pode ser classificado em pruridoceptivo, que se origina na pele; neurogênico, que se origina no sistema nervoso central; neuropático, decorrente de doenças neurológicas; e psiquiátrico, associado a psicopatias.

Etiologia

- O prurido é desencadeado pelo estímulo de terminações nervosas livres, localizadas nas junções dermoepidérmica de toda a pele, conjuntiva palpebral, mucosa traqueal e junções mucocutâneas. Tal estímulo é conduzido até o cérebro pelas fibras C, que também conduzem estímulos térmicos.

 Chave diagnóstica

Manifestações clínicas

- A intensidade do prurido é variável e as áreas anogenitais, orelhas, pálpebras, narinas e couro cabeludo são particularmente sensíveis.

Exame físico

- Escoriações em maior ou menor número.
- Liquenificação, hiperpigmentação e linfadenomegalia, se crônico.

Exames diagnósticos

- Investigação de doenças sistêmicas causadoras de prurido, tais como uremia, colestase e doenças hepáticas, diabetes, doenças hematológicas, neoplasias, tireoidopatias e infecção pelo HIV.

Diagnóstico diferencial

- Afastar todas as outras causas de prurido como sintoma.

Tratamento

Primeira linha

- Correção da causa possível.
- Terapia antipruriginosa: anti-histamínicos H1 e sedantes (hidroxizina, difenidramina).
- Loções antipruriginosas.

Segunda linha

- Antidepressivos: doxepina, mirtazapina, sertralina, paroxetina.
- Anticonvulsivantes: gabapentina, pré-gabalina.

Terceira linha

- Fototerapia.
- Antagonista dos receptores de opioides: naltrexone.
- Talidomida.
- Secuquinumabe, ixequizumabe, brodalumabe.
- Dupilumabe.

Pérola clínica

- Ponto pruriginoso no dorso recebe o nome de notalgia e, na coxa, de meralgia.

DOENÇA ENXERTO *VERSUS* HOSPEDEIRO

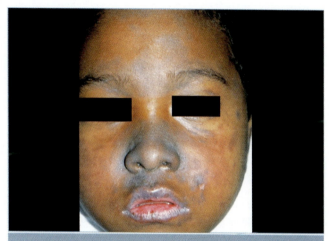

Pápulas liquenoides periorificiais e mucosa.

 Comentários gerais

Definição

- Dermatose que ocorre quando as células T do doador imunocompetente reconhecem e reagem contra os tecidos do hospedeiro imunocomprometido. Classifica-se em aguda ou crônica e ocorre em transplantes de medula óssea alogênicos.

Etiologia

- Acredita-se que a diferença entre antígenos de histocompatibilidade do doador e do receptor, associada à inabilidade do doador em reagir contra o receptor, leva à agressão das células do receptor imunossuprimido pelo doador imunocompetente.

Chave diagnóstica

Manifestações clínicas

- A forma aguda ocorre nos primeiros dois meses após o transplante, caracterizando-se por febre e exantema maculopapular inicialmente nas mãos, nos pés e na face, que evolui para eritrodermia. Podem ocorrer comprometimentos hepático e intestinal.
- A forma crônica surge de três a seis meses após o transplante, podendo ser precedida ou não pela forma aguda. Acomete a pele, mucosas e fígado, sendo que a manifestação cutânea pode ser liquenoide ou esclerodermiforme e ocorrer isolada, concomitante ou sucessivamente, iniciando-se pela forma liquenoide.

Exame físico

- *Forma aguda*: máculas eritematosas em palmas e plantas, que evoluem para pápulas e placas eritematoedematosas disseminadas pelo tronco e dorso, adquirem a disposição perifolicular. Posteriormente, ocorre a eritrodermia e podem surgir bolhas. A mucosa oral pode apresentar edema, enantema, erosões e a mucosa ocular, conjuntivite.
- *Forma crônica liquenoide*: pápulas liquenoides de coloração violácea localizadas nas extremidades. Na mucosa oral, surgem lesões esbranquiçadas arboriformes, que podem exulcerar, e na mucosa ocular, conjuntivite.
- *Forma crônica esclerodermiforme*: áreas de esclerose cutânea e perda de pelos no tronco, nádegas e coxas que podem levar à diminuição da mobilidade. Pode ocorrer poiquilodermia, lesões hipopigmentadas, distrofias ungueais e diminuição da sudorese.

Exames diagnósticos

- História prévia de transplante de medula óssea.
- Clínico.
- Anatomopatológico.
- Investigação de acometimento hepático.

Diagnóstico diferencial

- Farmacodermias.
- Exantemas virais.
- Líquen plano.
- Erupção liquenoide a drogas.
- Esclerodermia.
- Poiquilodermias.

Tratamento

Primeira linha

- Profilaxia com ciclosporina, metotrexato e prednisolona.

Segunda linha

- Doença estabelecida:
  - Corticoterapia.
  - Ciclosporina.
  - Tacrolimo.
  - Talidomida.
  - Azatioprina.
  - PUVA.
  - UVB.
- Lesões localizadas: corticoterapia tópica.

Terceira linha

- Etanercepte.
- Rituximabe.

Pérola clínica

- Ocorre em cerca de 50% dos pacientes que recebem transplante de medula óssea alogênico.

CAPÍTULO 5

ACNE, ERUPÇÕES ACNEIFORMES E ROSÁCEA

ACNE

Comentários gerais

Definição

- É uma afecção crônica da pele que atinge a unidade pilossebácea, levando à formação de lesões polimórficas na face e no tronco.

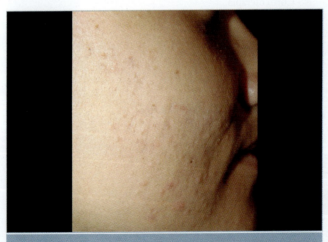

Acne comedoniana: predominância de lesões papulosas com comedões.

Capítulo 5: Acne, erupções acneiformes e rosácea – Acne

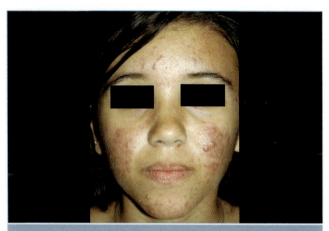

Acne inflamatória com presença de pápulas, comedões e pústulas.

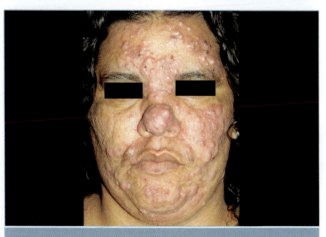

Acne conglobata com comedões, pápulas, pústulas, nódulos e pseudocistos.

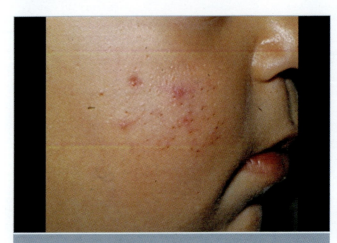

Presença de comedões, pápulas e pápulas inflamatórias da acne infantil.

Etiologia

- Multifatorial:
  - Queratinização folicular aumentada por tendência genética.
  - Aumento da secreção sebácea por estímulo de hormônios andrógenos.
  - Alteração da flora bacteriana (*Propionibacterium acnes*).
  - Inflamação envolvendo ativação da imunidade inata e adquirida.

 Chave diagnóstica

Manifestações clínicas

- Ocorre no período da adolescência, podendo ter início na puberdade e se estender até a terceira década de vida.

Capítulo 5: Acne, erupções acneiformes e rosácea – Acne   **129**

- Pico de maior incidência dos 14 aos 17 anos, no sexo feminino, e dos 16 aos 19 anos, no masculino.

Exame físico

- Formas clínicas:
  - *Acne comedoniana sem inflamação*: comedões abertos ou fechados com poucas pápulas ou pústulas. Nariz, fronte e mento.
  - *Acne papulopustulosa*: de intensidade variável. Face.
  - *Acne nódulo-cística*: comedões, pápulas, pústulas, nódulos e pseudocistos. Face e tronco.
  - *Acne conglobata*: quadro mais grave com secreção e cicatrizes pós-inflamatórias. Face e tronco.
  - *Acne fulminante*: acne que se torna repentinamente grave em homens jovens. Poliartrite, febre, astenia, emagrecimento e acometimento sistêmico. Face e tórax.
  - *Acne neonatal e infantil*: comedões malares nessa faixa etária.
  - *Acne da mulher adulta*: mulheres com hiperandrogenismo ovariano ou adrenal. Acne inflamatória acompanhada de hirsutismo, alopecia e seborreia. Face mandibular e malar.

Exames diagnósticos

- Clínico
- Na mulher adulta:
  - Testosterona livre e total (origem ovariana)
  - FSH e LH.
  - DHEA-S (origem suprarrenal).
  - Insulina sérica (resistência periférica).

Diagnóstico diferencial

- Rosácea.
- Erupções acneiformes.

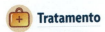
Tratamento

Primeira linha

- Sabonetes: sulfurosos, com ácido salicílico, peróxido de benzoíla, irgasan.
- Peróxido de benzoíla (gel a 2, 5 ou 10%).
- Retinoides (creme a 0,025% ou gel a 0,01%, creme a 0,05% ou gel a 0,025%, creme a 0,1%, solução a 0,05%).
- Adapaleno (gel 0,1%).
- Antibióticos tópicos (eritromicina 2 a 4%, clindamicina 1 a 2% em soluções ou gel).
- Ácido azelaico (15 a 20% em gel).
- Antibióticos sistêmicos: tetraciclina (0,5 a 2 g diários), minociclina (100 a 200 mg/dia) e doxiciclina (100 a 200 mg/dia).

Segunda linha

- Antibióticos sistêmicos: eritromicina, trimetoprima-sulfametoxazol, azitromicina, sulfona.
- Isotretinoína oral: 0,5 a 1,5 mg/kg/dia, dose total: 120 a 150 mg/kg.
- Antiandrógenos: para o tratamento da síndrome de acne da mulher adulta: espironolactona (50 a 200 mg/dia), acetato de ciproterona (10 a 50 mg VO, 5 a 14 dias do ciclo menstrual).

Pérola clínica

- Em casos de acne fulminante é necessário o uso de corticosteroides orais.

ERUPÇÕES ACNEIFORMES

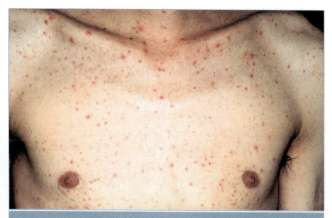

Erupção acneiforme por drogas; notar o monomorfismo das lesões.

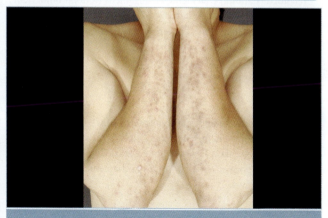

Elaioconiose: erupção acneiforme nas áreas de contato com óleo mineral.

Comentários gerais

Definição

- São afecções que se assemelham à acne, por apresentarem lesões papulosas e pústulas foliculares com ou sem comedões.
- Podem ser classificadas conforme a origem da indução: indução externa ou contato e indução interna ou sistêmica.

Etiologia

Podem ser:
- Acne cosmética: cremes gordurosos em peles seborreicas.
- Acne ocupacional: óleos e graxas (elaioconiose e cloracne).
- Acne mecânica: por fricção.
- Acne por detergentes: higiene com produtos com hexaclorofeno.
- Acne estival: calor, sol, fotoprotetores.
- Escoriada: em mulheres jovens por problemas psíquicos.
- Acne medicamentosa: corticosteroides sistêmicos, vitamina B12 (cianocobalamina) e elementos halogênicos (iodo, bromo, flúor). Com menor frequência: hidrazida do ácido isonicotínico, hidantoína, rifampicina, tiouracil, carbonato de lítio, hidrato de cloral, dissulfiram, sirolimo e outros.

Chave diagnóstica

Exame físico

- Erupção constituída por pápulas eritematosas e pústulas que aparecem simultaneamente em tronco, ombros, braços e, com menor intensidade, na face, nas nádegas e coxas. Comedões em pequeno número podem ser encontrados tardiamente, assim como um prurido variável.

Exame diagnóstico

- Clínico é suficiente.

Diagnóstico diferencial

- Acne vulgar.
- Rosácea.

Tratamento

- A primeira conduta no tratamento consiste em identificar, afastar ou neutralizar o agente indutor.
- Depois, tanto a terapêutica tópica quanto a sistêmica poderão ser orientadas de acordo com a quantidade e a intensidade das lesões cutâneas.

Pérola clínica

- Em geral, nas erupções acneiformes não existem comedões prévios, o início é súbito e a erupção tende a ser monomorfa.

ROSÁCEA

Comentários gerais

Definição

- É uma afecção crônica da face, nariz, malar e fronte, em decorrência de alteração da resposta vascular, em nível cutâneo e de surtos inflamatórios eventuais.

Etiologia

- Resposta vascular alterada, responsável pele vasodilatação e pelas telangiectasias constantes.
- Vários são os fatores desencadeantes ou agravantes:
  - Predisposição genética e individual ao rubor.
  - Alimentares: alimentos e bebidas quentes, condimentos e bebidas alcoólicas.

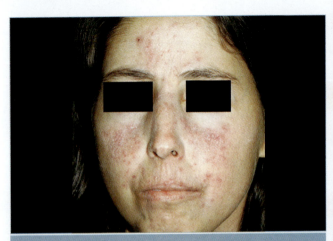
Erupção papulopustulosa sob base eritematosa e telangiectásica na face.

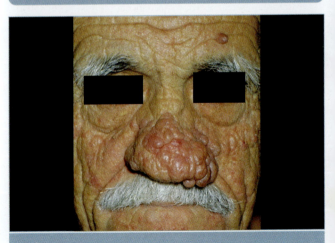
Rinofima.

- Psicológicas.
- Infestação pelo ácaro *Demodex folliculorum*.
- Climáticas: luz solar, calor e vento.
- Doenças gastrointestinais e hipertensão arterial.
- Uso de corticosteroides tópicos.

Chave diagnóstica

Manifestações clínicas

- As mulheres entre três e quatro décadas de vida são mais afetadas que os homens, embora o aspecto grotesco final da rosácea, o rinofima, ocorra mais em homens.
- Na face compromete regiões malares, mentoniana, nasal frontal e masseterina. Pode atingir também orelhas e pescoço.

Exame físico

- Pode ser de quatro tipos:
  - Rosácea vascular: eritema e telangiectasias (fase pré-rosácea).
  - Rosácea papulopustulosa.
  - Rosácea fimatosa.
  - Rosácea ocular.
- Pode ser de três subtipos:
  - Rosácea granulomatosa.
  - Rosácea conglobata.
  - Rosácea fulminante.

Exames diagnósticos

- Clínico.
- Anatomopatológico.

Diagnóstico diferencial

- Acne vulgar.
- Dermatite seborreica.

- Dermatite perioral.
- Lúpus eritematoso.
- Erupção polimorfa à luz.

Tratamento

Primeira linha

- Evitar os fatores desencadeantes ou agravantes: alimentos quentes e condimentados, álcool, café, sol, vento e frio.
- Tratamento tópico:
  - Metronidazol.
  - Ácido azelaico.
  - Antibióticos tópicos.
  - Protetores solares durante o dia.
  - Brimonidina.
  - Oximetazolina.
  - Irvemectina.
- Tratamento sistêmico:
  - Tetraciclina, 500 mg, VO, duas vezes ao dia.
  - Metronidazol, 400 mg, VO, duas vezes ao dia.
  - Isotretinoína, 20 a 40 mg por dia.
  - Doxiciclina, 100 mg, VO, por dia.

Segunda linha

- Eletrocoagulação de vasos.
- Luz intensa pulsada.
- Cirurgia no rinofima.

Pérola clínica

- A rosácea ocular caracteriza-se mais comumente por blefarite e conjuntivite, podendo evoluir com calázio e hordéolo. Formas mais graves incluem a ceratite, que pode desenvolver ulceração e resultar em opacificação da córnea.

CAPÍTULO 6

DISCROMIAS

LEUCODERMIAS

VITILIGO

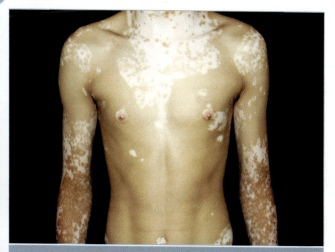

Lesões maculosas acrômicas bilaterais e simétricas.

 Comentários gerais

Definição
- Dermatose que se caracteriza pelo surgimento de lesões acrômicas pela destruição de melanócitos. Acomete cerca de 1% da população mundial.

Etiologia

- Desconhecida. Questionam-se as teorias autoimune, neurogênica e autotóxica.

Chave diagnóstica

Manifestações clínicas

- Acomete todas as etnias e ambos os sexos igualmente. Na metade dos casos, surge antes dos 20 anos de idade e tem caráter progressivo.
- Parece haver predisposição genética.
- A repigmentação ocorre de maneira espontânea em 10 a 20% dos indivíduos e é principalmente perifolicular.

Exame físico

- Máculas hipocrômicas inicialmente notadas nas áreas fotoexpostas, como face e dorso das mãos.
- Lesões acrômicas mais tardiamente, principalmente na face, regiões periorificiais, axilas, virilha, genitais e áreas sujeitas a traumas, como joelhos, cotovelos, tornozelos, dorso das mãos e dos pés.
- A distribuição das lesões se dá de maneira bilateral e simétrica e essa variante é chamada de vitiligo vulgar.
- Existe uma variante localizada, unilateral e que segue um dermátomo, chamada de vitiligo segmentar.
- As margens da lesão podem ser hipercrômicas e os pelos são inicialmente pigmentados, mas depois tendem a tornar-se amelanóticos.
- O fenômeno de Koebner pode ocorrer.

Exames diagnósticos

- Clínico.
- Anatomopatológico.
- Exame da pele por meio da lâmpada de Wood.
- Investigação das doenças associadas.

Diagnóstico diferencial

- Leucodermia pós-inflamatória.
- Nevo hipocrômico.
- Piebaldismo.
- Lúpus eritematoso cutâneo subagudo.

Tratamento

Primeira linha
- Maquiagem para camuflagem.
- Fotoproteção das lesões.
- Fototerapia (PUVA e UVB *narrow band*).
- Corticoterapia tópica.
- Inibidores da calcineurina.
- Ruxolitinibe tópico.

Segunda linha
- Microenxertia de pele sã.
- Tratamento complementar:
  - Vitaminas: C, B12 e ácido fólico.
  - Ácido alfa-lipólico.
  - Ginkobiloba.
  - *Polypodium leucotomos*.
- Tratamentos experimentais:
  - Afamelanotide.
  - Prostaglandina E2 (bimatoprost).
  - Inibidores da janus kinase.

Pérolas clínicas

- Pode haver associação com outras doenças, como hipotireoidismo, anemia perniciosa, alopecia areata, nevo halo, diabetes melito, entre outras.
- A ocorrência de vitiligo, uveíte, acometimento do sistema nervoso central e cabelos grisalhos caracterizam a síndrome de Vogt-Koyanagi-Harada.

VITILIGO PERINÉVICO

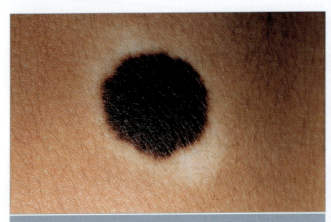

Lesão névica pigmentada com halo acrômico ao redor.

Comentários gerais

Definição
- Nevo melanocítico circundado por halo de coloração mais clara que a pele normal adjacente. Também é conhecido como nevo halo ou nevo de Sutton.

Etiologia
- Acredita-se que se deva a uma resposta imunológica ao nevo mediada pelo hospedeiro, pois existe evidência de células T imunologicamente ativadas localmente nos indivíduos afetados.

Chave diagnóstica

Manifestações clínicas

- Afecção relativamente comum, que acomete principalmente crianças e adolescentes, frequentemente em múltiplos nevos.
- Mais frequente em nevos do dorso.
- Pode preceder vitiligo.

Exame físico

- Presença de um halo de despigmentação, hipo ou acrômico ao redor de um nevo preexistente, que pode ser notado apenas após bronzeamento da pele, por exemplo.
- Com o passar do tempo, o nevo central vai gradualmente desaparecendo, deixando uma mácula hipocrômica que pode persistir por anos ou regredir gradualmente.

Exames diagnósticos

- Clínico.
- Anatomopatológico.

Diagnóstico diferencial

- Melanoma extensivo superficial em regressão.

Tratamento

Primeira linha

- Seguimento e orientações.

Pérola clínica

- A recomendação da retirada do nevo é discutível.

NEVO HIPOCRÔMICO

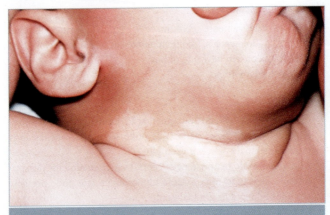

Área maculosa hipocrômica linear.

Comentários gerais

Definição
- Dermatose rara que se caracteriza por área localizada da pele com diminuição de pigmento, que se mantém inalterada e não está associada a nenhuma doença.

Etiologia
- Desconhecida.

Chave diagnóstica

Manifestações clínicas
- A lesão é congênita, apesar de nem sempre ser visível ao nascimento.

Exame físico
- Presença de área hipocrômica circunscrita e única, localizada mais comumente no tronco. Os pelos são despigmentados.

Exames diagnósticos
- Clínico.
- Anatomopatológico.

Diagnóstico diferencial
- Vitiligo segmentar.
- Hipomelanose de Ito (formas segmentares).
- Nevo anêmico.

Tratamento
- Não se faz necessário.

Primeira linha
- Maquiagem para camuflagem, se necessário.

Pérola clínica
- Ao contrário do nevo anêmico, tem vascularização perceptível com a fricção.

ALBINISMO

Comentários gerais

Definição
- Dermatose que se caracteriza pela falta parcial ou completa de melanina na pele e nos olhos.

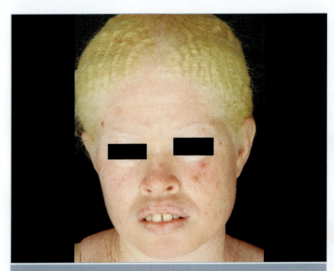

Ausência de pigmentação, cabelos amarelados e degeneração solar precoce.

Etiologia

- Doença de herança autossômica recessiva, que leva à falha parcial ou completa na produção de melanina da pele e dos olhos. Existem diversos tipos e os dois grupos principais são tirosinase negativa e tirosinase positiva.

 Chave diagnóstica

Manifestações clínicas

- Acomete todas as etnias e a incidência é variável.
- Alterações oftalmológicas, como fotofobia, nistagmo e erros de refração são comuns e comprometem a qualidade de vida.
- A fotofobia chama muito a atenção.

Exame físico

- *Albinismo oculocutâneo tirosinase negativo*: pele avermelhada, cabelos brancos e reflexo vermelho positivo nos olhos. Forma mais grave.
- *Albinismo oculocutâneo tirosinase positivo*: como há formação de uma pequena quantidade de melanina, com o passar do tempo ela pode ser encontrada na íris, na pele e nos cabelos, que adquirem coloração amarelada. Esses pacientes podem com o tempo desenvolver efélides nas áreas fotoexpostas.

Exames diagnósticos

- Clínico.
- Avaliação oftalmológica.

Diagnóstico diferencial

- Vitiligo.

Tratamento

Primeira linha

- Uso de fotoprotetores e limitação da exposição ao sol.
- Exame dermatológico periódico para detecção precoce e tratamento de condições malignas e pré-malignas.

Pérola clínica

- Ainda jovens apresentam fotodano importante, queratoses actínicas, carcinomas espinocelulares e até melanoma.

MELANODERMIA

MELASMA

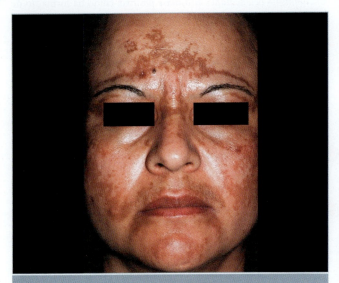

Manchas acastanhadas na face.

Comentários gerais

Definição

- Dermatose comum que se caracteriza por uma hipermelanose adquirida em áreas fotoexpostas, principalmente na face.

Etiologia

- Ainda desconhecida, acredita-se que tenha influência hormonal, por ser mais frequente em mulheres na idade fértil e especialmente nas grávidas, sendo rara em homens e em mulheres na pós-menopausa.

 ## Chave diagnóstica

Manifestações clínicas

- Acomete principalmente mulheres em idade fértil e gestantes.
- As lesões surgem ou se intensificam com a exposição solar, gravidez e uso de métodos anticoncepcionais hormonais. Após a suspensão dessas condições, as lesões podem clarear, mas em geral persistem.

Exame físico

- Máculas hipercrômicas de coloração marrom, que atingem a região supralabial, malar frontal e queixo, de maneira bilateral e simétrica.

Exames diagnósticos

- Clínico.
- Com lâmpada de Wood.
- Anatomopatológico.

 ## Diagnóstico diferencial

- Hiperpigmentação pós-inflamatória.
- Melanodermia tóxica.
- Ocronose exógena.

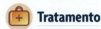 ## Tratamento

Primeira linha
- Fotoproteção.
- Hidroquinona.

Segunda linha
- Ácido retinoico.
- Ácido azelaico.

Terceira linha
- Ácido kójico.
- Ácido fítico.
- *Peelings* químicos.
- *Laser* e outras fontes de luz.
- Rucinol.
- Ácido tranexânico.
- Maquiagem para camuflagem.

 ## Pérola clínica

- Doença crônica com recidivas muito rápidas.

CAPÍTULO 7

PÚRPURA E AFECÇÕES VASCULARES

- Púrpura de Henoch-Schoenlein
- Granulomatose de Wegener
- Granulomatose alérgica de Churg-Strauss
- Granuloma facial
- Doença de Kawasaki
- Eritema *elevatum diutinum*
- Poliarterite nodosa cutânea
- Vasculite livedoide

AFECÇÕES PURPÚRICAS E VASCULARES

	Etiologia	Clínica
Púrpura de Henoch--Schoenlein	Autoimune Depósitos de imunocomplexos Pós-infecção	Púrpura palpável Afeta mais crianças Membros inferiores Articular/gastrointestinal/renal
Granulomatose de Wegener	Desconhecida Associada ao HLA DQw7	Vias aéreas superiores e inferiores/atinge outros órgãos (glomerulonefrite). Pele com pápulas, nódulos e úlceras
Granulomatose alérgica de Churg-Strauss	Desconhecida	Asmáticos, mulheres após 30 anos. Atinge pulmão. Pele com púrpuras, nódulos nos membros, na cabeça e no tronco.
Granuloma facial	Desconhecida	Pápulas faciais
Doença de Kawasaki	Desconhecida Febril Não contagiosa Infecciosa?	Febre alta por mais de 5 dias Blefaroconjuntivite Orofaringite/queilite Gânglios cervicais Edema de mãos e pés Erupção polimorfa
Eritema *elevatum diutinum*	Depósitos de imunocomplexos	Placas, nódulos eritematosos ou purpúricos Lenhosos Áreas de saliências ósseas

Diagnóstico	Tratamento
Clínico IgA e C3 Hemoproteinúria Anatomopatológico	Ciclosporina, sulfona Corticosteroides, ciclofosfamida
90% c-ANCA Anatomopatológico Infiltrados pulmonares Hemoproteinúria	Sulfas/sulfona Corticosteroides
60% p-ANCA Anatomopatológico Eosinofilia Infiltrações pulmonares	Corticosteroides e imunossupressores
Clínico/anatomopatológico/eosinófilos	Corticosteroides intralesionais/ criocirurgia
Clínico Provas inflamatórias	Imunoglobulina endovenosa e ácido acetilsalicílico
Clínico Anatomopatológico	Sulfona/corticosteroide sistêmico

(continua)

AFECÇÕES PURPÚRICAS E VASCULARES (*continuação*)

	Etiologia	Clínica
Poliarterite nodosa cutânea	Associa-se a infecções virais, estreptocócicas, tuberculose, doença intestinal e trombose da veia cava inferior	Nódulos na pele/pernas/maléolos Pode ter neuropatia periférica
Vasculite livedoide	Desconhecida Pode associar-se a colagenoses e crioglobulinemia	Mulheres de meia-idade Úlceras dolorosas maleolares Livedo e atrofia branca

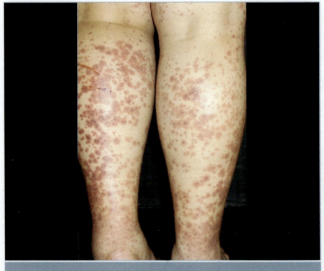

Púrpura de Henoch-Schoenlein.

Capítulo 7: Púrpura e afecções vasculares 153

Diagnóstico	Tratamento
Clínico Anatomopatológico	Corticosteroides, dapsona, colchicina, talidomida
Clínico Anatomopatológico	Heparina/ácido acetilsalicílico/dipiridamol/pentoxifilina/danazol

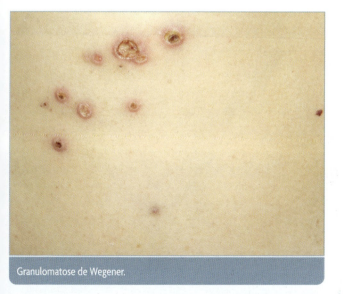

Granulomatose de Wegener.

Parte II: Grupos de dermatoses > Módulo I: Por morfologia clínica

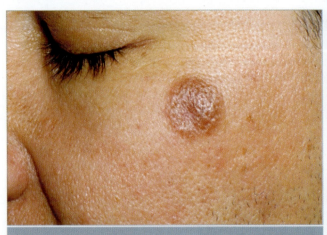
Granuloma facial.

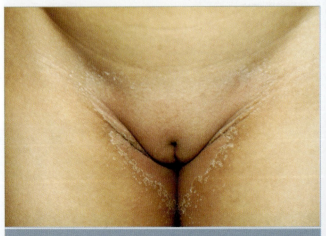
Doença de Kawasaki.

Capítulo 7: Púrpura e afecções vasculares 155

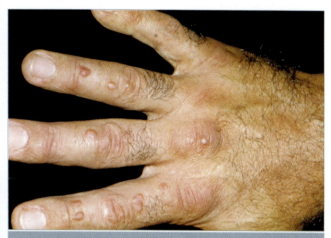

Eritema *elevatum diutinum*.

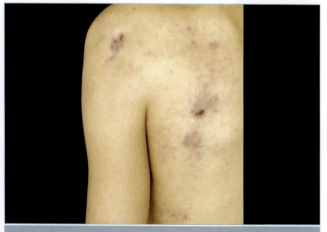

Poliarterite nodosa.

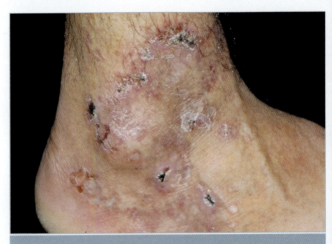

Vasculopatia livedoide.

CAPÍTULO 8

MORFOLOGIAS DISTINTAS

ÚLCERAS

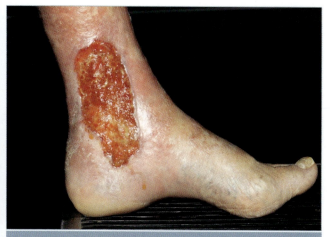

Lesão ulcerada associada à insuficiência venosa crônica.

Comentários gerais

Definição

- Perda tecidual que ocorre geralmente nos membros inferiores de pessoas idosas com insuficiência venosa ou arterial, ou neuropatia periférica.

Etiologia

- As lesões são deflagradas por traumas, aumentam sob efeito da obesidade e persistem por causa da insuficiência venosa e/ou arterial e de eventual infecção secundária.

Chave diagnóstica

Manifestações clínicas

- As úlceras por insuficiência venosa crônica localizam-se no terço inferior da perna; após a quarta década, muito mais comumente em mulheres.
- As úlceras por insuficiência arterial também se localizam no terço inferior das pernas e são muito comuns em hipertensos.
- É comum encontrar úlceras de pernas causadas por ambas as insuficiências.
- As úlceras por neuropatia periférica ocorrem em diabéticos, portadores de hanseníase e alcoólatras. Comumente nas regiões plantares.

Exame físico

- As úlceras por insuficiência venosa crônica estão associadas a edema, dor fraca, lipodermatoesclerose, dermatite ocre e varizes. Geralmente apresentam infecção secundária.
- As úlceras por insuficiência arterial são dolorosas na elevação da perna, pequenas e bem demarcadas, geralmente sem infecção secundária, e os pulsos podem estar diminuídos.
- Nas úlceras por insuficiência venosa, o fundo costuma ser com fibrina e necrose, de formato irregular. As úlceras podem ser grandes.
- Nas úlceras por insuficiência arterial, geralmente há no fundo material crostoso com visualização de tendão, bordas demarcadas e solapadas e não são muito grandes.

Exames diagnósticos

- Exames para afastar os diagnósticos diferenciais possíveis.

Diagnóstico diferencial

- Leishmaniose.
- Anemia falciforme.
- Dermatite factícia.
- Pioderma gangrenoso.

Tratamento

Primeira linha

- Eliminação dos fatores de risco (edema, hipertensão, varizes, obesidade, infecções secundárias).
- Aplicação tópica de curativos biológicos.
- Banhos.
- Antibióticos e/ou corticosteroides tópicos ao redor das lesões.
- Antibióticos sistêmicos.

Segunda linha

- Enxertos.

Pérola clínica

- Existe a possibilidade de transformação maligna em casos de úlceras crônicas.

PIODERMA GANGRENOSO

Comentários gerais

Definição

- Dermatose neutrofílica não infecciosa caracterizada por úlceras de crescimento centrífugo, irregular e destrutivo.

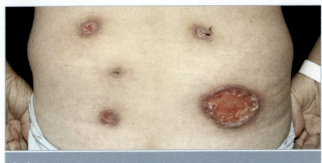

Pioderma gangrenoso.

Etiologia
- Desconhecida. Pode se associar a doenças sistêmicas como linfomas, leucemias, paraproteinemias, doença inflamatória intestinal, colagenoses e artrite reumatoide.

 ## Chave diagnóstica

Manifestações clínicas
- Acometimento de ambos os sexos e qualquer idade.
- Mais frequente em adultos e mulheres.
- Pode ser acompanhada de fenômenos sistêmicos como febre e sinais de toxemia.

Exame físico
- Úlceras de crescimento rápido e fagedênico com bordas descoladas, subminadas e halo eritematoso. A base da úlcera é necrótica. Qualquer área do tegumento.

Exames diagnósticos
- Anatomopatológico.
- Exames pertinentes ao diagnóstico de doenças comumente associadas ao pioderma gangrenoso.

- Hemograma, fator reumatoide, FAN, Anca, VHS, eletroforese de proteínas.

Diagnóstico diferencial

- Úlceras vasculares.
- Úlceras neoplásicas.
- Úlceras infecciosas.
- Úlceras por trauma.
- Úlceras artefatas.

Tratamento

Primeira linha

- Corticoterapia sistêmica.
- Sulfas, DDS.
- Ciclosporina.

Segunda linha

- Azatioprina.
- Tacrolimus.
- Talidomida.
- Oxigênio hiperbárico.
- Infliximabe.
- Adalimumabe.
- Etanercept.
- Micofenolato de mofetil.

Terceira linha

- Enxertos.
- Plasmaférese.
- Imunoglobulina endovenosa.

Pérola clínica

- O fenômeno da patergia está presente.

ERITEMAS FIGURADOS

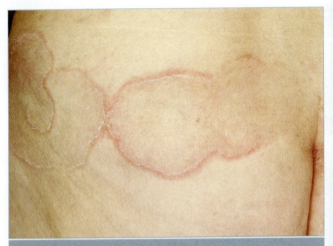

Lesões anulares, figuradas, com borda descamativa do eritema anular centrífugo.

Comentários gerais

Definição
- Conjunto de dermatoses com características clínicas anulares ou policíclicas, por vezes migratórias, associadas a mecanismos de hipersensibilidade.

Etiologia
- Fenômenos de hipersensibilidade a drogas, infecções, picadas de inseto e neoplasias.

Chave diagnóstica

Manifestações clínicas

- *Eritema anular centrífugo*: crônico, mais frequente entre 50 e 60 anos, sem predileção de sexo. Existem formas familiares.
- *Eritema anular reumático*: lesão específica da febre reumática. Tronco, membros e regiões axilares.
- *Eritema gyratum repens*: marcador de câncer visceral.

Exame físico

- *Eritema anular centrífugo*: lesões anulares, arciformes ou policíclicas, múltiplas, bordas ligeiramente edematosas, progressão centrífuga com regressão central deixando colarete descamativo na porção interna.
- *Eritema anular reumático*: lesões eritematosas anulares ou policíclicas com bordas edematosas que se disseminam em horas.
- *Eritema gyratum repens*: lesões eritematodescamativas concêntricas bizarras, giradas e imbricadas.

Exames diagnósticos

- Anatomopatológico.
- Quando houver suspeita, realizar *screening* para doença reumática e malignidades internas.

Diagnóstico diferencial

- Eritema crônico migratório.
- Tinha do corpo.
- Sarcoidose.
- Lúpus eritematoso subagudo.

Tratamento

Primeira linha
- Tentar identificar a causa de origem e tratá-la.

Segunda linha
- Anti-histamínicos sistêmicos, anti-inflamatórios não hormonais e antimaláricos.
- Corticoterapia tópica.

Terceira linha
- Corticosteroides sistêmicos são efetivos, porém as lesões recidivam após a retirada.

Pérola clínica

- O *Erythema gyratum repens* se associa a câncer de pulmão, mama, próstata, colo do útero, esôfago, estômago e mieloma múltiplo.

APLASIA CONGÊNITA DA PELE

Comentários gerais

Definição
- Ausência localizada de pele no momento do nascimento.

Etiologia
- É formada por adesões amnióticas, pressões intrauterínicas e defeito primário de diferenciação precoce na vida embrionária.

Capítulo 8: Morfologias distintas – Aplasia congênita da pele 165

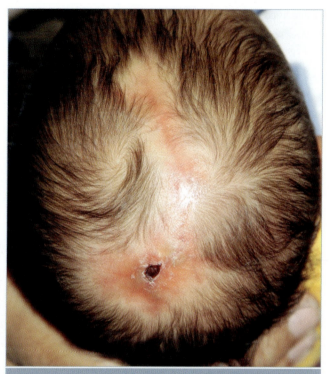

Lesão ulcerada em área extensa cicatricial.

 Chave diagnóstica

Manifestações clínicas

- Defeito está presente no nascimento.
- Local mais acometido é o vértix do couro cabeludo.
- Há predileção pelo sexo feminino.

Exame físico
- Área sem pele ao nascimento.
- Reparação com tecido atrófico cicatricial sem pelos.

Exame diagnóstico
- Características clínicas.

Diagnóstico diferencial
- Cicatriz.

Tratamento

Primeira linha
- Fases iniciais: compressas, antibiótico tópico para profilaxia de infecções.

Segunda linha
- Após a cura: exérese da área cicatricial.

Pérola clínica
- Os casos podem ser esporádicos ou familiares.

ESTRIAS ATRÓFICAS

Comentários gerais

Definição
- São atrofias lineares da pele causadas por alterações do colágeno dérmico.

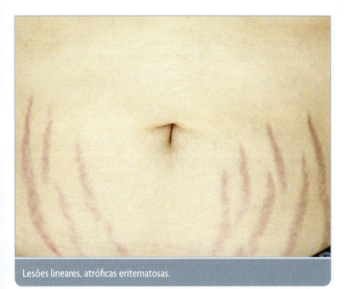

Lesões lineares, atróficas eritematosas.

Etiologia

- Crescimento rápido na adolescência.
- Gravidez.
- Síndrome de Cushing.
- Uso prolongado de corticosteroides.
- Rápido ganho de peso.
- Exercícios e uso de anabolizantes esteroides.

 Chave diagnóstica

Manifestações clínicas

- Mais frequentes em mamas, raiz dos membros, regiões toracolombar, glúteas e do abdome.

Exame físico
- Fase inflamatória com eritema violáceo e discreto edema linear.
- Tornam-se esbranquiçadas e atróficas como papel de seda.

Exame diagnóstico
- Características clínicas.

Diagnóstico diferencial

- Elastose focal linear.
- Anetodermia.

Tratamento

Primeira linha
- Ablação com *pulse dye laser*.

Segunda linha
- Tretinoína tópica (evitar durante a gravidez).

Terceira linha
- Pomada de tacrolimo/creme de pimecrolimo.

Pérola clínica

- Estrias horizontais na região lombossacral de adolescentes em decorrência do rápido crescimento vertical podem ser confundidas com sinais de abuso.

LÍQUEN ESCLEROSO E ATRÓFICO

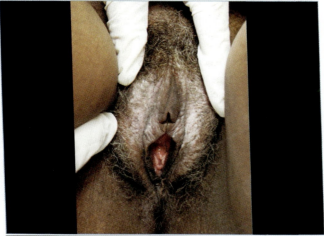

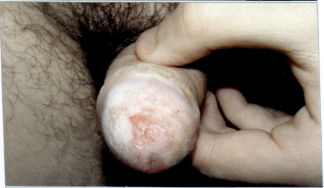

Lesões escleróticas esbranquiçadas na região vulvar (craurose) e na glande (balanite xerótica).

Comentários gerais

Definição
- Dermatose crônica inflamatória que acomete usualmente vulva, região perineal e inguinal.

Etiologia
- Desconhecida. Pode ser uma associação de doença autoimune e componente genético familiar.

Chave diagnóstica

Manifestações clínicas
- Líquen escleroso de vulva (craurose vulvar): ocorre depois da menopausa, é crônica, dolorosa e interfere na relação sexual.
- Líquen escleroso de pênis (balanite xerótica obliterante): mais frequente em não circuncisados. Acomete glande e prepúcio e pode levar à constrição do meato urinário.
- Pode acometer áreas não mucosas, principalmente no tronco.

Exame físico
- Placa esbranquiçada recoberta por epiderme fina e enrugada.
- Pode ter halo violáceo (liquenoide).
- À inspeção observam-se na lesão *plugs* foliculares esbranquiçados.
- Nas áreas mucosas, podem ser acompanhadas de sangramento e ulceração.

Exames diagnósticos
- Características clínicas e exame anatomopatológico.

Diagnóstico diferencial

- Esclerodermia localizada.
- Doença de Bowen.
- Vitiligo.

Tratamento

Primeira linha

- Aplicação tópica de propionato de clobetasol a 0,05%.
- Lubrificantes e eliminação de substâncias irritantes.
- Hidroxizina 25 mg, à noite, para diminuir o prurido.
- Inibidores tópicos da calcineurina.

Segunda linha

- Acitretina.
- Isotretinoína.
- Fototerapia com UVA1.

Terceira linha

- Esteroides intralesionais.
- Manejo cirúrgico (casos refratários).

Pérola clínica

- A localização da mucosa em ambos os sexos predispõe ao desenvolvimento do carcinoma espinocelular no local.

SARCOIDOSE

Comentários gerais

Definição

- Doença granulomatosa de origem desconhecida que acomete qualquer órgão ou sistema, particularmente pulmões, sistema linfático, pele e olhos.

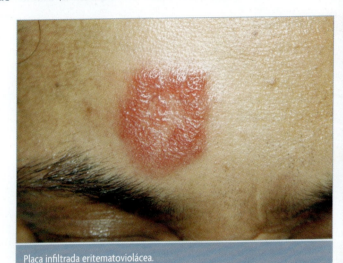
Placa infiltrada eritematoviolácea.

Etiologia
- Desconhecida. Ativação de células T, CD4+ que interagem com antígeno (até agora desconhecido) para formação e manutenção de granulomas.

Chave diagnóstica

Manifestações clínicas
- Lesões cutâneas acompanham 20 a 35% das sarcoidoses sistêmicas.
- Podem ser:
  - *Inespecíficas*: agudas, manifestadas por eritema nodoso acompanhado de adenomegalia hilar bilateral, uveíte e artrite.
  - *Específicas*: infiltração granulomatosa da pele que acometem mais a face, pálpebras, pescoço e ombros.

Exame físico

- As manifestações específicas apresentam-se de várias formas clínicas (pápulas, nódulos, placas e tumorações infiltradas eritematovioláceas) que à vitropressão tomam o aspecto de geleia de maçã.

Exames diagnósticos

- Anatomopatológico.
- Radiografia de tórax.

Diagnóstico diferencial

- Hanseníase.
- Leishmaniose.
- Esporotricose.
- Infiltrações linfocitárias benignas.

Tratamento

Primeira linha

- Corticosteroides tópicos e intralesionais.
- Corticosteroides sistêmicos.

Segunda linha

- Metotrexato.
- Hidroxicloroquina.
- Derivados da tetraciclina.

Terceira linha

- Infliximabe.
- Adalimumabe.
- Talidomida.
- Leflunomida.
- Micofenolato mofetil.
- Isotreitinoína oral.
- Fototerapia (UVA-1 ou PUVA).

Pérola clínica

- Pacientes com envolvimento pulmonar avançado podem evoluir a óbito em 5 a 7% dos casos.

GRANULOMA ANULAR

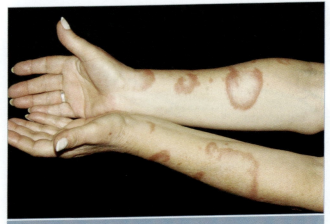

Pápulas eritematosas que coalescem formando placas de aspecto anular.

Comentários gerais

Definição

- Processo granulomatoso benigno em paliçada de etiologia desconhecida que acomete a derme e caracteriza-se por pápulas agrupadas formando um anel.

Etiologia

- Desconhecida. Pode estar relacionada com vasculite, trauma, ativação de monócitos ou hipersensibilidade tardia.

 Chave diagnóstica

Manifestações clínicas

- A maioria das variantes clínicas é localizada (75%), podem ser disseminadas (mais de 10 lesões), subcutâneas (ocorrendo principalmente em crianças de 2 a 5 anos de idade) e perfurantes (raras, apresentam-se como pequenas pápulas com crosta central).

Exame físico

- A forma localizada inicia-se como um pequeno anel formado por pápulas cor da pele ou pálidas que coalescem formando placas anulares. Tem predileção pela face anterior das extremidades.
- Evoluem com hiper ou hipopigmentação central com tendência a desaparecer espontaneamente em 1 ou 2 anos.
- A forma generalizada é composta por centenas de lesões de distribuição simétrica.
- Na forma subcutânea (profunda), apresentam-se como nódulos indolores subcutâneos da cor da pele.

Exame diagnóstico

- Anatomopatológico (muitas vezes, as lesões desaparecem após a biópsia cutânea).

 Diagnóstico diferencial

- Necrobiose lipoídica (*diabeticorum*).
- Sarcoidose.

Tratamento

Primeira linha
- Corticosteroides tópicos de alta potência com ou sem oclusão.
- Injeção intralesional de triancinolona (2,5 a 10 mg/ml).
- Criocirurgia.

Segunda linha
- PUVA ou ultravioleta A-1 (UVA-1).
- Tratamento com *laser* de gás carbônico (CO_2).

Terceira linha
- Drogas sistêmicas (niacinamida, hidroxicloroquina, ciclosporina, dapsona) nos casos mais graves.
- Tacrolimo e pimecrolimo tópico.
- Infliximabe.

Pérola clínica

- A forma disseminada pode estar associada a diabetes melito.

NECROBIOSE LIPOÍDICA (*DIABETICORUM*)

Comentários gerais

Definição
- Doença granulomatosa crônica que afeta principalmente membros inferiores dos portadores de diabetes.

Etiologia
- Associa-se frequentemente com diabetes melito.
- Tem sido proposto que as lesões desenvolvem-se por microangiopatia diabética.

Capítulo 8: Morfologias distintas – Necrobiose lipoídica (*diabeticorum*)

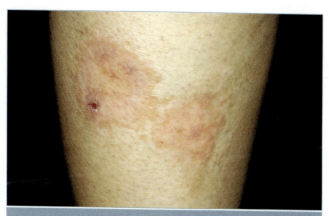

Placa atrófica róseo-amarelada rodeada por halo eritematoso.

Chave diagnóstica

Manifestações clínicas

- Acomete mais o sexo feminino, únicas ou múltiplas, na região pré--tibial de diabéticos.

Exame físico

- Pápulas róseas que aumentam progressivamente formando placas atróficas deprimidas, brancas ou róseo-amareladas rodeadas por halo eritematoso em relevo.

Exames diagnósticos

- Anatomopatológico.
- Glicemia de jejum.
- Teste de tolerância à glicose.

Diagnóstico diferencial

- Xantoma.
- Morfeia.

Tratamento

Primeira linha

- Corticosteroides tópicos.
- Melhora do quadro glicêmico.

Segunda linha

- Corticosteroides intralesionais.
- Corticosteroides sistêmicos.

Terceira linha

- Ticlopidina, pentoxifilina, ácido acetilsalicílico e dipiridamol.

Pérola clínica

- Menos que 5% dos diabéticos têm necrobiose, entretanto mais de 50% dos pacientes com necrobiose têm diabetes. Tabagismo e história de trauma podem contribuir para o desenvolvimento das lesões em diabéticos.

NÓDULOS REUMATOIDES

Comentários gerais

Definição

- Nódulos subcutâneos associados a doentes com artrite reumatoide.

Capítulo 8: Morfologias distintas – Nódulos reumatoides   179

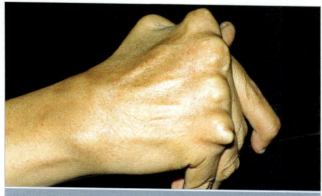

Nódulos endurecidos no dorso da mão.

Etiologia

- Associa-se frequentemente à artrite reumatoide. Acompanha 20% desses doentes.

 Chave diagnóstica

Manifestações clínicas

- Acomete mais as áreas submetidas a traumas repetidos (cotovelos, face ulnar dos antebraços, dorso das mãos e menos frequentemente joelhos, tornozelos, escápula, sacro, nádegas e orelhas).

Exame físico

- Nódulos endurecidos subcutâneos ou dérmicos que podem ulcerar aos traumatismos.

Exame diagnóstico

- Anatomopatológico.

Diagnóstico diferencial

- Granuloma anular profundo.

 ### Tratamento

Primeira linha

- Tratamento da doença de base.
- Remoção cirúrgica.

 ### Pérola clínica

- Nódulos reumatoides podem ocorrer em órgãos internos (pulmão, coração e músculos).

 ## GRANULOMA FACIAL

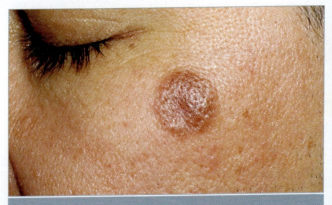

Nódulo castanho-purpúrico na face.

Capítulo 8: Morfologias distintas – Granuloma facial 181

Comentários gerais

Definição
- Dermatose crônica com lesões castanho-purpúricas da face.

Etiologia
- Desconhecida.

Chave diagnóstica

Manifestações clínicas
- Acomete mais adultos, com predominância na face.
- Raramente acomete outras localizações.

Exame físico
- Placas papulosas ou nodosas com superfície lisa e acentuação dos ósteos foliculares de localização frontal, nasal ou bucal.

Exames diagnósticos
- Anatomopatológico.
- Imunofluorescência direta (depósitos de IgA, IgG, IgM e C3 na parede dos vasos).

Diagnóstico diferencial

- Linfomas.
- Pseudolinfomas.
- Sarcoidose.
- Lúpus eritematoso túmido.
- Hanseníase.

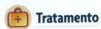
Tratamento

Primeira linha
- Corticosteroides intralesionais.

Segunda linha
- Sulfona.
- Anti-inflamatórios não hormonais.
- Clofazimina.

Terceira linha
- *Laser*.

Pérola clínica
- Existe uma variante que atinge a mucosa nasal.

MÓDULO II – POR ETIOLOGIA

1. DERMATOSES INFECCIOSAS, 186

1.1. BACTERIANAS, 186

Piodermites, 186
Impetigo, 186
Ectima (impetigo ulcerativo), 188
Síndrome da pele escaldada estafilocócica (SSSS), 190
Foliculites, 193
Erisipela e celulite, 197
Comissurite labial ou queilite angular, 199
Eritrasma, 201
Tricomicose axilar, 203
Queratólise plantar sulcada, 205

Hanseníase e tuberculose, 207
Hanseníase, 207
Tuberculose cutânea, 214

Infecções sexualmente transmissíveis, 220
Sífilis, 220
Cancro mole (cancroide), 225
Condiloma acuminado, 228
Linfogranuloma venéreo (doença de Nicolas-Favre), 231
Donovanose (granuloma inguinal), 233

1.2. FÚNGICAS, 236

Micoses superficiais, 236
Dermatofitoses, 236
Candidose, 241
Pitiríase versicolor, 243
Tinha negra, 246
Piedra (piedra negra, piedra branca), 248

Micoses profundas, 250
Paracoccidioidomicose, 250
Histoplasmose, 253
Esporotricose, 255
Cromoblastomicose, 257
Micetomas, 260

1.3. DERMATOVIROSES, 263
Verrugas virais, 263
Herpes simples, 268
Varicela, 271
Herpes zoster, 273
Erupção variceliforme de Kaposi (eczema herpético), 276
Molusco contagioso, 278
Doença mão-pé-boca, 280
Acrodermatite papulosa infantil (síndrome de Gianotti-Crosti), 283
Exantemas virais, 285

1.4. Zooparasitárias, 288

Leishmaniose tegumentar
americana, 288
Escabiose, 291
Tungíase, 295
Larva migrans, 297
Pediculose, 299
Miíase, 302

2. ERUPÇÕES POR DROGAS, 305

Eritema pigmentar fixo, 305
Eritema polimorfo
(multiforme), 307
Síndrome de Stevens-Johnson,
310
Necrólise epidérmica tóxica, 313
Reação de hipersensibilidade a
droga, 317

3. AFECÇÕES POR AGENTES FÍSICOS, 320

Calosidades e calo, 320
Eritema *ab igne*, 322
Eritema pérnio, 324
Radiodermites, 326
Fotossensibilidade, 328
Erupção polimorfa à luz, 331

4. TUMORES CUTÂNEOS, 334

4.1. Benignos, 334

Epidérmicos, 334
Nevo verrucoso, 334
Nevo comedônico, 336
Queratose seborreica, 338
Dermatose papulosa nigra, 340

Folículo piloso, 342
Tricoepitelioma, 342
Mílio, 344

Glândulas sebáceas, 346
Nevo sebáceo, 346
Hiperplasia sebácea (senil), 348

Cistos cutâneos, 350
Cisto ceratiginoso, 350
Cisto dermoide, 352
Cisto branqueal, 354
Cistos eruptivos de pelos
velus, 356

Glândulas sudoríparas, 358
Siringoma, 358
Hidrocistoma écrino, 360

Tumores melanocíticos, 362
Nevo pigmentar, 362
Melanocitose dérmica, 364

Efélides, 367

Lentigo, 369

Melanose de Becker, 372

Nevus spilus, 374

Melanose vulvar e peniana, 376

Tecido conjuntivo, 378

Dermatofibroma, 378

Queloides e cicatrizes hipertróficas, 380

Fibroma mole, 382

Coxim falangeano, 384

Pápula fibrosa do nariz, 386

Pápulas penianas peroladas, 388

Cisto mixoide, 390

Tumores vasculares, 392

Granuloma piogênico, 392

Tumor glômico, 394

Hemangioma da infância, 396

Hemangioma rubi, 399

Hemangioma estelar, 401

Tecido muscular, 402

Leiomioma, 402

Tecido gorduroso, 404

Lipoma, 404

4.2. PRÉ-MALIGNOS E MALIGNOS, 406

Queratose actínica, 406

Doença de Bowen, 409

Queratoacantoma, 412

Carcinoma basocelular, 414

Carcinoma espinocelular, 418

Melanoma cutâneo, 421

Doença de Paget, 427

Dermatofibrossarcoma protuberante, 430

Sarcoma de Kaposi, 432

Micose fungoide, 435

Carcinoma de Merkel, 438

Angiossarcoma, 440

5. DERMATOSES PSICOGÊNICAS, 443

Dermatite factícia, 443

Escoriações neuróticas, 445

Delírio de parasitose, 447

CAPÍTULO 1

DERMATOSES INFECCIOSAS

1.1. BACTERIANAS

PIODERMITES

IMPETIGO

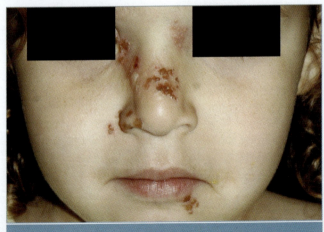

Lesões vesicobolhosas, pustulosas e crostosas periorificiais.

Comentários gerais

Definição
- É a infecção bacteriana mais frequente em crianças. Apresenta duas formas clínicas: impetigo bolhoso e o não bolhoso.

Etiologia
- *Staphylococcus aureus*, *Streptococcus* beta-hemolítico do grupo A ou infecção mista.

Chave diagnóstica

Manifestações clínicas
- É comum em crianças em idade pré-escolar e escolar. A má higiene é um fator predisponente.
- Pode ocorrer em ferimentos cutâneos e afecções anteriores, como escabiose e eczemas (impetiginização).
- Pode apresentar febre e linfadenopatia regional.

Exame físico
- O impetigo não bolhoso apresenta lesões vesiculosas e/ou pustulosas e placas eritematosas recobertas por crostas melicéricas, principalmente na face e nas extremidades. O impetigo bolhoso apresenta lesões vesicobolhosas e erosões circundadas por crostas. Pode apresentar lesões-satélite.

Exames diagnósticos
- Diagnóstico é clínico.
- Exame bacterioscópico e cultura para identificação do agente etiológico.

Diagnóstico diferencial
- Varicela.
- Herpes simples.

- Escabiose.
- Prurigo estrófulo.

 Tratamento

Primeira linha

- Limpeza com água morna e sabão para remoção das crostas.
- Aplicação de antibióticos tópicos, como mupirocina, retapamulina e ácido fusídico, duas a três vezes ao dia.

Segunda linha

- Antibióticos sistêmicos são indicados nos casos mais extensos:
  - Amoxacilina associada ao ácido clavulânico.
  - Dicloxacilina.
  - Cloxacilina
  - Cefalexina.
  - Clindamicina.

 Pérola clínica

- Deve-se considerar o risco de glomerulonefrite pós-estreptocócica, complicação que ocorre três semanas após o início do quadro cutâneo.

 ECTIMA (IMPETIGO ULCERATIVO)

 Comentários gerais

Definição

- Infecção bacteriana que acomete mais crianças, frequentemente como evolução de lesões de impetigo mal tratadas.

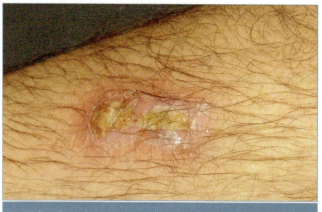
Lesão ulcerada recoberta por crostas e bordas eritematosas.

Etiologia

- *Streptococcus pyogenes* e *Staphylococcus aureus*.

 Chave diagnóstica

Manifestações clínicas

- Apresenta curso lento e doloroso. A localização preferencial é nas pernas.

Exame físico

- A lesão é ulcerada, podendo ser recoberta por crostas, secas, duras e aderentes. As bordas são eritematosas, podendo ser infiltradas.

Exames diagnósticos

- Diagnóstico é clínico.
- Exame bacterioscópico e cultura para identificação do agente etiológico.

Diagnóstico diferencial

- Leishmaniose cutânea.
- Pioderma gangrenoso.

Tratamento

Primeira linha

- Limpeza com remoção das crostas e uso de antibióticos tópicos: mupirocina, retapamulina e ácido fusídico, duas a três vezes ao dia.

Segunda linha

- Antibióticos sistêmicos: amoxacilina associada a ácido clavulânico, cefalexina, dicloxicilina, cloxacilina e clindamicina.

Pérolas clínicas

- A infecção determina cicatrizes e complicações, como celulite.
- Podem ocorrer linfangite e glomerulonefrite.

SÍNDROME DA PELE ESCALDADA ESTAFILOCÓCICA (SSSS)

Comentários gerais

Definição

- Dermatite esfoliativa mediada por exotoxinas liberadas pelo *Staphylococcus aureus* que acomete recém-nascidos, lactentes, crianças e raramente adultos.

Etiologia

- Exotoxina do *Staphylococcus aureus* fago grupo II.

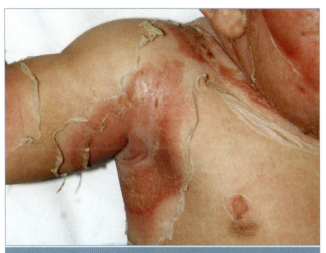

Grandes áreas erosivas de base eritematosa e brilhante ("pele escaldada") e retalhos epidérmicos.

 Chave diagnóstica

Manifestações clínicas

- Faringite, otite média e conjuntivite e outras infecções estafilocócicas acompanhadas de febre e mal-estar geral precedem a doença.

Exame físico

- Placas eritematosas dolorosas difusas encimadas por bolhas flácidas, grandes áreas erosivas de base eritematosa e brilhante ("pele escaldada") e retalhos epidérmicos. As mucosas são poupadas e o sinal de Nikolsky é positivo.

Exames diagnósticos

- Diagnóstico clínico.
- Anatomopatológico: clivagem intraepidérmica no estrato granuloso.
- Exame bacteriológico: cultura positiva para *S. aureus* e isolamento de exotoxinas esfoliativas.

Diagnóstico diferencial

- Necrólise epidérmica tóxica.
- Síndrome de Stevens-Johnson.

Tratamento

Primeira linha

- Penicilinas resistentes à penicilinase: oxacilina via intravenosa (50 a 100 mg/kg/dia, em recém-nascidos, e 100 a 200 mg/kg/dia, em adultos). A terapêutica venosa pode ser substituída pela oral após melhora do quadro.

Segunda linha

- Suporte hidroeletrolítico e medidas gerais: antibióticos tópicos nos focos infecciosos e lubrificação cutânea com emolientes para diminuir prurido e dor. Corticosteroides são contraindicados.

Pérola clínica

- O impetigo bolhoso é a forma localizada da doença. Apesar do quadro clínico exuberante, o processo evolui para a cura sem deixar cicatrizes em cinco a sete dias. A mortalidade baixa deve-se a septicemia e distúrbios hidroeletrolíticos.

FOLICULITES

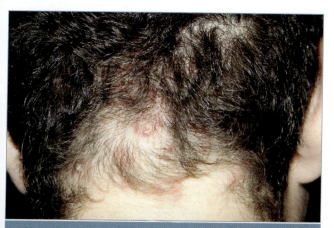
Pústula folicular de base eritematosa no couro cabeludo (osteofoliculite).

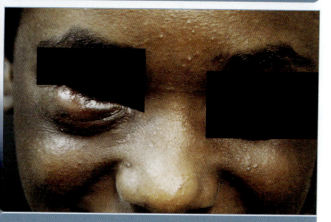
Edema e eritema palpebral do hordéolo.

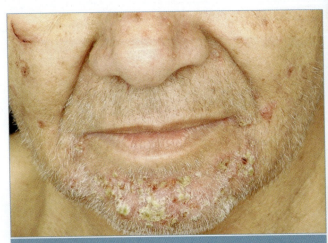

Pústulas foliculares profundas com intensa reação inflamatória da sicose da barba.

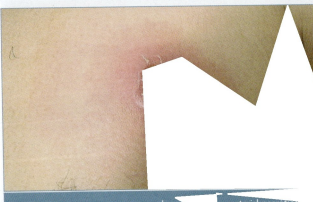

Nódulos eritematosos com pus amarelo-esverdeado e material necrótico do furúnculo.

Comentários gerais

Definição

- Infecções bacterianas que se iniciam no folículo piloso. Podem ser superficiais (osteofoliculite, sicose e hordéolo) e profundas (furúnculo e antraz). Antraz é um conglomerado de furúnculos coalescentes, e furunculose é a sucessão de múltiplos furúnculos.

Etiologia

- *Staphylococcus aureus* (mais frequente) e bactérias Gram-negativas (*Enterobacter, Klebsiella, Escherichia, Serratia* e *Proteus*).

Chave diagnóstica

Manifestações clínicas

- As foliculites superficiais apresentam pápulas eritematosas e pústulas associadas a prurido e leve desconforto. As foliculites profundas apresentam nódulos com intensa reação inflamatória e dor local.

Exame físico

- A osteofoliculite (impetigo de Bockhart) apresenta numerosas pústulas foliculares de base eritematosa e crostas no couro cabeludo, coxas, axilas e região inguinal. Na sicose da barba, formam-se placas vegetantes e infiltradas. Hordéolo, ou terçol, localiza-se nas pálpebras acompanhado de intenso edema. O furúnculo apresenta nódulos eritematosos quentes com pus amarelo-esverdeado, material necrótico (carnegão) e abscesso local nas áreas de maior atrito e sudorese (pescoço, axilas e nádegas).

Exames diagnósticos

- O diagnóstico é clínico.
- Exame bacteriológico com antibiograma para escolha do antibiótico específico.

Diagnóstico diferencial

- Miliária.
- Foliculite pitirospórica.
- Foliculite eosinofílica.

Tratamento

Primeira linha

- Nas foliculites superficiais, empregam-se sabonetes antissépticos e antibióticos locais, como mupirocina, retapamulina e ácido fusídico. Os furúnculos podem ser tratados com calor local, antibióticos tópicos e, eventualmente, incisão e drenagem. Evita-se a expressão da lesão.

Segunda linha

- Nas foliculites superficiais disseminadas, empregam-se antibióticos sistêmicos: cefalosporinas, dicloxacilinas, sulfametoxazol/trimetoprima, minociclina e clindamicina.
- Nas foliculites profundas, utiliza-se cloxacilina 500 mg, a cada 6 horas, associada à rifampicina 600 mg/dia, durante 10 dias, e nos casos resistentes, rifampicina 600 mg/dia e clindamicina 150 mg/dia, por três meses.

Pérola clínica

- As foliculites de repetição podem estar associadas à contaminação bacteriana nas narinas, no períneo, nas dobras cutâneas e à presença de comorbidades que induzam à imunossupressão. É indicado o uso de antibióticos tópicos nas regiões flexurais, interior das narinas e subungueais.

Capítulo 1: Dermatoses infecciosas – Bacterianas – Piodermites – Erisipela e celulite   197

ERISIPELA E CELULITE

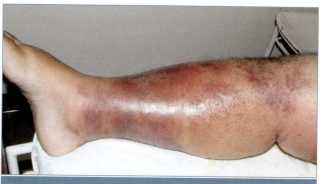

Área eritematoedematosa bem delimitada no membro inferior.

Comentários gerais

Definição

- A erisipela é uma infecção aguda e disseminada da derme, enquanto a celulite é a extensão desse processo inflamatório até o tecido subcutâneo, acometendo caracteristicamente o local de entrada do agente infeccioso.

Etiologia

- Estreptococo beta-hemolítico do grupo A e eventualmente *Staphylococcus aureus*.

Chave diagnóstica

Manifestações clínicas

- Início agudo acompanhado de febre, calafrios, mal-estar e náuseas. As regiões mais acometidas são os membros inferiores e a face.

Exame físico
- Área eritematoedematosa com aumento de temperatura e dor local.
- Na erisipela, as lesões são mais bem delimitadas e podem apresentar bolhas.
- Linfadenopatia regional e linfangite são frequentes.

Exames diagnósticos
- Diagnóstico é clínico.
- Hemograma: leucocitose com desvio para a esquerda.
- Cultura para identificação do agente infeccioso: casos resistentes.

Diagnóstico diferencial
- Trombose venosa profunda.
- Tromboflebite.
- Fasciite necrotizante.
- Picada de inseto.

Tratamento
Primeira linha
- Repouso.
- Cuidados locais com emprego de antibióticos tópicos (mupirocina e ácido fusídico).
- Antibioticoterapia sistêmica: penicilina G 5-10 milhões U, IM, duas vezes ao dia, despacilina 400.000 U, IM, duas vezes ao dia, e cefalexina 500 mg, VO, 4 vezes ao dia, durante 10 a 14 dias.

Segunda linha
- Na associação estreptoestafilocócica, emprega-se oxacilina 500 mg, via oral, cada 4 a 6 horas.
- Nos quadros mais graves, podem ser indicadas vancomicina ou linezolida.

Capítulo 1: Dermatoses infecciosas – Bacterianas – Piodermites – Comissurite labial   199

Terceira linha

- Identificar e tratar condições locais (ulcerações, fissuras e dermatomicoses) e sistêmicas (diabetes e imunodeficiências) que facilitam o desenvolvimento da infecção.

Pérolas clínicas

- Na maioria das vezes, não há separação nítida entre celulite e erisipela, existindo alternância entre as duas formas de infecção.
- A recidiva é a complicação frequente atingindo 25% dos casos.

COMISSURITE LABIAL OU QUEILITE ANGULAR

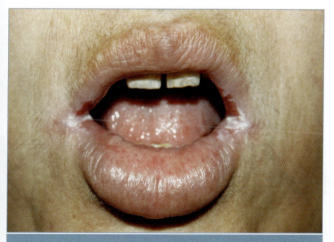

Eritema, edema, descamação, erosão e fissuras no ângulo da boca.

Comentários gerais

Definição
- É o intertrigo dos cantos dos lábios decorrente do acúmulo de saliva provocado pela diminuição da dimensão vertical oclusiva da boca.

Etiologia
- Estafilococos e estreptococos, candidose, dermatite de contato.

Chave diagnóstica

Manifestações clínicas
- Inflamação resistente e recidivante das comissuras labiais mais frequentes em idosos. Em crianças é mais frequentemente unilateral.

Exame físico
- Eritema, edema, descamação, erosão, fissuras e formação de crostas no ângulo da boca.

Exames diagnósticos
- O diagnóstico é clínico. Exame físico detalhado para identificar alterações de oclusão e fatores predisponentes (dermatoses da face, anemia, diabetes e imunossupressão).
- Exame bacteriológico: identificação do microrganismo e escolha do tratamento.

Diagnóstico diferencial
- Herpes simples.

Tratamento

Primeira linha
- Higiene local com sabonetes antissépticos e pomadas de antibióticos.

Capítulo 1: Dermatoses infecciosas – Bacterianas – Piodermites – Eritrasma 201

Segunda linha

- Tratar as doenças de base e o restabelecimento da dimensão vertical oclusiva.

Pérola clínica

- É condição frequente em doentes HIV+. A formação de uma membrana branca local é indicativa de associação com *Candida*.

ERITRASMA

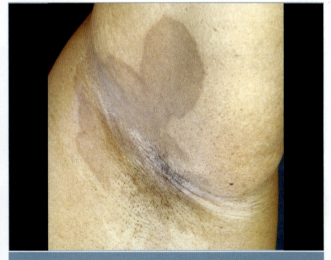

Máculas acastanhadas, bem delimitadas e descamação fina.

Comentários gerais

Definição
- Infecção cutânea superficial e crônica mais frequente em países de clima tropical. Tem como fatores predisponentes falta de higiene, obesidade, imunossupressão e diabetes melito.

Etiologia
- *Corynebacterium minutissimum*.

Chave diagnóstica

Manifestações clínicas
- As lesões são assintomáticas em locais intertriginosos e úmidos, como axilas, interglúteos, regiões inframamárias, inguinocrurais e interdigitais dos dedos dos pés. Tronco e membros podem ser afetados.

Exame físico
- Máculas acastanhadas ou marrons bem delimitadas e com descamação fina que nas fases iniciais apresentam coloração avermelhada.

Exames diagnósticos
- Lâmpada de Wood: fluorescência brilhante vermelho-coral.
- Exame bacteriológico direto: coloração pelo Gram.

Diagnóstico diferencial

- Dermatite seborreica.
- Dermatofitose.
- Candidíase.
- Pitiríase versicolor.

Capítulo 1: Dermatoses infecciosas – Bacterianas – Piodermites – Tricomicose axilar

Tratamento

Primeira linha
- Queratolíticos (ácido salicílico 2 a 4%), soluções de clindamicina a 2%, eritromicina a 2% e imidazólicos são indicados nas formas localizadas.

Segunda linha
- Eritromicina 250 mg, via oral, a cada 6 horas, durante 10 a 14 dias é indicada nas formas extensas.

Pérola clínica
- Eritrasma interdigital é a infecção bacteriana mais comum dos pés, manifestando-se com maceração crônica, descamação e fissuras.

TRICOMICOSE AXILAR

Comentários gerais

Definição
- Infecção frequente dos pelos axilares e raramente dos pelos pubianos formando nódulos na sua superfície. Má higiene e hiper-hidrose são fatores predisponentes.

Etiologia
- *Corynebacterium tenuis*.

Chave diagnóstica

Manifestações clínicas
- A infecção é assintomática.

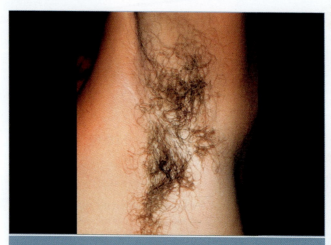

Concreções sólidas e aderentes dos pelos de coloração amarelada.

Exame físico
- Concreções sólidas e aderentes dos pelos, que podem ser amareladas (flava), mais frequentes, vermelhas (rubra) e pretas (nigra).

Exames diagnósticos
- O diagnóstico é clínico.
- Exame bacteriológico direto: KOH (nódulos amorfos) e coloração pelo Gram (positiva).

Diagnóstico diferencial

- Ftiríase.
- Piedra branca.

Tratamento

Primeira linha
- Remoção dos pelos e aplicação de álcool iodado e sabonete antisséptico.

Segunda linha
- Imidazólicos, soluções alcoólicas de ácido salicílico 3 a 5% e cloreto de alumínio 3 a 5%.

Pérola clínica

- A tricomicose não afeta a pele e, diferentemente da ftiríase, não provoca prurido.

QUERATÓLISE PLANTAR SULCADA

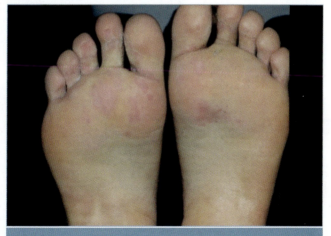

Erosões superficiais circulares e crateriformes da região plantar.

Comentários gerais

Definição
- Infecção não inflamatória superficial da camada córnea comum em atletas e trabalhadores que usam botas de borrachas por longos períodos.

Etiologia
- *Actinomyces, Streptomyces, Nocardia, Dermatophilus* e *Corynebacterium*.

Chave diagnóstica

Manifestações clínicas
- Doença crônica e assintomática.

Exame físico
- Erosões superficiais circulares e crateriformes da região plantar, que coalescem formando grandes áreas erosivas da camada córnea de coloração amarelada ou esverdeada.
- Hiper-hidrose e odor desagradável são comuns.

Exames diagnósticos
- O diagnóstico é clínico.
- Exame bacteriológico direto: coloração pelo Gram.

Diagnóstico diferencial
- Verruga plantar.
- *Tinea pedis*.

Tratamento

Primeira linha
- Remoção da umidade: soluções alcoólicas de glutaraldeído e cloreto de alumínio.

Segunda linha
- Antibióticos tópicos (eritromicina a 2% e clindamicina a 2%) e imidazólicos.

Terceira linha
- Toxina botulínica: hiper-hidrose de difícil controle.

Pérola clínica
- Pode haver dor e ardor nas áreas de pressão, porém, a presença de eritema e/ou processo inflamatório sugere infecção secundária por outras bactérias.

HANSENÍASE E TUBERCULOSE

HANSENÍASE

Comentários gerais

Definição
- É uma doença infectocontagiosa crônica granulomatosa que afeta a pele e os nervos periféricos, podendo causar incapacidades. É endêmica, apresentando maior incidência nos países em desenvolvimento. O Brasil ocupa o segundo lugar em número de doentes; apresenta maior incidência nas regiões Centro-Oeste e Norte.

Etiologia
- *Mycobacterium leprae*, bacilo álcool-ácido resistente (BAAR), Gram-positivo e parasita intracelular obrigatório.

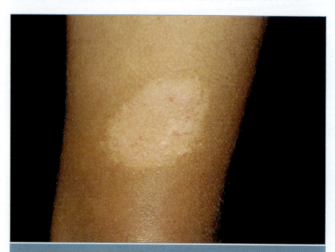
MHI: mácula hipopigmentada e única, com alteração da sensibilidade.

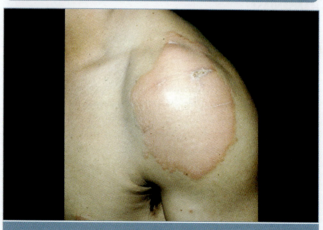
MHT: lesão bem delimitada, anular e eritematosa, com bordas infiltradas.

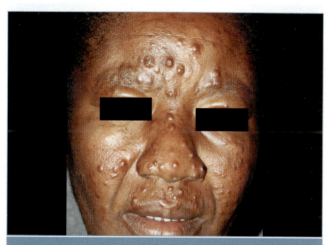

MHV: infiltração da pele, pápulas e nódulos difusos.

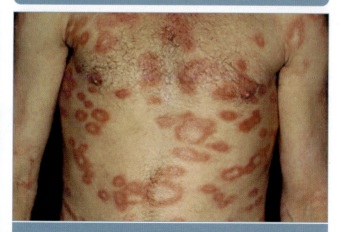

MHD: lesões foveolares e múltiplas, lembrando queijo suíço.

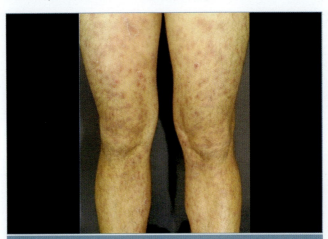

Reação hansênica do tipo II: nódulos subcutâneos eritematosos e dolorosos.

Chave diagnóstica

Manifestações clínicas

- A transmissão é interpessoal principalmente pelas vias aéreas superiores.
- É doença de alta infectividade e baixa patogenicidade.
- O período de incubação é longo, variando desde cinco até 20 anos.
- Após a infecção, se o doente apresentar imunidade celular específica ao *M. leprae,* poderá desenvolver a hanseníase tuberculoide (MHT). Se apresentar imunidade deficitária, progredirá para hanseníase virchowiana (MHV). No caso de imunidade parcial, poderá evoluir para hanseníase dimorfa (MHD).

Exame físico

- *Hanseníase indeterminada (MHI)*: mácula eritematosa ou hipopigmentada, única ou múltipla com alteração da sensibilidade.

Capítulo 1: Dermatoses infecciosas – Bacterianas – Hanseníase e tuberculose – Hanseníase

- *Hanseníase tuberculoide (MHT):* pequeno número de lesões assimétricas e bem delimitadas, anulares, eritematosas com bordas infiltradas ou hipocrômicas com alteração de sensibilidade.
- *Hanseníase virchowiana (MHV):* numerosas máculas eritematopigmentadas, pápulas, nódulos e infiltração, difusas e simétricas. Na face de infiltração difusa, com nódulos, e madarose lembra "fácies leonina".
- Podem cursar com: iridociclite, ceratite e conjuntivite, rinite, perfuração e desabamento do septo nasal, afonia, dispneia e asfixia, absorções ósseas, anemia, hepato e esplenomegalia.
- *Hanseníase dimorfa (MHD):* as lesões características são foveolares ou em queijo suíço.
- Podem ocorrer surtos agudos reacionais:
  - *Reação tipo I:* reflete aumento da imunidade celular. As lesões tornam-se eritematoedematosas, ocorre o aparecimento de novas lesõcs, e comprometimento neural (neurites). É mais comum nas formas MHT e MHD.
  - *Reação tipo II ou eritema nodoso hansênico:* hipersensibilidade humoral, mediada por imunocomplexos (anticorpo, antígeno e complemento). Ocorre nas formas MHD e MHV. Placas ou nódulos eritematosos, que podem se ulcerar acompanhadas de febre, astenia, artralgias, neurites, irites, glomerulonefrite e icterícia.

Exames diagnósticos

- Clínico: palpação dos nervos periféricos: ulnar, radial, tibial e fibular.
- Provas de sensibilidade térmica, dolorosa e tátil: térmica – tubos de ensaio quente e frio ou algodão embebido com éter sulfúrico e algodão seco. Dolorosa – agulha. Sensibilidade tátil – algodão seco.
- Prova da histamina: identifica a lesão de ramúsculo nervoso periférico, pela ausência do eritema secundário da tríplice reação de Lewis.
- Prova da pilocarpina: injeção intradérmica em áreas normais provoca surgimento de gotículas de suor enquanto nas áreas lesadas nota-se ausência do suor.

- Estesiômetro: conjunto de monofilamentos de medição e avaliação do nível de sensibilidade da pele.
- Baciloscopia: pesquisa de BAAR em esfregaços de linfa coletada na área suspeita. Positiva nas formas MHV e MHD.
- Intradermorreação de Mitsuda: avalia a imunidade celular específica ao *M. leprae*, através de injeção intradérmica de solução de bacilos mortos pelo calor. É uma intradermorreação tardia, com leitura feita após 28 a 30 dias. Positiva nas formas MHT e MHD próxima ao polo tuberculoide.
- Anatomopatológico.
- Sorologia: anticorpo glicolipídeo fenólico 1 (PGL-1).

Diagnóstico diferencial

- Pitiríase alba.
- Pitiríase versicolor.
- Granuloma anular.
- Dermatofitose.
- Lesões sarcoídicas.
- Micose fungoide.
- Neoplasias com metástases cutâneas.

Tratamento

Primeira linha

- DMS (dose mensal supervisionada) – rifampicina 300 mg/clofazimina 300 mg/dapsona 100 mg.
- DDA (dose diária autoadministrada) – clofazimina 50 mg/dapsona 100 mg.
- Paucibacilares (PB) 6 meses. Multibacilares (MB) 12 meses.

Substituição da rifampicina por reações adversas

- DMS – ofloxacino 400 mg e minociclina 100 mg/clofazimina 300 mg para PB e MB 6 meses. Ofloxacino 400 mg ou minociclina 100 mg/clofazimina 300 mg para MB nos 18 meses a seguir.

- DDA – ofloxacino 400 mg e minociclina 100 mg/clofazimina 50 mg por 6 meses para PB e MB. Ofloxacino 400 mg ou minociclina 100 mg/clofazimina 50 mg para MB nos 18 meses a seguir.

Substituição da clofazimina por reações adversas.

- DMS – ofloxacino 400 mg ou minociclina 100 mg/dapsona 100 mg/rifampicina 600 mg para PB por 6 meses. Ofloxacino 400 mg/dapsona 100 mg/rifampicina 600 mg para MB por 12 meses.
- DDA – ofloxacino 400 mg ou minociclina 100 mg/dapsona 100 mg por 6 meses para PB e por 12 meses para MB.

Substituição da dapsona por reações adversas.

- DMS – ofloxacino 400 mg ou minociclina 100 mg/clofazimina 300 mg/rifampicina 600 mg para PB por 6 meses e MB por 12 meses.
- DDA – ofloxacino 400 mg ou minociclina 100 mg/clofazimina 50 mg por 6 meses para PB e por 12 meses para MB.

Segunda linha

- Tratamento dos surtos reacionais:
- Reação tipo I: manter a medicação específica; prednisona 0,5 a 1 mg/kg/dia, principalmente com neurites.
- Reação tipo II: reações leves, analgésicos e anti-inflamatórios não hormonais.
- Reações moderadas a intensas: indica-se talidomida (teratogênica) na dose de 1 a 3 mg/kg/dia (100 a 400 mg/dia).
- Na impossibilidade do uso de uma das medicações, pode-se utilizar ofloxacino 400 mg em doses diárias ou minociclina 100 mg em doses diárias em substituição à medicação não tolerada.

Pérola clínica

- A hanseníase não apresenta comportamento diferente (surtos reacionais e resposta terapêutica) nos doentes imunocomprometidos (portadores do vírus HIV e transplantados).

TUBERCULOSE CUTÂNEA

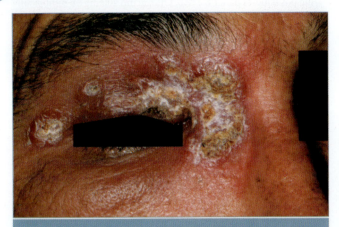

Tuberculose verrucosa.

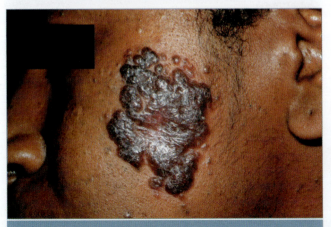

Lúpus vulgar.

Cap. 1: Dermatoses infecciosas – Bacterianas – Hanseníase e tuberculose – Tuberc. cutânea 215

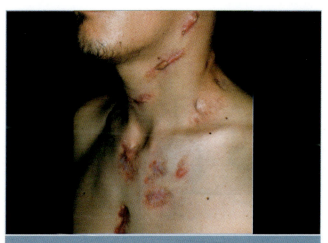

Escrofuloderma.

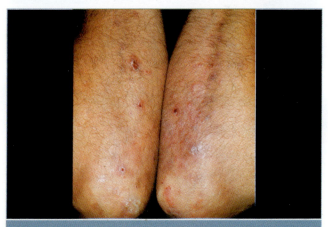

Tubercúlide papulonecrótica.

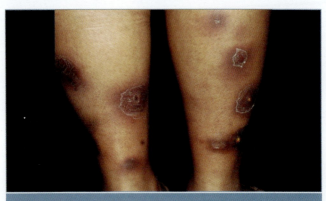

Eritema indurado de Bazin.

Comentários gerais

Definição

- Tuberculose (TB) é uma doença infecciosa crônica causada pelo *Mycobacterium tuberculosis* que compromete principalmente os pulmões e a pleura, podendo apresentar múltiplas manifestações extrapulmonares, entre elas a pele.

Etiologia

- *Mycobacterium tuberculosis*.

Chave diagnóstica

Manifestações clínicas

- Pouco frequente (1% dos casos de TB), 28% associados à TB visceral.
- Infecção exógena (inoculação direta do microrganismo na pele): cancro tuberculoso, tuberculose verrucosa cútis, tuberculose cutânea decorrente da vacinação por BCG e alguns lúpus vulgares.

Cap. 1: Dermatoses infecciosas – Bacterianas – Hanseníase e tuberculose – Tuberc. cutânea **217**

- Infecção endógena (indivíduos previamente infectados, com disseminação do microrganismo até a pele por contiguidade, via hematogênica ou linfática): lúpus vulgar, escrofuloderma, tuberculose miliar, periorificial e abscessos tuberculosos.

Exame físico

- *Cancro tuberculoso*: profissionais de saúde, feridas cirúrgicas, tatuagens, *piercing,* e através de respiração artificial boca a boca. Pápula ou úlcera rasa, de base granular, com tendência a sangramento, com bordas endurecidas, irregulares e indolor. Pode acompanhar adenomegalia cervical (complexo primário). PPD + ou –.
- *Tuberculose verrucosa cútis*: reinoculação de micobactérias em um indivíduo previamente exposto. Portanto, o PPD é geralmente positivo. Pápula ou nódulo hiperqueratósico, verrucoso e endurecido; progride lentamente para a forma centrífuga, com cura central e se localiza geralmente nas extremidades (principalmente mãos e antebraços). Geralmente não há envolvimento ganglionar.
- *Lúpus vulgar:* disseminação hematogênica, linfática ou por contiguidade. Placa eritematoacastanhada, de crescimento lento e bordas verrucosas. A placa é formada por micropápulas coalescentes e apresenta consistência suave. Ao crescer em direção à periferia, deixa o centro atrófico. Existem também formas ulceradas, vegetantes e hipertróficas. Localizam-se preferencialmente na face e nos membros superiores. A positividade da cultura é baixa e o PPD é positivo.
- *Escrofuloderma:* contiguidade da infecção a partir de uma estrutura subjacente, como linfonodo ou osso. Nódulo firme, aderido, eritematoso, violáceo ou acastanhado, que evolui para abscesso que logo fistuliza, drenando material seroso, purulento ou caseoso, únicas ou múltiplas, tendendo a confluir e se intercomunicar através de trajetos fistulosos. Formam-se "cicatrizes em ponte". Mais frequente no colo, nas axilas, na parede torácica e na região inguinal.
- *Tuberculose miliar:* TB disseminada, crianças e adultos jovens; lesões mais comuns correspondem a máculas ou pápulas erite-

matosas, pequenas, que se rompem e dão lugar a crostas, que ao serem retiradas revelam umbilicação. Mais frequente no tronco, podendo acometer todo o corpo. Pode ser acompanhada de febre, meningite e hepatoesplenomegalia.

- *Tuberculose periorificial:* pouco frequente, associa-se à TB avançada intestinal, pulmonar ou genitourinária. Relacionadas à autoinoculação por contiguidade a partir de focos endógenos. As lesões se localizam na mucosa oral, língua, nariz, região perianal, ao redor da vulva ou do pênis, e correspondem geralmente a úlceras dolorosas sobre base fibrinosa, podendo, no entanto, se apresentar como placa ou tecido hipertrófico. O PPD geralmente é negativo. Prognóstico ruim.

- *Abscessos frios (gomas):* disseminação metastática por via hematogênica. Abscessos geralmente nas extremidades ou no tronco, sem comprometimento dos tecidos profundos. Podem se romper, sendo clinicamente indistinguíveis do escrofuloderma.

- *Tubercúlides:* reação imune à persistência de micobactérias no organismo (?), forma paucibacilar da TB cutânea (presença de bacilos de Koch mediante técnicas como a PCR).
  - Tubercúlides papulonecróticas: múltiplas pápulas eritematosas que podem se tornar crostosas ou ulceradas, situadas geralmente nas superfícies extensoras das extremidades. Podem deixar cicatrizes atróficas e pigmentadas. Têm evolução crônica, com surtos. Aparecem frequentemente em indivíduos com doença ativa extracutânea.
  - Eritema indurado de Bazin: nódulos violáceos indolores, com tendência à ulceração central, localizados na região posterior das pernas, geralmente em mulheres. Associado a doença pulmonar ativa.

Exames diagnósticos

- Clínico.
- Anatomopatológico com imunoistoquímica.
- Baciloscopia.

Cap. 1: Dermatoses infecciosas – Bacterianas – Hanseníase e tuberculose – Tuberc. cutânea   219

- Cultura para micobactérias.
- Intradermorreação de PPD.
- PCR.

Diagnóstico diferencial

- Leishmaniose.
- Micobacteriose atípica.
- Esporotricose.
- Sifílides necrótica.
- Cromomicose.
- Paniculites.
- Hidradenite.

Tratamento

Primeira linha

- Esquema I ou básico (esquema tríplice) para tratamento de casos novos de tuberculose pulmonar ou extrapulmonar, ou de tratamento anterior a 5 anos: rifampicina, 600 mg, 6 meses; isoniazida, 400 mg, 6 meses; pirazinamida, 2.000 mg, 2 primeiros meses.

Segunda linha

- Esquema IR (reforçado), indicado para casos de recidiva pós-cura ou pós-abandono do esquema: acréscimo ao esquema I do etambutol 1.200 mg/dia, durante 6 meses.
- Esquema II: indicado nos caso de meningoencefalite: uso mais prolongado do esquema tríplice (7 meses).

Terceira linha

- Esquema III: para as falências do esquema I ou IR: etambutol 1.200 mg/dia, 9 meses; etionamida 750 mg/dia, 9 meses; estreptomicina 1.000 mg/dia, 3 primeiros meses; pirazinamida 2.000 mg/dia, 3 primeiros meses.

Pérola clínica

- Na TB miliar, atualmente, tem-se observado aumento dos casos em adultos, principalmente em HIV positivos.

INFECÇÕES SEXUALMENTE TRANSMISSÍVEIS

SÍFILIS

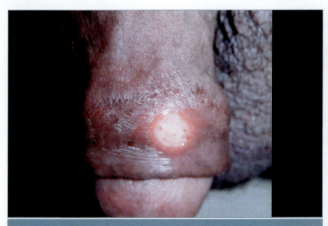

Sífilis primária: cancro com bordas enduradas e fundo limpo.

Comentários gerais

Definição

- A sífilis é uma doença infecciosa crônica, de contato sexual e eventualmente transplacentária, que pode provocar lesões cutâneas, mucosas, cardiovasculares e nervosas.

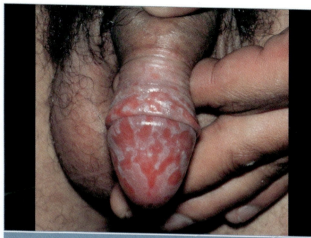

Sífilis secundária: lesões figuradas no pênis.

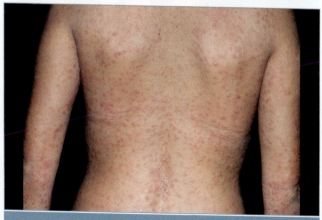

Sífilis secundária: lesões papuloeritematosas.

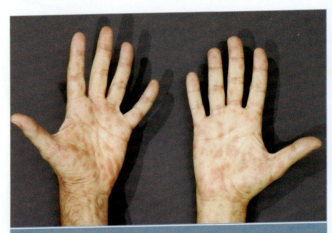
Sífilis secundária: lesões papulosas com descamação na região palmar.

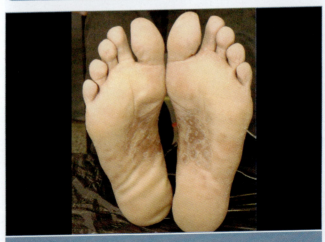
Sífilis secundária: lesões papulosas com descamação na região plantar.

Etiologia
- *Treponema pallidum*.

 Chave diagnóstica

Manifestações clínicas
- Maior incidência no sexo masculino (10-20:1), 15 a 55 anos.
- A transmissão horizontal entre adolescentes e adultos é primariamente sexual; transmissão para o feto via placentária ou na presença de lesões genitais da mãe.
- Fatores de risco associados: baixo nível socioeconômico, uso de *crack*, prostituição e infecção pelo HIV.
- *Sífilis primária*: a lesão característica é o cancro indolor na genitália, no lábio ou no ânus. Aparecimento 3 semanas após o contágio e regressão espontânea.
- *Sífilis secundária*: lesões localizadas ou difusas, linfadenomegalia, sintomas gripais, 4 a 6 semanas após aparecimento de lesão primária. Resolução de 1 semana a 12 meses.
- *Sífilis latente precoce*: menos que 1 ano geralmente assintomática.
- *Sífilis latente tardia*: mais que 1 ano, gomas sifilíticas na pele, mucosas, sistema esquelético e vísceras.
- *Manifestações cardiovasculares:* aortite, aneurisma, regurgitação aórtica.
- *Neurossífilis*: assintomática ou *tabes dorsalis*, sífilis meningovascular, paralisia geral, irite, coroidorretinite e leucoplaquia.

Exame físico
- Lesão primária: lesão endurada, ulcerada, eritematosa e repleta de espiroquetas na genitália, na boca ou no ânus.
- Lesão secundária: *rash* generalizado, que pode consistir de lesões maculosas, papulosas, maculopapulosas com predominância palmoplantar, condiloma plano nas mucosas.

Exames diagnósticos

- Microscopia de campo escuro (fluido da lesão).
- Coloração pela prata (Fontana-Tribondeau) ou imunofluorescência direta com anticorpos antitreponêmicos.
- Testes sorológicos: testes não específicos (antilipídicos ou reagínicos) e testes específicos ou antitreponêmicos (FTA-Abs, TPHA, Elisa).
- PCR.

Diagnóstico diferencial

- Herpes simples genital.
- Cancro mole.
- Erupções medicamentosas.
- Pitiríase rósea.
- Sarampo.
- Rubéola.
- Condiloma acuminado.
- Linfomas.
- Hanseníase.

Tratamento

Primeira linha

- Sífilis recente (primária, secundária e latente com menos de 1 ano de evolução): penicilina benzatina 2.400.000 UI, intramuscular, dose única.
- Sífilis tardia, latente, cutânea e cardiovascular: penicilina benzatina 7.200.000 UI, intramuscular, administrada em 3 doses de 2.400.000 UI, por semana.
- Nos casos de alergia à penicilina: doxiciclina 100 mg, VO, 12/12 horas, por 15 dias; tetraciclina 500 mg, VO, 6/6 horas, por 15 dias; eritromicina 500 mg, VO, 6/6 horas, por 15 dias; ceftriaxona, 250 mg, IM/dia, por 10 dias.

- Na sífilis tardia, latente, cutânea e cardiovascular: doxiciclina 100 mg, VO, 12/12 horas, por 4 semanas; tetraciclina 500 mg, VO, 6/6 horas, por 4 semanas; eritromicina 500 mg, VO, 6/6 horas, por 4 semanas.
- Na neurossífilis assintomática e nas formas oligossintomáticas: penicilina procaína, 600.000 UI/dia, IM, durante 20 dias.
- Na neurossífilis parenquimatosa ou nas formas mais graves: penicilina cristalina, 24.000.000 UI/dia, IV, durante 20 dias. No impedimento do uso da penicilina, outros esquemas podem ser utilizados: doxiciclina 400 mg/dia, VO; cloranfenicol 4 g/dia, IV; ceftriaxona, 2 g/dia, IV ou IM.
- Todos esses tratamentos devem ser administrados por, no mínimo, 20 dias.

Pérola clínica

- Aproximadamente 40% dos doentes não tratados progridem para sífilis terciária após períodos de latência de 3 a 10 anos.

CANCRO MOLE (CANCROIDE)

Comentários gerais

Definição

- Doença infecciosa sexualmente transmissível, caracterizada clinicamente pela presença de úlceras na região genital, anal ou anogenital.

Etiologia

- *Haemophilus ducreyi* (bacilo Gram-negativo, intracelular, anaeróbio facultativo).

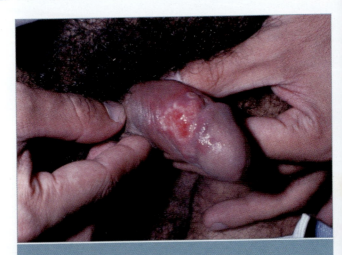

Úlceras múltiplas de tamanhos variados, fundo purulento e bordas irregulares.

Chave diagnóstica

Manifestações clínicas

- Maior incidência no sexo masculino (10-20:1), 15 a 30 anos.
- Alta infectividade, baixa patogenicidade e virulência.
- Incubação de 2 a 5 dias.

Exame físico

- Lesão inicial: pápula eritematosa ou vesicopustulosa, que evolui para úlcera dolorosa, rasa, de base amolecida e bordas irregulares, com halo eritematoso ao redor.
- Varia em número, forma e tamanho, em virtude de sua característica de autoinoculação.

- No homem, localiza-se principalmente junto ao freio, sulco balanoprepucial e face interna do prepúcio. Na mulher, no fórnix, pequenos e grandes lábios, vestíbulo e clitóris.
- Pode haver enfartamento ganglionar, com fistulização (uma única fístula).

Exames diagnósticos
- Cultura (meio de Nairobi, meio de Johannesburg e meio de ágar-chocolate enriquecido).
- Identificação: bacterioscopia, reações bioquímicas e PCR.

Diagnóstico diferencial

- Linfogranuloma venéreo.
- Donovanose.
- Protossifiloma.
- Herpes simples.
- Leishmaniose tegumentar americana.

Tratamento

Primeira linha
- Tianfenicol 500 mg, de 8/8 horas, por 5 dias.
- Tianfenicol granulado, 5 g, dose única.
- Azitromicina 1 g, VO, dose única.
- Ceftriaxona 250 mg, IM, dose única.
- Eritromicina 500 mg, de 6/6 horas, por 7 dias.
- Ciprofloxacino, 500 mg, dose única.

Pérola clínica

- De 5 a 30% dos casos podem estar associados ao *T. pallidum*, originando úlceras com características comuns a ambas as doenças, de bordas infiltradas e elevadas, fundo sujo, com intensidade de dor variável (cancro misto de Rollet).

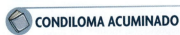

CONDILOMA ACUMINADO

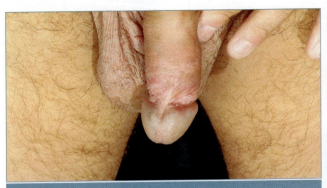

Lesões múltiplas papulosas e vegetantes no sulco balanoprepucial e glande.

Comentários gerais

Definição
- Doença sexualmente transmissível e manifestação extracutânea ou mucosa da infecção pelo papilomavírus humano (HPV).

Etiologia
- O agente causal é o HPV. Existem mais de 100 tipos de HPV. Somente 30 desses genótipos são conhecidos como HPV genitais e podem ser transmitidos sexualmente.
- Os HPV podem ser classificados em duas categorias:
  - De baixo risco (HPV 6 e 11), normalmente associados com o condiloma acuminado – esses raramente progridem para a malignidade.
  - De alto risco (HPV 16 e 18), associados ao desenvolvimento de lesões escamosas malignas.

Capítulo 1: Dermatoses infecciosas – Bacterianas – IST – Condiloma acuminado

 Chave diagnóstica

Manifestações clínicas

- Doença sexualmente transmissível mais comum em adolescentes e adultos.
- Distribuição universal, sem predileção por sexo ou raça. A prevalência é de 1% na população sexualmente ativa.
- Fatores de risco: número de relações sexuais, número de parceiros, imunocomprometidos.

Exame físico

- Lesões vegetantes de superfície irregular, rósea e de forma, tamanho e números variados.
- Localizam-se nas regiões mucosas e/ou semimucosas genitais e perianais.
- Quando essas lesões atingem grandes proporções acometendo, geralmente, indivíduos imunocomprometidos ou gestantes, são denominadas condiloma acuminado gigante de Buschke-Löwenstein.

Exames diagnósticos

- Clínico.
- Anatomopatológico.
- Imunoistoquímico.
- Hibridização (*Southern blot*, a hibridização *in situ*, a captura híbrida não radioativa).
- Reação de polimerase em cadeia (PCR).
- Testes sorológicos identificam anticorpos contra as proteínas da cápside viral.

 Diagnóstico diferencial

- Pápulas perladas do pênis.
- Eritroplasia de Queyrat.

- Carcinoma verrucoso.
- Papulose bowenoide.
- Sífilis.

Tratamento

Primeira linha

- Podofilina 25% em álcool.
- Podofilotoxina 0,15% creme.
- *Shaving* + eletrocoagulação.
- Criocirurgia.

Segunda linha

- Imiquimode 5%.
- 5-fluorouracil (5-fu).
- Cauterização química com ácido tricloroacético.

Terceira linha

- *Laser* CO_2.
- Interferon-alfa.
- Foram aprovadas duas vacinas profiláticas contra o HPV, uma quadrivalente para os HPV 6, 11, 16 e 18 e outra bivalente para os HPV 16 e 18.
- Vacina nonavalente (HPV 6, 11, 16, 18, 31, 33, 45, 52 e 58).

Pérola clínica

- É um dos fatores causais de câncer cervical nas mulheres. O vírus (HPV 16 e 18) é encontrado de 70 a 100% em associação com o tumor.

LINFOGRANULOMA VENÉREO (DOENÇA DE NICOLAS-FAVRE)

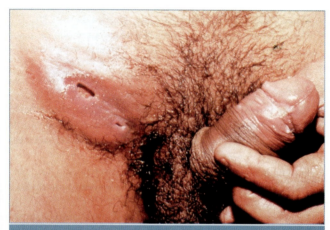

Lesões ulceradas no sulco balanoprepucial acompanhadas de linfadenite supurativa inguinal.

 Comentários gerais

Definição

- Doença infectocontagiosa, que se manifesta por quadro inguinal clássico, podendo ocorrer envolvimento anorretal.

Etiologia

- O agente etiológico é a *Chlamydia trachomatis* (sorotipos L1, L2 e L3), organismo linfadenotrópico.

Chave diagnóstica

Manifestações clínicas
- Transmitida por via sexual, de distribuição mundial, endêmica em alguns países tropicais (partes da Ásia, América do Sul e África).
- O pico de incidência se dá entre 20 e 40 anos, período de maior atividade sexual, sendo mais comum nos homens (6:1).
- Incubação de 3 a 30 dias.

Exame físico
- Estágio primário: fases iniciais/lesões precoces. A primeira lesão é pápula indolor, de 2 a 3 mm de diâmetro, no pênis, ou pústula anogenital, que evolui para úlcera pequena e cicatriza espontaneamente.
- Estágio secundário (síndrome inguinal): envolvimento dos linfonodos regionais. Linfangite aguda, com linfonodos aumentados e dolorosos, conhecidos como bubões.
- Estágio terciário (síndrome anogenital): formas tardias com sequelas da doença. Acometem o reto e a genitália, incluindo a elefantíase. Mais comuns em mulheres.

Exames diagnósticos
- Sorologia.
- Identificação da *C. trachomatis* no fluido do bulbão (punção aspirativa) ou material de ulceração.
- PCR, microscopia de fluorescência direta ou cultura.
- Anatomopatológico.

Diagnóstico diferencial

- Sífilis primária.
- Cancroide.
- Infecção pelo herpes simples.
- Infecção pelo citomegalovírus.

Capítulo 1: Dermatoses infecciosas – Bacterianas – IST – Donovanose (granuloma inguinal)

- Tuberculose.
- Proctite gonocócica.

Tratamento

Primeira linha
- Tetraciclina 250 mg, VO, 6/6 horas ou doxiciclina 100 mg, VO, 2x/dia, ambas por 21 dias.
- Gestantes ou aleitamento: eritromicina (estearato) 500 mg, VO, 6/6 horas por 21 dias.

Segunda linha: resistência
- Tianfenicol: dose inicial 5 g, seguido por 500 mg, 3x/dia, por mais 5 dias.

Pérola clínica

- Estiomene é a linfangite crônica e adenite pélvica na mulher que leva ao edema, fibrose e ulceração crônica.

DONOVANOSE (GRANULOMA INGUINAL)

Comentários gerais

Definição
- Doença bacteriana crônica que acomete a pele e as mucosas da região genital.

Etiologia
- *Calymmatobacterium granulomatis* (*Klebsiella granulomatis*) cocobacilo Gram-negativo, parasita intracitoplasmático, capsulado ou não, que nas lesões é encontrado dentro de macrófagos sob a forma de corpúsculos ovais (corpúsculos de Donovan).

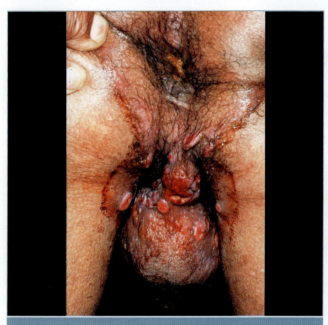

Lesão ulcerovegetante na região perineal.

Chave diagnóstica

Manifestações clínicas

- Transmissão controversa, relacionada a condições de pouca higiene, mais na raça negra, dos 20 aos 40 anos.
- Em média, período de incubação de 50 dias.

Exame físico

- A doença tem início com pápulas ou nódulos subcutâneos, que evoluem para úlceras indolores, sangrantes, de crescimento lento,

podendo atingir grandes tamanhos, acometendo principalmente as dobras.
- Pode haver complicações como evolução para estenose vaginal, uretral e anal.
- Raramente ocorre disseminação para outros órgãos e a doença pode cursar com febre, toxemia e anemia.

Exames diagnósticos
- Pesquisa de corpúsculos de Donovan no citodiagnóstico e/ou exame anatomopatológico.
- Microscopia eletrônica e técnicas de detecção gênica por PCR.

Diagnóstico diferencial

- Condiloma plano.
- Carcinoma espinocelular.
- Condiloma acuminado.
- Tuberculose cutânea.
- Pioderma gangrenoso.
- Leishmaniose.

Tratamento

Primeira linha
- Azitromicina: 1 g, VO, no primeiro dia e depois 500 mg/dia ou doxiciclina: 100 mg, VO, 2x/dia.
- Gestantes: eritromicina (estearato): 500 mg, VO, 4x/dia.

Segunda linha
- Eritromicina: 500 mg, VO, 4x/dia ou tetraciclina: 500 mg, VO, 4x/dia ou sulfametoxazol/trimetoprima: 400 mg/80 mg, 2 cp, VO, 2x/dia, por, pelo menos, 14 dias.
- Azitromicina: 1 g, VO, por semana ou ciprofloxacino: 750 mg, VO, 2x/dia.

Pérola clínica

- São descritas formas extragenitais (anal, perianal, nasal, labial, torácica, abdominal, de membros superiores e inferiores, faringe, laringe, palato, mucosa oral).

1.2. FÚNGICAS

MICOSES SUPERFICIAIS

DERMATOFITOSES

Comentários gerais

Definição

- São manifestações na pele e em seus anexos causadas por fungos dermatófitos, também conhecidos como tinhas.

Etiologia

- Os fungos causadores são o *Epidermophyton flocosum*, diversas espécies de *Trichophyton* e algumas espécies de *Microsporum*.
- Podem ser:
  - Geofílicos: *M. gypseum*.
  - Zoofílicos: *M. canis*, *T. mentagrophytes*, *T. verrucosum*.
  - Antropofílicos: *T. rubrum*, *T. tonsurans*, *T. violaceum*, *T. schoenleinii*, *E. flocosum*, *T. megninii*, *T. concentricum*.

Cap. 1: Dermatoses infecciosas – Fúngicas – Micoses superficiais – Dermatofitoses 237

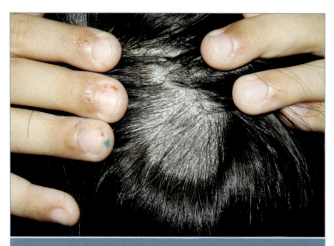

Tinha do couro cabeludo: alopecia, tonsura e descamação.

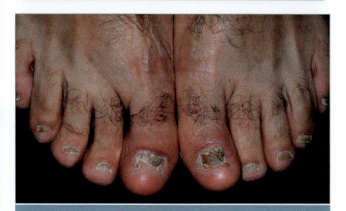

Onicomicose: distrofia das unhas com hiperceratose subungueal.

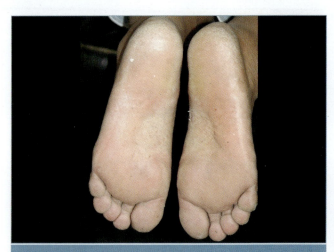

Tinha dos pés: vesículas, descamação e hiperceratose.

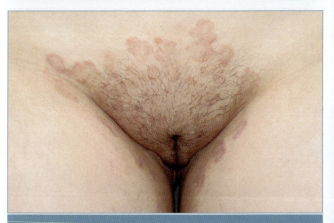

Tinha crural: lesão circinada eritematosa com maior atividade na borda.

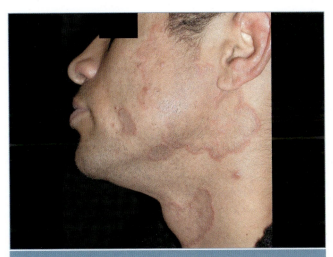

Tinha da face: lesões circinadas eritematosas com maior atividade nas bordas.

Chave diagnóstica

Manifestações clínicas

Pode acometer várias áreas do corpo:
- Couro cabeludo – geralmente não acomete adultos.
- Unhas – ocorre mais em homens que em mulheres.
- Mãos – rara e em geral na mão não dominante.
- Pés – surge sob várias formas clínicas.
- Região crural – mais comum em regiões quentes.
- Face – pode originar granulomas (tricofíticos).
- Outras partes do corpo – mais comum em crianças, causado por fungos zoofílicos.

Exame físico

- Couro cabeludo – lesões eritematosas, escamosas e tonsurantes. Quando causada pelo *T. schoenleinii* produz quadro de alopecia cicatricial com pequenas depressões (tinha favosa).
- Quando ocorre infecção com inflamação aguda na lesão recebe o nome de *Kerium celsii*.
- Unhas – perda da cor e do brilho, aumento da espessura com hiperqueratose subungueal. Tornam-se quebradiças, podendo aparecer sulcos e depressões consequentes à inflamação das pregas periungueais.
- Mãos – descamação fina e sem eritema, acompanhada geralmente de alterações específicas nas unhas.
- Pés – pode ser intertriginosa interdigital, descamativa em forma de mocassim ou vesicopustulosa plantar. Pode provocar o surgimento de vesículas nas mãos, como fenômeno de hipersensibilidade aos fungos (mícides).
- Região crural – placas eritematosas e descamativas, papulosas, bordas bem definidas, mostrando atividade periférica, onde podem ser encontradas vesículas ou vesicopústulas.
- Face – caracterizam-se por lesões superficiais, semelhantes à tinha do corpo, e por infecções mais profundas por participação direta dos folículos, como a tinha granulomatosa.
- Outras partes do corpo – as lesões podem ser únicas e múltiplas, variando de tamanho, com eritema e descamação e comumente coalescem, dando aspecto circinado.

Exames diagnósticos

- Micológico direto.
- Cultura para fungos em meio adequado.

Diagnóstico diferencial

- Couro cabeludo – alopecia areata, tricotilomania.
- Unhas – psoríase, líquen plano.
- Mãos – dermatite de contato, psoríase.
- Pés – dermatite de contato, psoríase, dermatite atópica.
- Região crural – dermatite de contato, psoríase invertida, pênfigo benigno familiar.
- Face – dermatite de contato, sicose bacteriana.
- Corpo em outras partes – eczema numular, psoríase gutata.

Tratamento

- Antifúngicos tópicos.
- Antifúngicos sistêmicos (derivados azólicos e terbinafina).

Pérola clínica

- Em casos de tinhas do couro cabeludo, o tratamento deve ser sistêmico com terbinafina.

CANDIDOSE

Comentários gerais

Definição

- Infecções oportunistas que geralmente ocorrem em dobras ou áreas quentes e úmidas

Etiologia

- Infecção causada pelo fungo *Candida* sp.

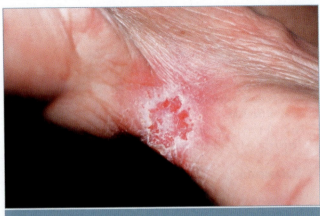

Lesão eritematosa, úmida esbranquiçada na região interdigital.

 Chave diagnóstica

Manifestações clínicas

- Diabetes, umidade, antibioticoterapia e corticoterapia prolongada podem predispor o aparecimento das lesões de candidose.
- Na primeira infância, acomete principalmente a cavidade oral e a área das fraldas.
- Pode acometer o genital feminino, sulco balanoprepucial e as dobras.
- A maceração e a umidade constante podem facilitar a infecção dos interdígitos e periungueais das mãos, além de ser a causa de candidose intertriginosa.

Exame físico

- Nas dobras, lesões úmidas, eritematosas, secretantes com vesicopústulas-satélite.
- Nas cavidades oral, genital e no sulco balanoprepucial, secreção branca sobre base rósea.

Exame diagnóstico

- Micológico direto.

Diagnóstico diferencial

- Tinha crural.
- Piodermites.

Tratamento

Primeira linha

- Reduzir fatores predisponentes: umidade, obesidade, diabetes.
- Cetoconazol tópico.
- Nistatina tópica.

Segunda linha

- Itraconazol sistêmico.
- Fluconazol sistêmico.
- Cetoconazol sistêmico.

Pérola clínica

- Balanite por *Candida* pode se beneficiar de postectomia.

PITIRÍASE VERSICOLOR

Comentários gerais

Definição

- Micose superficial crônica, de distribuição universal, caracterizada pela presença de manchas hipocrômicas, eritematosas ou pardas, descamativas, e especialmente em tronco, pescoço e raiz dos membros.

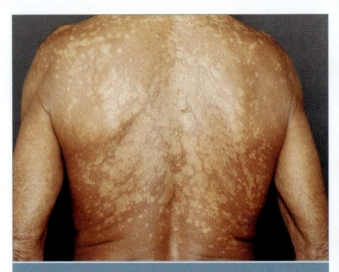

Máculas hipocrômicas com descamação furfurácea.

Etiologia

- Causada pela *Malassezia furfur*.

 Chave diagnóstica

Manifestações clínicas

- A infecção é assintomática, embora possa ocorrer leve prurido após o banho ou a exposição ao sol.
- Hipocromias, mesmo após o tratamento, aparecem com frequência.
- Os adultos jovens são acometidos com maior frequência.
- Embora seja infecção comum, é de contagiosidade baixa.
- Os mais suscetíveis são os doentes com corticoterapia prolongada, os desnutridos e os imunologicamente não aptos.

Exame físico

- As máculas formam placas descamativas e irregulares, circunscritas ou difusas, de limites nítidos. A hipocromia residual se mantém por vários meses, mesmo após a cura completa.

Exames diagnósticos

- Micológico direto.
- Fluorescência com a luz de Wood.

Diagnóstico diferencial

- Pitiríase alba.
- Dermatite seborreica.

Tratamento

Primeira linha

- Xampus à base de sulfato de selênio, cetoconazol ou outros antifúngicos.
- Hipossulfito de sódio (20 a 40%) ou sulfeto de selênio em loções.
- Antifúngico tópico.
- Sabonetes com enxofre e ácido salicílico.

Segunda linha

- Itraconazol sistêmico.
- Fluconazol sistêmico.
- Cetoconazol sistêmico.

Pérola clínica

- Podem ocorrer muitas recidivas, devendo-se manter o tratamento tópico durante 30 dias e, eventualmente, repetir o tratamento sistêmico periodicamente.

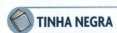

TINHA NEGRA

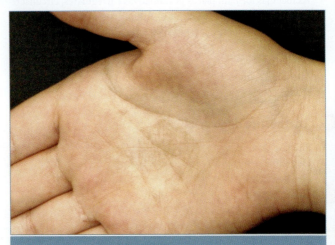

Lesão única, maculosa, hipercrômica com ligeira descamação.

Comentários gerais

Definição
- Infecção superficial rara, assintomática, apresentando-se como manchas pretas ou escuras nas regiões palmar e plantar ou nas bordas dos dedos e, ocasionalmente, em outras partes do corpo.

Etiologia
- Tem como agente o *Hortaea werneckii*.

Chave diagnóstica

Manifestações clínicas

- As mulheres são afetadas com maior frequência, desde 5 meses até 60 anos (95% com menos de 18 anos nos Estados Unidos). Encontrada na África do Sul, Panamá, Cuba, Porto Rico, costa sul oriental dos Estados Unidos e no Brasil.

Exame físico

- Lesões assintomáticas, lisas e planas, geralmente nas palmas, de tamanho variável, coalescentes, escuras, lembrando as alterações produzidas pelo nitrato de prata.
- Não apresenta eritemas e reações inflamatórias.

Exame diagnóstico

- Micológico direto.

Diagnóstico diferencial

- Nevo pigmentar.
- Melanoma.

Tratamento

Primeira linha

- Antifúngicos tópicos.

Segunda linha

- Ceratolíticos.

Pérola clínica

- A tinha negra pode simular melanoma.

PIEDRA (PIEDRA NEGRA, PIEDRA BRANCA)

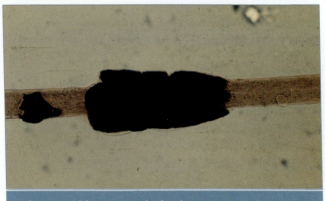

Piedra negra: nódulo escuro ao redor do pelo.

Comentários gerais

Definição

- Infecção fúngica dos pelos.

Etiologia

- Produzida pela *Piedraia hortae* (piedra negra) e *Trichosporon beigelii* (piedra branca).

Chave diagnóstica

Manifestações clínicas

- Nódulos duros, de consistência pétrea ao longo das hastes pilosas.
- A piedra negra inicia-se sob a cutícula que se rompe, propagando-se em torno do pelo dando a formação de nódulos escuros.

É comum em áreas tropicais de grande precipitação pluvial; afeta apenas os pelos do couro cabeludo.

Exame físico

- Os nódulos da piedra negra acham-se firmemente aderidos aos pelos e são microscópicos.
- Os nódulos da piedra branca localizam-se nos pelos da barba e do bigode, aderindo com menor firmeza ao pelo. São brancos ou amarelo-claros. Ocorrem em climas mais amenos.

Exame diagnóstico

- Micológico direto.

Diagnóstico diferencial

- Tricorrexe nodosa.
- Lêndeas da pediculose.

Tratamento

Primeira linha

- O corte dos cabelos pode ser suficiente para a cura, bem como o uso diário de xampus e a aplicação posterior de fungicidas tópicos. A reinfecção é comum.

Pérola clínica

- As recidivas podem ocorrer, muitas vezes facilitadas pela hiper--hidrose.

MICOSES PROFUNDAS

PARACOCCIDIOIDOMICOSE

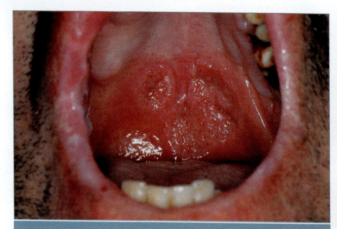

Estomatite moriforme: úlceras com pontilhado hemorrágico.

Comentários gerais

Definição
- A paracoccidioidomicose é doença infecciosa granulomatosa de evolução aguda, subaguda ou crônica.

Etiologia
- A doença é causada pelo *Paracoccidioides brasiliensis*.

Cap. 1: Dermatoses infecciosas – Fúngicas – Micoses profundas – Paracoccidioidomicose   251

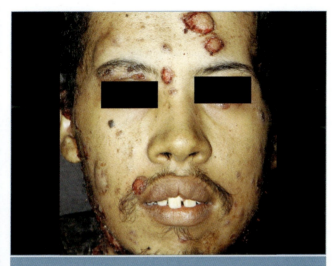

Lesões noduloulceradas da doença cutânea.

 Chave diagnóstica

Manifestações clínicas

A classificação clínica subdivide a enfermidade em:
- Paracoccidioidomicose (infecção) – ausência de lesões clínicas e paracoccidioidina positiva.
- Paracoccidioidomicose doença que se subdivide em:
  – *Forma clínica aguda-subaguda* (tipo juvenil), com adenomegalia ou visceromegalia.
  – *Forma clínica crônica* (tipo adulto), que pode ser:
    – Tipo unifocal, pulmonar, do sistema nervoso central (SNC), adrenal ou da pele isoladamente.
    – Tipo multifocal (ou misto) com lesões tegumentopulmonares.

Exame físico

- Comprometimento cutâneo: úlceras com pontilhado hemorrágico, placas infiltradas papulosas, fístulas e nódulos inflamatórios correspondentes a gânglios.
- Comprometimento da mucosa oral: úlcera rasa com pontilhado hemorrágico fino, classicamente "estomatite moriforme".

Exames diagnósticos

- Micológico direto.
- Cultura de fungos.
- Anatomopatológico.
- Intradermorreação de paracoccidioidina.
- Sorologia (contra imunoeletroforese, imunodifusão dupla em gel ágar).
- Radiografia do pulmão.

Diagnóstico diferencial

- Carcinoma epidermoide.
- Histoplasmose.
- Leishmaniose.
- Esporotricose.

Tratamento

Primeira linha

- Anfotericina B endovenosa.

Segunda linha

- Sulfas.

Terceira linha

- Itraconazol sistêmico.

Cap. 1: Dermatoses infecciosas – Fúngicas – Micoses profundas – Histoplasmose   253

Pérola clínica

- Por ser doença fúngica multissistêmica devem-se procurar lesões nos pulmões, adrenais, SNC, ossos. Existe uma forma associada à síndrome da imunodeficiência adquirida (AIDS).

HISTOPLASMOSE

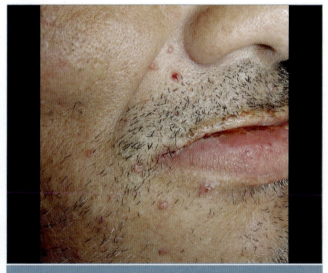

Lesões papulosas e acneiformes da face.

Comentários gerais

Definição

- Doença infecciosa fúngica de evolução aguda a crônica que acomete com frequência imunossuprimidos.

Etiologia

- *Histoplasma capsulatum* var. *capsulatum*, de distribuição praticamente universal.
- *Histoplasma capsulatum* var. *duboisii*, que é restrita à África Equatorial.

Chave diagnóstica

Manifestações clínicas

- Infecção pulmonar em 95% dos casos.
- Podem ocorrer hepatoesplenomegalia, lesões ósseas, lesões cutâneas e em outros órgãos, incluindo meningoencefalite.

Exame físico

- Lesões papulosas, papuloacneiformes, ulceradas ou ulcerovegetantes.
- As lesões lembram molusco contagioso.

Exames diagnósticos

- Micológico direto.
- Cultura para fungos.
- Anatomopatológico.
- Sorologia.
- Radiológico e anatomopatológico do pulmão.

Diagnóstico diferencial

- Paracoccidioidomicose.
- Tuberculose.
- Esporotricose.

Cap. 1: Dermatoses infecciosas – Fúngicas – Micoses profundas – Esporotricose   255

 Tratamento

Primeira linha
- Anfotericina B endovenosa.

Segunda linha
- Itraconazol e fluconazol sistêmicos.

Terceira linha
- Sulfas.

 Pérolas clínicas
- A histoplasmose é atualmente relacionada à AIDS.
- Nestes casos, apresenta quadro clínico pulmonar e alto percentual de lesões cutaneomucosas.

ESPOROTRICOSE

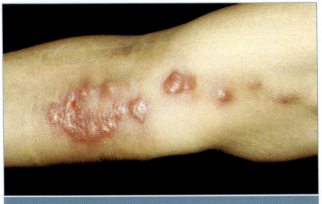

Forma nodular ascendente da doença.

Comentários gerais

Definição

- Micose subcutânea, subaguda ou crônica que compromete a pele e raramente se dissemina.

Etiologia

- Causada por *Sporothrix schenkii* e *Sporothrix brasiliensis*.
- Geralmente penetra na pele por trauma.

Chave diagnóstica

Manifestações clínicas

- Ocorre no meio rural e urbano. Qualquer faixa etária e gênero podem ser acometidos pela doença, dependendo da exposição ao fungo.

Exame físico

- *Forma cutânea*: localizada e disseminada, em geral verrucosa, ulcerosa, ulcerovegetante.
- *Forma cutaneolinfática*: no ponto de inoculação, lesão nodular eritematovinhosa, com tendência à necrose central (goma) e à ulceração (cancro esporotricótico). Seguem-se lesões no trajeto linfangítico.
- Forma extracutânea.

Exames diagnósticos

- Cultura para fungos.
- Anatomopatológico.
- Intradermorreação de esporotriquina.

Cap. 1: Dermatoses infecciosas – Fúngicas – Micoses profundas – Cromoblastomicose 257

Diagnóstico diferencial

- Leishmaniose.
- Cromoblastomicose.
- Paracoccidioidomicose.
- Tuberculose cutânea.
- Micobacteriose atípica.

Tratamento

Primeira linha

- Iodeto de potássio em solução saturada, na dose de 1 a 6 g/dia.

Segunda linha

- Cetoconazol: 200 mg/dia.
- Fluconazol ou itraconazol 100 a 200 mg/dia, via sistêmica.

Terceira linha

- Anfotericina B, EV, dose total 1,5 a 2 g.

Pérola clínica

- A forma cutaneolinfática é característica e ocorre quase sempre no membro superior.

CROMOBLASTOMICOSE

Comentários gerais

Definição

- É infecção crônica localizada essencialmente na pele e no tecido subcutâneo, ocasionada por fungos demáceos.

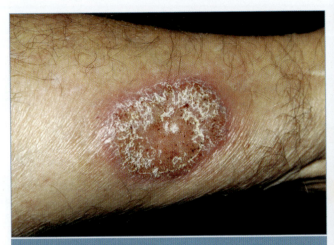

Lesão em placa verrucosa com pontos enegrecidos.

Etiologia

- Fungos demáceos (pigmentados):
  - *Fonsecaea pedrosoi*.
  - *Cladophialophora carrioni*.
  - *Cladophialophora verrucosa*.
  - *Rhinocladiella acquaspersa*.

 Chave diagnóstica

Manifestações clínicas

- Ocorre nas zonas rurais, principalmente de regiões tropicais. Tem caráter crônico.
- Mais comum em homens, por estarem mais expostos ao contato com o fungo, da quarta à sexta década de vida. Geralmente ocorre em um dos membros, unilateralmente.

Exame físico
- Placa infiltrada, eritematovinhosa, superfície escamocrostosa, podendo ocorrer cicatrização central, ou por meio de linfáticos regionais, evoluir para lesões vegetantes verrucosas-satélite. Lesões ulceradas e úmidas são frequentes.

Exames diagnósticos
- Micológico direto.
- Cultura para fungos.
- Anatomopatológico.

Diagnóstico diferencial
- Esporotricose.
- Leishmaniose.
- Tuberculose cutânea.

Tratamento

Primeira linha
- Exérese cirúrgica.
- Crioterapia.

Segunda linha
- Itraconazol 200 a 400 mg/dia.
- Itraconazol 200 mg/dia + 5 fluorocitosina, 150 mg/kg/dia.
- Anfotericina B 50 mg/dia + 5 fluorocitosina, 150 mg/kg/dia.

Terceira linha
- Terbinafina, 250 mg/dia.

Pérola clínica
- Pode ocorrer linfedema no membro afetado, levando a incapacitações.

MICETOMAS

Comentários gerais

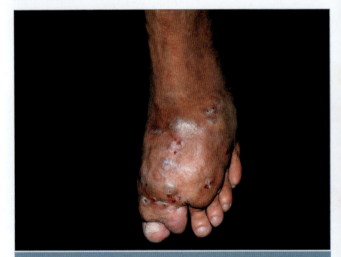

Intumescimento regional, lenhoso, com lesões gomosas, papulonodulares, fístulas secretantes e retrações cicatriciais.

Definição
- São quadros infecciosos fúngicos e bacterianos crônicos que acometem por contiguidade o plano cutâneo, muscular e ósseo, caracterizando-se pela presença de fístulas e eliminação de grãos parasitários.

Etiologia
- Causados por fungos (eumicetomas) ou por bactérias (actinomicetomas).

Fungos	Bactérias
Acremonium sp	Actinomyces israelii (endógena)
Pseudallescheria sp	Nocardia brasiliensis
Madurella sp	Streptomyces sp
Leptosphaeria sp	Actinomadura sp
Exophiala sp	

Chave diagnóstica

Manifestações clínicas
- Actinomicose endógena cervicofacial, torácica e abdominal.
- Actinomicose exógena e eumicetomas de localização podálica.

Exame físico
- Actinomicose endógena: abscedação, fistulização e reparação sucessiva, com tumefação.
- Actinomicose exógena e eumicetomas: entumescimento regional, lenhoso com lesões gomosas, papulonodulares, fístulas secretantes e retrações cicatriciais. Evolução crônica e comprometimento habitual da musculatura e dos ossos regionais.

Exames diagnósticos
- Pesquisa direta de grãos.
- Anatomopatológico.
- Sorologia (pouco usada).

Diagnóstico diferencial

- Tuberculose ganglionar.
- Paracoccidioidomicose.
- Osteomielite.

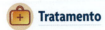 ## Tratamento

Primeira linha
- Actinomicose endógena: penicilina cristalina 10 a 20 milhões de UI/dia, EV, por 60 a 90 dias.
- Actinomicose exógena: diaminodifenilsulfona, 100 mg/dia a 200 mg/dia ou sulfametoxazol + trimetoprima (800 mg/dia + 160 mg/dia) por tempo prolongado.
- Eumicetoma: sulfametoxazol + trimetoprima (1.600 mg/dia + 320 mg/dia).

Segunda linha
- Actinomicose endógena: tetraciclina 2 g/dia, VO, por tempo prolongado.
- Actinomicose exógena: cetoconazol, 400 mg/dia, ou terbinafina, 500 mg/dia, por tempo prolongado.
- Eumicetoma: anfotericina B, cetoconazol, 400 mg/dia, ou terbinafina, 500 mg/dia, por tempo prolongado.

 ## Pérola clínica
- A botriomicose, clinicamente semelhante aos micetomas, é causada por bactérias: *Staphylococcus aureus*, *Pseudomonas aeruginosa*, *Proteus* sp e *Escherichia coli*.

1.3. DERMATOVIROSES

VERRUGAS VIRAIS

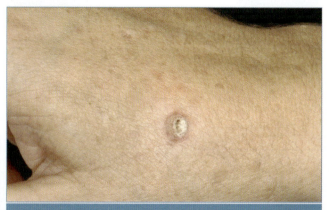

Lesão papulosa e queratósica da verruga vulgar.

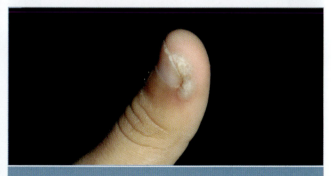

Lesão queratósica da verruga periungueal.

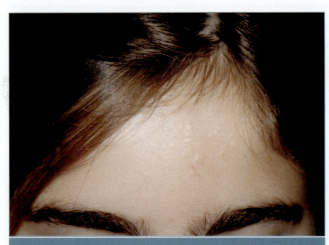
Lesões múltiplas papulosas achatadas da cor da pele das verrugas planas.

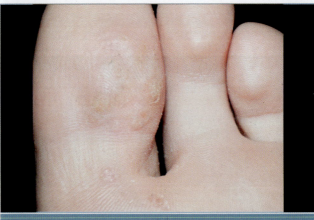
Área central deprimida envolta por anel hiperqueratósico da verruga plantar.

Capítulo 1: Dermatoses infecciosas – Dermatoviroses – Verrugas virais   265

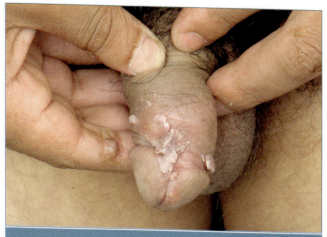

Lesões vegetantes na região genital do condiloma acuminado.

 Comentários gerais

- São lesões cutâneas e cutaneomucosas caracterizadas por proliferação epitelial e associadas ao vírus papiloma humano (HPV).

Etiologia

- HPV, vírus DNA do grupo papovavírus. Existem centenas de tipos de HPV, havendo associação entre os tipos de HPV e a localização, morfologia das lesões e seu potencial oncogênico.
- HPV 1 – verruga plantar, HPV 2 – verruga vulgar, HPV 3 e 10 – verruga plana, HPV 6 e 11 – verrugas genitais, HPV 16 e 18 – lesões malignas genitais e HPV 5, 8 e 14d – tumores cutâneos não melanoma.

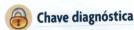
Chave diagnóstica

Manifestações clínicas
- Período de incubação: 14 a 21 dias.
- Transmissão: contato pessoal direto, na maioria das vezes.

Exame físico
- *Verruga vulgar*: pápula hiperqueratósica de superfície irregular e pontos enegrecidos que correspondem às projeções dos capilares trombosados das papilas dérmicas. Ocorre em qualquer região do tegumento cutâneo, porém é mais frequente nas extremidades, dorso das mãos, dedos, podendo ser periungueal ou subungueal.
- *Verrugas planas*: mais frequentes em adolescentes. Pápulas poligonais achatadas discretamente hiperqueratósicas e amareladas, agrupadas e confluentes. Localizam-se preferencialmente no dorso das mãos e na face.
- *Verrugas plantares*: área central deprimida envolta por anel hiperqueratósico ("olho de peixe"). Dolorosas, podem interferir na deambulação.
- *Verrugas genitais ou condiloma acuminado*: lesões papulosas vegetantes, levemente eritematosas, ocorrendo nas mucosas anogenitais (glande, vulva, vagina e ânus). Quando atingem a pele dessas regiões, assumem o aspecto de pápulas queratósicas, às vezes, pigmentadas.

Exames diagnósticos
- Diagnóstico clínico.
- Exame anatomopatológico: hiperqueratose, acantose e papilomatose. Nas lesões recentes, pode-se observar coilocitose nas camadas superficiais.
- Exames de identificação do vírus: hibridização *in situ*, captura híbrida e PCR.

Diagnóstico diferencial

- Molusco contagioso.
- Verrugas seborreicas.
- Calosidade plantar.

Tratamento

Primeira linha

- Nitrogênio líquido: aplicado com sonda ou *spray*, efetivo na maioria das lesões.
- Eletrocoagulação e curetagem: verrugas vulgares, verrugas planas e periungueais.
- Imiquimode: imunomodulador utilizado principalmente nas verrugas genitais.

Segunda linha

- Cauterização química: ácido nítrico fumegante a 66% (para verruga plantar e periungueal) e ácido tricloroacético 50 a 70% (para as verrugas genitais).
- Queratolíticos: ácidos salicílico e lático (para verrugas vulgar e plantar), tretinoína (verrugas planas).
- Antimitóticos: podofilina a 25% para as verrugas genitais. Em decorrência da ação displásica a podofilina vem sendo substituída pela podofilotoxina a 0,5%.

Pérolas clínicas

- A persistência e a disseminação de verrugas planas podem indicar a ocorrência de epidermodisplasia verruciforme, genodermatose associada ao desenvolvimento de tumores cutâneos.
- Nos indivíduos imunocomprometidos (portadores do HIV e transplantados), as verrugas podem apresentar grandes dimensões, formas bizarras e maior resistência ao tratamento.

- A profilaxia das lesões genitais pode ser realizada por meio da vacina contra os HPV tipos 6, 11, 16 e 18. É indicada em ambos os sexos dos 9 aos 26 anos de idade.

HERPES SIMPLES

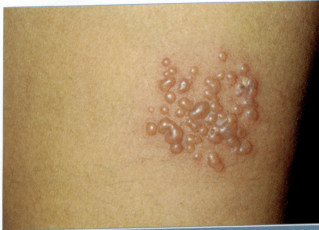

Vesículas agrupadas em forma de cacho de uva sobre base eritematoedematosa.

Comentários gerais

- É uma doença infectocontagiosa recorrente, frequente e universal, causada por duas cepas distintas do *Herpesvirus hominis*. A transmissão é por contato pessoal e pode ser de transmissão sexual. O vírus permanece no organismo por toda a vida, alternando períodos de latência com períodos de reativação.

Etiologia
- Vírus herpes simples (HSV): HSV I associado às infecções de face e tronco e HSV II associado às infecções anogenitais.

Chave diagnóstica

Manifestações clínicas
- Período de incubação: 3 a 7 dias.
- Primoinfecção herpética: contato inicial com o vírus, sendo assintomática na maioria dos casos. Sintomática apresenta quadro exuberante.
- Gengivoestomatite herpética: comum na infância, caracterizada por febre, mal-estar e queda do estado geral associada a lesões vesicobolhosas e erosivas na mucosa oral.
- Herpes recidivante: determinado pela diminuição transitória da imunidade associada a traumas, exposição solar, febre, diarreia, menstruação e tensão emocional. Pode acometer qualquer região da pele e das mucosas.
- Herpes dos doentes imunocomprometidos: lesões numerosas e ulcerações profundas sem tendência a regressão. É uma das complicações frequentes da AIDS.

Exame físico
- Lesões características são as vesículas agrupadas sobre base eritematoedematosa que se rompem formando crostas e pequenas ulcerações. Na primoinfecção, é frequente a presença de linfadenopatia regional.

Exames diagnósticos
- O diagnóstico é clínico.
- Citodiagnóstico de Tzanck: método eletivo, esfregaço do assoalho da lesão ou de erosão recente. Observam-se células gigantes multinucleadas e inclusões intranucleares.
- Exame anatomopatológico.

- Isolamento do vírus: imunofluorescência, imunoperoxidase e microscopia eletrônica.
- Sorologia: imunoenzimática para IgG verifica titulação e imunofluorescência indireta para IgM positiva ou não reagente. Para confirmar uma infecção recente a sorologia deve se elevar em amostras com 15 dias de intervalo.

Diagnóstico diferencial

- Aftas.
- Impetigo bolhoso.
- Sífilis.
- Cancroide.

Tratamento

Primeira linha
- Aciclovir 200 mg 5x/dia, durante cinco dias, aumentando o período na primoinfecção. Nos imunocomprometidos, a dose deve ser duplicada.
- Fanciclovir 250 3x/dia, nas primoinfecções e 125 mg 12/12 horas, no herpes recidivante.
- Valaciclovir 500 mg 2x/dia, durante cinco dias.

Segunda linha
- Limpeza com água boricada.
- Cremes de aciclovir ou fanciclovir.

Pérolas clínicas

- O HSV é um importante fator determinante de eritema polimorfo.
- A primoinfecção herpética pode provocar abortos.
- Gestantes com herpes simples devem fazer cesariana. O herpes simples neonatal é um quadro grave, algumas vezes fatal. Dos sobreviventes, 50% têm sequelas neurológicas.

VARICELA

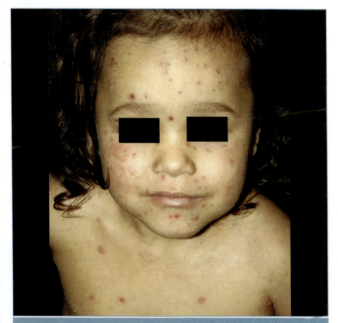

Lesões polimorfas, vesículas, pústulas e crostas principalmente no tronco e em menor número nas extremidades.

Comentários gerais

- É a primoinfecção pelo vírus varicela-zoster (VZV), virose comum de distribuição universal que ocorre principalmente na infância.

Etiologia

- VZV ou HHV-3.

Chave diagnóstica

Manifestações clínicas
- Transmissão: pelas vias aéreas.
- Período de incubação: 15 a 21 dias.
- Pródromos leves com mal-estar, febre moderada e manchas eritematosas.

Exame físico
- Após o aparecimento das manchas eritematosas, surgem vesículas, pústulas e crostas, principalmente no tronco e em menor número nas extremidades. Há lesões nas mucosas. Evolução por surtos com lesões em vários estágios de evolução.

Exames diagnósticos
- Diagnóstico clínico.
- Citodiagnóstico de Tzanck.
- Exame anatomopatológico.
- Isolamento do vírus: imunofluorescência, imunoperoxidase ou microscopia eletrônica.
- Sorologia: aumento de IgM e soroconversão para IgG indica infecção recente.

Diagnóstico diferencial
- Estrófulo.
- Impetigo bolhoso.

Tratamento

Primeira linha
- Aciclovir 200 mg, 5x/dia. Nas crianças com menos de 2 anos, utilizar metade da dose. Em imunocomprometidos, a dose deve ser duplicada, podendo ser utilizada via endovenosa na dose de 10 mg/kg.

Segunda linha

- Paracetamol ou dipirona para febre. Não utilizar ácido acetilsalicílico devido ao risco de síndrome de Reye. Anti-histamínicos para o prurido.

Terceira linha

- Limpeza das lesões com água boricada e antibacterianos tópicos.

Pérola clínica

- A varicela no primeiro trimestre da gravidez pode causar importantes anormalidades fetais e a varicela neonatal pode ser fatal.

HERPES ZOSTER

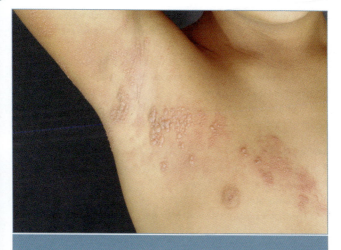

Vesículas agrupadas sobre base eritematoedematosa de distribuição unilateral.

Comentários gerais

- É a recorrência da infecção pelo vírus varicela-zoster (VZV), dermatose comum que é mais frequente e grave em idosos e imunocomprometidos.

Etiologia
- VZV ou HHV-3.

Chave diagnóstica

Manifestações clínicas
- Inicia-se de modo gradual precedido por uma dor intensa, do tipo neurítica, alguns dias antes do aparecimento da erupção.

Exame físico
- Vesículas agrupadas sobre base eritematoedematosa de distribuição unilateral, correspondendo ao território cutâneo inervado pelo nervo afetado (dermátomo).
- A lesão é unilateral e raramente ultrapassa a linha mediana.
- As vesículas se dessecam formando crostas e a doença evolui para a cura em 2 a 4 semanas.
- O comprometimento motor é excepcional, com quadros de paralisia facial, paralisia intestinal e disfunção urinária.

Exames diagnósticos
- Diagnóstico clínico: quadro clínico é típico.
- Citodiagnóstico de Tzanck.
- Anatomopatológico.
- Investigar causas predisponentes: doenças sistêmicas e imunossupressão.

Diagnóstico diferencial

- A dor intensa no período prodrômico deve ser diferenciada de infarto agudo do miocárdio, abdome agudo e litíase renal.

Tratamento

- Objetivo: diminuir a dor, reduzir o curso da doença e evitar a neuralgia pós-herpética, principal complicação da doença.

Primeira linha

- Antivirais: aciclovir 800 mg, 3x/dia, por 7 dias.
- Fanciclovir 1 g, 12/12 horas, por 7 dias.
- Valaciclovir 1 g, 3x/dia, durante 7 dias.

Segunda linha

- Analgésicos.
- Corticosteroides sistêmicos: controverso, pode ser empregado nos casos de neuralgia intensa associada aos antivirais.

Terceira linha

- Limpeza com água boricada e antibacterianos tópicos.
- Prevenção em idosos e antes de estados imunossupressivos: vacina herpes zoster (atenuada).

Pérolas clínicas

- O comprometimento do gânglio geniculado determina a lesão do nervo facial e auditivo: paralisia facial, vesículas herpéticas e surdez unilateral.
- Nos doentes imunocomprometidos, pode haver quadros disseminados (varicela-zoster) ou exuberantes: necrotizante, hemorrágico e crônico.
- O comprometimento do nervo trigêmeo pode afetar o ramo nasociliar demonstrado pela presença de lesões na extremidade nasal, que indica lesão na mucosa ocular, urgência clínica com possibilidades de cicatrizes definitivas.

ERUPÇÃO VARICELIFORME DE KAPOSI (ECZEMA HERPÉTICO)

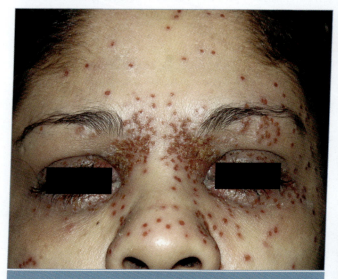

Lesões vesiculosas e vesicopustulosas sobre base eritematosa que rapidamente transformam-se em crostas.

Comentários gerais

- É uma infecção herpética aguda geralmente sobre uma lesão cutânea preexistente.

Etiologia

- Vírus herpes simples tipo I.

Capítulo 1: Dermatoses infecciosas – Dermatoviroses – Erupção variceliforme de Kaposi

Chave diagnóstica

Manifestações clínicas

- Curso agudo com febre, toxemia, prostração e adenopatia. As lesões iniciam-se sobre dermatose preexistente ou sobre área de pele sã. É mais frequente na dermatite atópica, porém, pode acometer outras dermatoses, como pênfigo foliáceo, dermatite seborreica grave, linfomas e queimaduras. Infecção bacteriana secundária é comum.

Exame físico

- Lesões vesiculosas e vesicopustulosas sobre base eritematosa que rapidamente transformam-se em crostas. Iniciam-se em geral na face com disseminação posterior. É característica a presença de lesões vesicopustulosas umbilicadas com crostas.

Exames diagnósticos

- Diagnóstico clínico.
- Exame citológico de Tzanck: método de escolha.
- Exame anatomopatológico.
- Isolamento do vírus: cultura de tecidos ou técnica de imunofluorescência.
- Sorologia: anticorpos contra HSV.

Diagnóstico diferencial

- Impetigo bolhoso.
- Eritema polimorfo.

Tratamento

Primeira linha

- Aciclovir:
  - Adultos: 200 mg, 5x/dia.
  - Crianças: 40 a 80 mg/kg/dia, 3 a 4x/dia, durante 7 a 10 dias.

Segunda linha

- Valaciclovir: adultos 1.000 mg, 2x/dia, 7 a 10 dias.
- Fanciclovir: adultos 125 mg, 3x/dia, 7 a 10 dias.

Pérola clínica

- Eczema herpético em crianças pequenas é uma emergência médica. Viremia com infecções de órgãos internos, superinfecção bacteriana e bacteremia são as principais causas de morte.

MOLUSCO CONTAGIOSO

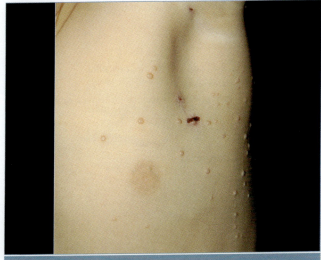

Pápulas semiesféricas, sésseis, levemente rosadas ou da cor da pele. Podem ser umbilicadas ou com pequena depressão central.

Comentários gerais

- Infecção cutânea autolimitada e frequente que atinge a pele e excepcionalmente as mucosas. Acomete crianças, adultos sexualmente ativos e imunocomprometidos.

Etiologia
- Vírus DNA da família *Poxvirus*.

Chave diagnóstica

Manifestações clínicas
- Transmissão: contato individual, embora a contaminação indireta possa ocorrer. Transmissão sexual é importante.
- Período de incubação: 21 a 180 dias.

Exame físico
- Pápula semiesférica, séssil, levemente rosada ou da cor da pele. Pode ser umbilicada ou com pequena depressão central. Assintomática, apresenta dimensões variáveis de acordo com o seu desenvolvimento. Geralmente numerosas, podem localizar-se em qualquer região da pele, porém, são mais frequentes na face, no tronco e nos membros em crianças, e na região pubiana e genital nos adultos.

Exames diagnósticos
- Diagnóstico clínico: lesão dermatológica característica.
- Exame anatomopatológico: característico, material viral eosinofílico ocupando todo o citoplasma.

Diagnóstico diferencial
- Verruga plana.

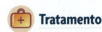
Tratamento

Primeira linha
- Curetagem e posterior aplicação de tintura de iodo.

Segunda linha
- Cauterização química com podofilina a 20% ou ácido tricloroacético a 30%.
- Crioterapia com nitrogênio líquido.
- Hidróxido de potássio 5 a 10% em crianças de aplicação caseira com os devidos cuidados.

Terceira linha
- Imunomoduladores ou antivirais tópicos: imiquimode nos casos resistentes e recidivantes, principalmente em imunocomprometidos.

Pérolas clínicas

- Em crianças atópicas, podem ser encontradas extensas áreas de eczematização no sítio da infecção.
- Nos doentes imunocomprometidos, as lesões são numerosas, resistentes, podendo atingir grandes dimensões, formando nódulos e lesões vegetantes.

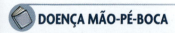
DOENÇA MÃO-PÉ-BOCA

Comentários gerais

- É uma doença vesiculosa aguda que ocorre em surtos principalmente em crianças de baixo nível socioeconômico.

Capítulo 1: Dermatoses infecciosas – Dermatoviroses – Doença mão-pé-boca

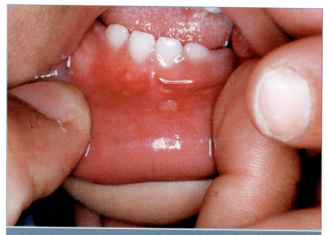

Múltiplas erosões na mucosa oral.

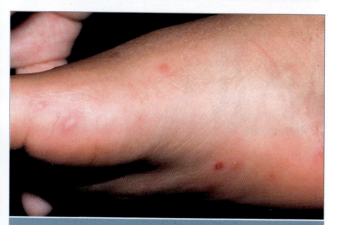

Vesículas ovoides e isoladas sob base eritematosa na região plantar.

Etiologia
- Enterovírus, principalmente o coxsackievírus 4 ou 16. Transmissão via oral ou inalatória.

Chave diagnóstica

Manifestações clínicas
- Período de incubação: três a seis dias.
- Pródromos leves: febre moderada e mal-estar.

Exame físico
- Vesículas alongadas, ovoides, isoladas e de base eritematosa localizadas no dorso de mãos e pés, palmas e plantas, boca, glúteos e regiões sacrais. Erosões são frequentemente encontradas na mucosa oral.

Exames diagnósticos
- Diagnóstico clínico.
- Identificação viral pelo PCR.

Diagnóstico diferencial
- Herpangina.
- Aftas.

Tratamento

Primeira linha
- Tratamento sintomático.

Pérola clínica
- Apesar de ser uma doença benigna e autolimitada, alterações pulmonares e neurológicas têm sido descritas.

Capítulo 1: Dermatoses infecciosas – Dermatoviroses – Acrodermatite papulosa infantil 283

ACRODERMATITE PAPULOSA INFANTIL (SÍNDROME DE GIANOTTI-CROSTI)

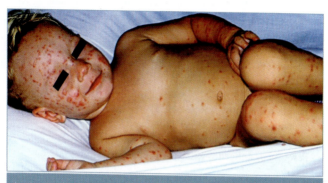

Lesões papulosas eritematosas de caráter monomorfo que acometem principalmente a superfície extensora de membros, face, pescoço e regiões glúteas.

 ## Comentários gerais

- Erupção papulosa aguda muitas vezes de causa desconhecida que acomete crianças principalmente antes dos 4 anos de idade.

Etiologia

- Há relações com infecções virais, principalmente com o vírus da hepatite B e Epstein-Barr. Mais raramente pode apresentar associações com outras infecções virais, bacterianas e imunizações.

 ## Chave diagnóstica

Manifestações clínicas

- Período de incubação: sete dias.
- Pródromos leves: febre, astenia, diarreia e tosse.

Exame físico

- Lesões papulosas eritematosas de caráter monomorfo que acometem principalmente a superfície extensora de membros, face, pescoço e regiões glúteas. Não acometem mucosas. Podem predominar lesões papulovesiculosas.
- Prurido, linfadenopatia difusa, hepatite anictérica e esplenomegalia podem ser encontrados.

Exames diagnósticos

- Diagnóstico clínico: morfologia e topografia das lesões.
- Hemograma: 5 a 10% de células mononucleares atípicas.
- Enzimas hepáticas podem apresentar alterações.
- Pesquisa de antígenos virais pode ser solicitada.

Diagnóstico diferencial

- Escabiose.
- Estrófulo.

Tratamento

Primeira linha

- Tratamento para a virose correspondente quando indicado.

Segunda linha

- Anti-histamínicos para o prurido.
- Corticosteroides tópicos e excepcionalmente sistêmicos podem ser empregados.

Pérola clínica

- É frequente a presença de antecedente atópico nos doentes e nos familiares.

Capítulo 1: Dermatoses infecciosas – Dermatoviroses – Exantemas virais 285

EXANTEMAS VIRAIS

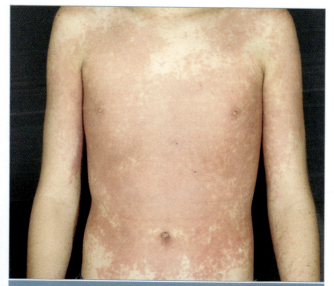

Exantema morbiliforme apresentando máculas eritematosas entremeadas com áreas de pele sã.

Comentários gerais

- Exantemas virais são doenças agudas febris causadas por diversos vírus DNA e RNA.

Etiologia

- Os vírus mais comumente associados a manifestações cutâneas exantemáticas são: herpes vírus (HHV) 6 (vírus DNA) do exantema súbito, parvovírus B19 (vírus DNA) do eritema infeccioso, paramixovírus (vírus RNA) do sarampo, togavírus (vírus RNA) da rubéola e o vírus Epstein-Barr (vírus DNA) da mononucleose infecciosa.

Chave diagnóstica

Manifestações clínicas

- Período de incubação variável (1 a 4 semanas) dependendo do agente etiológico.
- Pródromos são frequentes: febre, tosse, adenomegalias, rinorreia, conjuntivite, mialgias e artralgias.
- O exantema na maioria das vezes é morbiliforme, apresentando máculas eritematosas entremeadas com áreas de pele sã. O exantema escalatiniforme, difuso e uniforme, pode ser encontrado excepcionalmente na mononucleose infecciosa.

Exame físico

- Exantema súbito ou roséola *infantum*: frequente na infância. Febre alta (39,5ºC) e bom estado geral. O exantema maculopapular aparece após a queda da temperatura. Pode ocorrer aumento dos linfonodos cervicais.
- Eritema infeccioso ou quinta doença: mais frequente em crianças de 2 a 14 anos. O exantema, eritematoedematoso e maculopapular, afeta principalmente as bochechas ("fácies esbofeteada"). Posteriormente atinge tronco, braços, nádegas e coxas.
- Sarampo: febre, conjuntivite, rinorreia e tosse precedem o exantema morbiliforme com descamação. O sinal de Koplik, pontos branco-acinzentados com halo eritematoso, é um sinal clínico importante.
- Rubéola: exantema maculopapular generalizado e adenomegalias nas regiões suboccipital e retroauricular. Manchas eritematosas ou petéquias são observadas no palato (sinal de Forchheimer).

- Mononucleose infecciosa: exantema pode ser maculopapular, eritematoso ou escarlatiniforme. Petéquias, urticas e edema palpebral podem estar presentes.

Exames diagnósticos
- Hemograma: leucocitose e linfocitose com 10 a 20% de atipia na mononucleose infecciosa.
- Sorologia: presença de imunoglobulinas específicas (IgG ou IgM) para partículas virais.
- PCR permite identificação viral.

Diagnóstico diferencial
- Sífilis.
- Farmacodermia.
- Escarlatina.

Tratamento

Primeira linha
- Sintomático.

Segunda linha
- Gamaglobulina, ganciclovir ou aciclovir em altas doses pode ser indicado em doentes imunodeprimidos.

Pérola clínica
- A etiologia é difícil na maioria dos exantemas virais. Dados epidemiológicos, imunização prévia, pródromos, distribuição do exantema e testes laboratoriais são cruciais para um diagnóstico rápido e correto.

1.4. ZOOPARASITÁRIAS

LEISHMANIOSE TEGUMENTAR AMERICANA

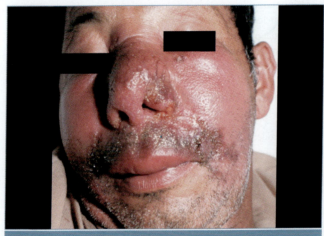

Eritema, infiltração e edema da região nasal e do maciço central na leishmaniose cutaneomucosa.

Comentários gerais

- Infecção crônica não contagiosa causada por diferentes espécies de protozoários do gênero *Leishmania* e transmitida pela picada de insetos hematófagos (flebotomíneos). Acomete tanto o homem como várias espécies de animais silvestres e domésticos, considerados os principais reservatórios da doença.

Capítulo 1: Dermatoses infecciosas – Zooparasitárias – Leishmaniose tegumentar americana 289

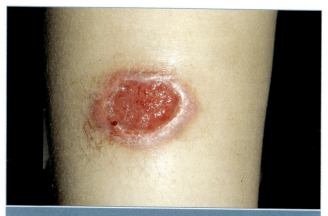

Lesão típica ulcerada, de bordas emolduradas e fundo granuloso grosseiro da leishmaniose cutânea.

Etiologia

- O gênero *Leishmania* compreende protozoários parasitas com ciclo de vida heteroxênico, vivendo alternadamente em hospedeiros vertebrados e insetos vetores. Estes últimos são responsáveis pela transmissão de um mamífero a outro. No Brasil, são mais comuns a *Leishmania* (*Viannia*) *guyanensis*, *L.* (*Viannia*) *braziliensis*, e *L.* (*Leishmania*) *amazonensis*.

 ## Chave diagnóstica

Manifestações clínicas

- Período de incubação de 1 a 4 semanas.
- Importante polimorfismo clínico das lesões.
- Acomete qualquer região do tegumento cutâneo, principalmente áreas expostas. As lesões mucosas de aparecimento tardio (1 a 2 anos) são mais frequentes no nariz, nos lábios e na mucosa oral.

Exame físico

- Lesão inicial (ponto de inoculação): pápula eritematosa única ou múltipla que evolui para lesões papulovesiculosas, papulopustulosas, crostas e finalmente úlceras. Estas são características: indolores, bordas elevadas e infiltradas e com fundo granuloso, grosseiro.
- Eritema e infiltração do septo nasal, úlceras nasais, destruição do septo e tombamento nasal. Lesões ulcerovegetantes nos lábios superiores e inferiores, palato, gengiva, faringe e laringe.

Exames diagnósticos

- Diagnóstico parasitológico: pesquisa direta das formas amastigotas (*Leishman* ou *Giemsa*).
- Exame anatomopatológico.
- Intradermorreação de Montenegro.

Diagnóstico diferencial

- Úlcera de estase.
- Úlcera por anemia falciforme (membros inferiores).
- Paracoccidioidomicose.
- Rinoscleroma.
- Síndrome LECT (leishmaniose, esporotricose, cromomicose e tuberculose).

Tratamento

Primeira linha

- Antimonial de N-metil-glucamina (Glucantime®) é usada para tratar todas as formas de leishmaniose tegumentar. É apresentada em ampolas de 5 ml contendo 1,5 g do sal (425 mg do antimônio pentavalente-Sb). Dose: 15 mg de Sb/kg/dia, nas formas cutâneas e 20 mg de Sb/kg/dia, nas formas mucosas. Via intramuscular profunda ou intravenosa. Podem ocorrer náuseas, vômitos, artralgias, alterações no ECG, elevação das transaminases, ureia e creatinina.

Segunda linha

- Anfotericina B: antibiótico poliênico de ação leishmanicida. É apresentado em frascos de 50 ml (Fungizon®) para uso EV. Dose de 0,5 a 1 mg/kg/dia.
- Isotionato de pentamidina: tratamento alternativo. Dose: 4 mg/kg/peso. via intramuscular profunda, a cada 2 dias, recomendando-se não ultrapassar a dose total de 2 g.

Terceira linha

- Antibióticos: tópicos ou sistêmicos, quando houver infecção secundária.
- Eletrocirurgia e criocirurgia: nas lesões verrucosas associadas à terapia medicamentosa.

Pérola clínica

- A presença de úlcera com bordas enduradas e elevadas e fundo com tecido de granulação grosseira configura a clássica lesão com borda em moldura.

ESCABIOSE

Comentários gerais

- Dermatozoonose encontrada com frequência na prática clínica. Conhecida como sarna, é transmitida por contato pessoal, acometendo ambos os sexos igualmente. Mais comum em crianças.

Etiologia

- É causada pelo ácaro *Sarcoptes scabiei* var *hominis*. O parasito completa todo o ciclo biológico no homem e sobrevive poucos dias fora do hospedeiro. A fêmea fecundada escava um túnel na

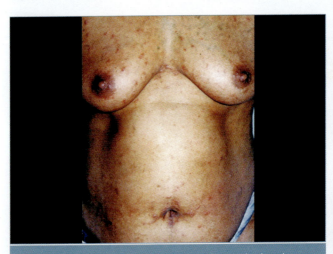
Lesões papulopruriginosas encimadas por crostículas ao redor do umbigo.

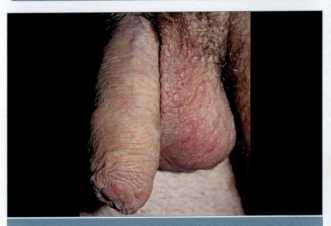
Pápulas e nódulos no corpo do pênis e na região escrotal.

camada córnea (formando um sulco) e deposita ovos, originando ácaros adultos e disseminando a infestação.

Chave diagnóstica

Manifestação clínica
- Período de incubação: 1 a 2 semanas.
- Prurido noturno intenso.
- Distribuição característica das lesões.
- Epidemiologia positiva: contactantes com prurido.

Exame físico
- A presença do sulco, lesão linear menor do que 1 cm apresentando uma vesicopápula em uma das extremidades, é um achado raro.
- As lesões mais frequentes são pápulas eritematosas escoriadas agrupadas principalmente em axilas, interdígitos, cintura, nádegas, mamas, punho e genitália masculina.
- As lesões secundárias são frequentes: eczemas e piodermites, como impetigo, foliculite, furúnculo e ectima. A presença de lesões eritematopapulosas e nódulos principalmente no abdome inferior, nas axilas e na genitália masculina caracterizam a escabiose nodular.

Exame diagnóstico
- Pesquisa de ácaros: escarificação da lesão. Negativo não invalida o diagnóstico.

Diagnóstico diferencial

- Dermatite asteatósica.
- Piodermites.
- Prurigo estrófulo.

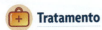

Tratamento

Primeira linha

- Permetrina: creme ou loção a 5%. Aplicar em todo o corpo do pescoço aos pés à noite, retirar na manhã seguinte com banho, por duas noites consecutivas. Após 7 dias de intervalo repetir a aplicação por mais duas noites, pois o medicamento só é eficaz contra as formas adultas do ácaro (não atinge os ovos). Pode ser utilizado em crianças a partir de 3 meses, gestantes e nutrizes.
- Ivermectina: tratamento sistêmico da escabiose, porém não atinge os ovos, devendo ser repetido após uma semana. Dose de 200 a 400 μg/kg/peso. Pode ser utilizado em adultos e crianças maiores de 5 anos. Não é utilizada em grávidas ou nutrizes.

Segunda linha

- Monossulfiram solução a 25%: diluído em água (duas vezes para adultos e três vezes para crianças). Evitar bebidas alcoólicas, devido ao efeito antabuse.
- Benzoato de benzila 10 a 25%: efetivo, porém irritante.
- Enxofre precipitado a 5%: em vaselina ou pasta d'água. Eficiente e pouco irritante, odor desagradável. Segunda escolha no tratamento de crianças.

Terceira linha

- Antibióticos sistêmicos e/ou tópicos na presença de infecção bacteriana.
- Anti-histamínicos e corticosteroides tópicos na presença de lesões eczematizadas.

Pérola clínica

- Prurido noturno, distribuição das lesões e epidemiologia positiva são os três elementos-chave do diagnóstico.

TUNGÍASE

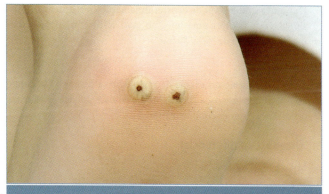

Lesão papulonodular amarelada (batata) com ponto central negro.

Comentários gerais

- Conhecida como bicho de pé, é dermatose endêmica em muitos países da América Latina. Acomete o homem e os animais, principalmente suínos. No Brasil, apresenta alta taxa de prevalência nas comunidades de baixo nível socioeconômico.

Etiologia

- É causada pela *Tunga penetrans*, pulga pequena (1 mm de comprimento) e hematófaga que habita terrenos secos e quentes.

Chave diagnóstica

Manifestação clínica

- Lesões pruriginosas e dolorosas na fase inicial.
- Local mais frequente: pés (periungueal, interdígitos e plantar).
- Complicações: piodermite, celulite, tétano e gangrena.

Exame físico
- Lesão papulonodular amarelada (batata) com ponto central negro. Durante a evolução pode ocorrer inflamação com eritema perilesional. Pode ocorrer uma infecção maciça, com múltiplas lesões dando o aspecto de "favo de mel".

Exame diagnóstico
- Clínico, por meio do exame dermatológico e história de contato com terrenos arenosos (próximos a currais e pocilgas). Não são necessários exames complementares.

Diagnóstico diferencial
- Miíase.
- Verruga plantar.

Tratamento

Primeira linha
- Remover a pulga com agulha estéril e desinfecção com iodo. É possível destruí-la com eletrocoagulação e curetagem.

Segunda linha
- Infecção bacteriana secundária deve ser tratada com antibióticos tópicos ou sistêmicos.

Terceira linha
- Infestações múltiplas: ivermectina ou tiabendazol.

Pérola clínica
- A doença é geralmente autolimitada, o tratamento é instituído para diminuir o desconforto e evitar complicações.

Capítulo 1: Dermatoses infecciosas – Zooparasitárias – Larva migrans   297

LARVA MIGRANS

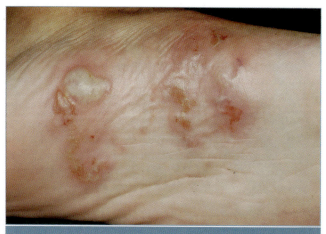

Lesões serpiginosas de trajeto linear. Nota-se presença de vesicobolhas.

 ## Comentários gerais

- Afecção frequente, popularmente conhecida como bicho geográfico. É causada pela penetração acidental de larvas de nematódeos na epiderme. As lesões são lineares e serpiginosas, pruriginosas e geralmente autolimitadas.

Etiologia

- É causada por larvas de nematelmintos (*Ancylostoma braziliense* e *Ancylostoma caninum*) que parasitam o intestino de cães e gatos. Eventualmente também pode ser causada por larvas de parasitas humanos (*Ancylostoma duodenale* e *Necator americanus*). O número de larvas varia de uma única a dezenas ou até centenas.

Chave diagnóstica

Manifestação clínica
- Prurido moderado a intenso.
- Lesões serpiginosas, trajeto linear.
- Infestação maciça: lesões lineares menos evidentes.
- Podem ocorrer infecção e eczematização das lesões, dificultando o diagnóstico.

Exame físico
- Lesão papulosa ou papulovesiculosa na face inicial, seguida pelo aparecimento de lesão linear eritematoedematosa serpeante. Podem ser observadas vesículas e bolhas. Acomete qualquer área da pele, porém, é mais frequente nos pés, nas pernas, nos glúteos e nas coxas.

Exame diagnóstico
- Essencialmente clínico.

Diagnóstico diferencial

- Impetigo simples e bolhoso.
- Dermatofitose.

Tratamento

Primeira linha
- Tiabendazol 5 a 10% em creme é utilizado na forma localizada da doença, 2 a 4x/dia, durante 21 dias.
- Na infestação extensa, o tratamento é sistêmico:
  - Ivermectina 200 μg/kg/peso, dose única. Pode ser repetida após uma semana em caso de falha terapêutica.
  - Albendazol 400 mg, dose única, podendo ser repetida após 24 a 48 horas, nos casos resistentes.

Segunda linha
- Tiabendazol oral na dose de 50 mg/kg/peso, a cada 12 horas, durante 3 dias. Dose máxima 3 g. Efeitos colaterais: náuseas, vômitos e dores abdominais.

Terceira linha
- Congelamento com nitrogênio líquido da larva que está presente no final do trajeto linear.

Pérola clínica
- A identificação das lesões lineares é dificultada nas infestações múltiplas, nas infecções e nos processos eczematosos e é imprescindível na suspeita diagnóstica.

PEDICULOSE

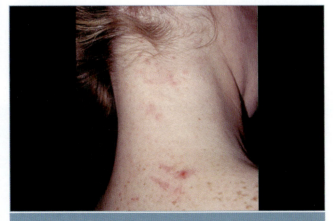

Pápulas eritematosas e escoriações na região occipital e presença de ovos (lêndeas) aderidos à haste do cabelo.

Comentários gerais

- Infestações pruriginosas causadas por piolhos, ectoparasitas hematófagos da ordem *Anoplura*, que parasitam o couro cabeludo e o corpo. É classificada em pediculose do couro cabeludo, pediculose do corpo e pediculose pubiana ou ftiríase.

Etiologia

- A pediculose do couro cabeludo é causada pelo *Pediculus humanus capitis*, enquanto a pediculose do corpo é causada pelo *Pediculus humanus* var *corporis*. A pediculose pubiana é causada pelo *Phthirus pubis*.

Chave diagnóstica

- *Pediculose do couro cabeludo*: é mais comum em crianças e é caracterizada principalmente pelo prurido intenso na região occipital (nuca e retroauricular).
- *Pediculose do corpo*: acomete unicamente indivíduos com higiene precária. Afeta principalmente região interescapular, os glúteos, o pescoço, as axilas e os ombros. Prurido de intensidade variável.
- *Ftiríase*: localiza-se principalmente nos pelos pubianos, porém pode afetar a região perianal, axilar, regiões pilosas do tronco, dos cílios e dos supercílios. Pode estar associada à outra doença sexualmente transmissível. O prurido é importante.

Exame físico

- *Pediculose do couro cabeludo*: podem ser encontradas pápulas eritematosas e escoriações na região occipital. A presença de ovos (lêndeas) aderidos à haste do cabelo confirma o diagnóstico. O encontro do parasita adulto é difícil. Eczematização, impetiginização e linfadenopatia são frequentes.
- *Pediculose do corpo*: é caracterizada pela presença de manchas eritematosas ou urticas com pontos purpúricos centrais. O parasita

(ovos e forma adulta) não fica na pele, mas nas roupas. Escoriações e hiperpigmentação são frequentes. Infecção secundária é comum.
- *Ftiríase:* podem ser encontradas manchas hiperpigmentadas azul-esverdeadas (*macula cerulae*) na região pubiana. O parasita adulto é encontrado na pele, principalmente nos orifícios dos folículos pilosos, enquanto as lêndeas aderem-se às hastes dos pelos. Escoriações, eczematização, impetiginização e linfadenopatia são achados frequentes.

Exames diagnósticos
- Clínico.
- Exame direto do parasita.

Diagnóstico diferencial
- Dermatite seborreica.
- Impetigo.

Tratamento
- Em todos os casos de pediculose, os contactantes devem ser tratados para se evitar a reinfestação.

Primeira linha
- Ivermectina.
- Permetrina 5% loção ou xampu: a loção apresenta maior eficácia. Aplicar na pele e no couro cabeludo e deixar durante 8 a 12 horas. Repetir após 7 a 10 dias.
- Na pediculose do corpo, a lavagem das roupas é suficiente. Em casos resistentes, tratamento tópico com permetrina 5% loção.

Segunda linha
- Monossulfiram a 25%, lindano a 1% e deltametrina a 0,02% em loção podem ser utilizados na ftiríase.

- Retirar as lêndeas. No couro cabeludo, deve ser utilizado o pente fino após empregar uma solução de vinagre diluído em 50% em água morna. Na ftiríase dos cílios, a remoção é facilitada pelo emprego de vaselina ou óleos.

Pérolas clínicas

- A pediculose do corpo, apesar de não representar um problema de saúde pública, pode ser fonte de transmissão de doenças, como tifo epidêmico e febre das trincheiras.
- Na ftiríase, excluir outras formas de doenças sexualmente transmissíveis concomitantes.

MIÍASE

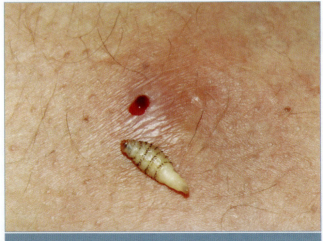

Miíase furunculoide: observa-se a lesão nodular semelhante ao furúnculo com a presença do parasito.

Comentários gerais

- Infestação dos tecidos humanos e de outros vertebrados causada por larvas de mosca (dípteros). A miíase pode ser primária quando a larva invade a pele normal e secundária quando a larva coloca seus ovos em ulcerações de pele ou mucosas.

Etiologia

- Causadas por moscas da ordem díptera: *Dermatobia hominis*, *Cordylobia anthropophaga* e *Phaenicia sericata*. As larvas completam seu ciclo ou parte dele dentro ou sobre o corpo do hospedeiro e alimentam-se dos nutrientes dos tecidos vivos ou mortos.

Chave diagnóstica

- *Miíase primária ou furunculoide ("berne")*: a penetração da larva passa despercebida. A dor é variável e o doente refere sensação de movimento na lesão. Pode atingir qualquer região do corpo, porém é mais frequente nas áreas expostas: couro cabeludo, face, antebraços e pernas. Pode ser única ou numerosa.
- *Miíases secundárias*: podem ser cutâneas, cavitárias e intestinais. Na cutânea ocorre depósito de larvas em ulcerações da pele, enquanto na cavitária o depósito de larvas é encontrado na cavidade nasal, orelha e órbita ocular.

Exame físico

- *Miíase furunculoide*: observa-se inicialmente pápula pruriginosa que evolui para lesão nodular semelhante ao furúnculo. Apresenta orifício central com eliminação de secreção serosa ou purulenta. Infecções secundárias são frequentes.
- *Miíase cutânea ("bicheira")*: observa-se a presença de larvas movimentando-se ativamente na ulceração cutânea sem hemorragia. Na miíase cavitária, o quadro clínico e a gravidade dependem da localização e da extensão da destruição tecidual.

Exames diagnósticos

- Clínico (presença de larvas faz o diagnóstico).
- Ultrassonografia.

Diagnóstico diferencial

- Furúnculo.
- Cisto epidérmico infectado.

Tratamento

Primeira linha

- Miíase furunculoide: remoção da larva. Amplia-se o orifício e faz-se a posterior extrusão do parasita. A larva deve ser retirada inteira para evitar infecção secundária e reação de corpo estranho.
- Miíase cavitária: as larvas devem ser removidas mecanicamente.

Segunda linha

- Curativo oclusivo com vaselina ou óleos na miíase furunculoide.
- Ivermectina oral.

Pérola clínica

- A presença de lesão nodular eritematosa semelhante ao furúnculo, porém menos inflamatória associada à sensação de "ferroada", é sugestiva de miíase furunculoide.

CAPÍTULO 2
ERUPÇÕES POR DROGAS

ERITEMA PIGMENTAR FIXO

Comentários gerais

Definição
- Caracteriza-se por lesões cutâneas recorrentes e no mesmo local cada vez que o medicamento é administrado.

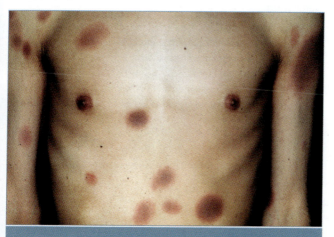

Máculas ovaladas, hiperpigmentadas, bem delimitadas no tronco e nos membros superiores.

Etiologia

- Antibióticos (sulfas, como o clotrimoxazol, as ciclinas, como a tetraciclina e as penicilinas, como a ampicilina).
- Anti-inflamatórios não hormonais e barbitúricos.

Chave diagnóstica

Manifestações clínicas

- Aparecimento das lesões em 30 minutos a 8 horas após a exposição à droga.
- Comumente nas pernas, tronco, mãos, pés, genitais, região perianal, periocular e perioral.
- Lesões mucosas são comuns e podem ocorrer isoladamente ou associadas a lesões cutâneas.

Exame físico

- Placas eritematoedematosas arredondadas ou ovais, bem delimitadas, que evoluem para máculas que vão do acastanhado ao violáceo (hiperpigmentação persistente). Eventualmente, as lesões podem ser vesicobolhosas.
- Inicialmente as lesões são únicas, porém, com a reexposição à droga, novas lesões podem surgir e as lesões anteriores aumentam de tamanho.

Exames diagnósticos

- História medicamentosa e exame clínico.
- Anatomopatológico.

Diagnóstico diferencial

- Lúpus eritematoso.
- Dermatose cinzenta.

Capítulo 2: Erupções por drogas – Eritema polimorfo (multiforme) 307

 Tratamento

Primeira linha
- Retirada do medicamento suspeito.

Segunda linha
- Corticoterapia sistêmica ou tópica.

 Pérola clínica

- É uma das dermatoses patognomônicas de erupção por drogas; não existem outras causas.

ERITEMA POLIMORFO (MULTIFORME)

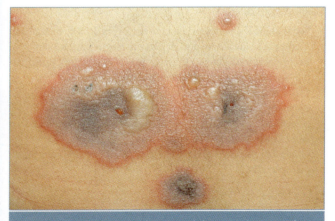

Lesão típica em alvo (área central purpúrica, halo intermediário mais claro e edematoso e anel externo eritematoso bem delimitado com vesiculação central).

Comentários gerais

Definição
- Trata-se de erupção macular, papulosa ou urticariforme, que apresenta como característica as típicas lesões em alvo ou em íris. Classifica-se em eritema polimorfo *minor* ou *major*.

Etiologia
- Dermatose relacionada principalmente a infecções e ocasionalmente a medicamentos.
- Metade dos casos é idiopática e entre as causas infecciosas, a mais comumente implicada é o herpes simples, seguido da infecção pelo micoplasma.

Chave diagnóstica

Manifestações clínicas
- Todas as idades, preferencialmente em jovens do sexo masculino.
- A erupção se instala em poucos dias e se resolve em 2 a 3 semanas.
- Recorrência frequente e a presença de lesões mucosas, principalmente orais, e de sintomas sistêmicos, como febre.
- Existem duas formas, a *minor*, que corresponde a 80% dos casos, e a *major*.
- A localização típica é nas palmas, dorso das mãos, punhos, pés e face extensora dos joelhos e cotovelos.
- O número de lesões é variável e elas podem evoluir com hiperpigmentação.

Exame físico
- Forma *minor*: lesões maculares, papulosas e urticariformes distribuídas preferencialmente na parte distal das extremidades, podendo acometer também tronco, palmas e plantas e mucosas oral e genital.

- Lesões típicas em alvo quase sempre estão presentes (área central purpúrica, halo intermediário mais claro e edematoso e anel externo eritematoso e bem delimitado podendo ou não apresentar vesiculação central).
- Forma *major*: forma mais grave, caracteriza-se por lesões cutâneas e mucosas mais extensas.

Exames diagnósticos

- Clínico.
- Anatomopatológico.
- Investigação de herpes simples (Tzanck e sorologia).

Diagnóstico diferencial

- Lúpus eritematoso.
- Dermatoses vesicobolhosas autoimunes.
- Urticária vasculite.
- Síndrome de Kawasaki.

Tratamento

Primeira linha

- Corticoterapia sistêmica.
- Avaliação oftalmológica no caso de envolvimento ocular.

Segunda linha

- Profilaxia com terapia antiviral nos casos relacionados ao herpes.

Terceira linha

- Dapsona, talidomida, azatioprina, ciclosporina.

Pérola clínica

- A forma *major* pode ser fatal. São casos que necessitam de cuidados hospitalares e o tratamento com corticoterapia sistêmica é controverso.

SÍNDROME DE STEVENS-JOHNSON

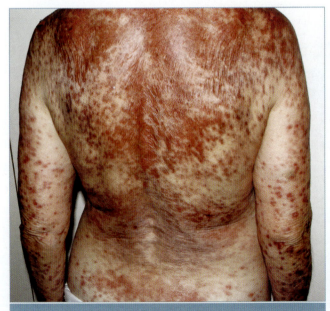

Lesões maculopapulares, eritematosas e de grande extensão.

Capítulo 2: Erupções por drogas – Síndrome de Stevens-Johnson 311

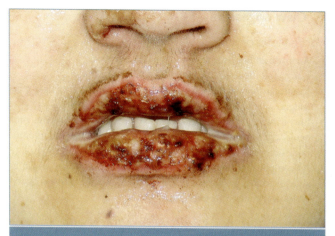

Frequente envolvimento mucoso, áreas exulceradas recobertas por crostas.

 Comentários gerais

Definição

- Farmacodermia potencialmente grave que acomete pele e mucosa. Caracteriza-se por bolhas e descolamento de até 10% da superfície corpórea.

Etiologia

- Medicamentos frequentemente envolvidos: antibióticos (sulfas, penicilinas e ciclinas), anticonvulsivantes (barbitúricos, carbamazepina, fenitoína e lamotrigina), anti-inflamatórios não hormonais (ibuprofeno e piroxicam), antirretrovirais (nevirapina e abacavir) e o alopurinol.
- São descritos antígenos de histocompatibilidade (HLA), que denotam maior suscetibilidade do indivíduo em apresentar a dermatose quando exposto à droga.

Chave diagnóstica

Manifestações clínicas

- Acomete ambos os sexos e todas as faixas etárias.
- É mais frequente em pacientes HIV positivos.
- Instalação rápida, acompanhada de febre, cansaço, mialgia e artralgia.
- Envolvimento mucoso sempre presente, preferencialmente oral, ocular e genital, podendo ocorrer também bronquite e pneumonite.
- Pode ocorrer também acometimento hepático e renal.
- As complicações mais comuns e que devem ser evitadas são as sinéquias orais, oculares e genitais. Podem ocorrer também opacidades corneanas e até cegueira.

Exame físico

- As lesões são maculopapulares, eritematosas e de extensão variável. Podem ocorrer bolhas, que evoluem para erosões.
- A mucosa oral mostra formações bolhosas extensas que evoluem para erosões e retalhos de pele branco-acinzentados, o que confere aos lábios, por exemplo, o aspecto de crostas hemorrágicas.
- A mucosa ocular apresenta conjuntivite purulenta quando acometida.
- Apresenta sinal de Nikolsky positivo.

Exames diagnósticos

- Físico.
- Anatomopatológico.

Diagnóstico diferencial

- Pênfigo paraneoplásico.
- Doenças bolhosas autoimunes.
- Erupção pigmentar fixa bolhosa.
- SSSS.

Tratamento

Primeira linha

- Retirada do medicamento suspeito.
- Cuidados de terapia intensiva.
- Cuidados locais.
- Avaliação oftalmológica.

Segunda linha

- Corticoterapia sistêmica.
- Imunoglobulina endovenosa.
- Plasmaférese.

Terceira linha

- Ciclosporina.
- Ciclofosfamida.

Pérola clínica

- A mortalidade atinge 5%, ocorrendo por septicemia, toxemia ou insuficiência renal.

NECRÓLISE EPIDÉRMICA TÓXICA

Comentários gerais

Definição

- Farmacodermia potencialmente grave que acomete pele e mucosa. Caracteriza-se por bolhas e descolamento de mais de 30% da superfície corpórea.

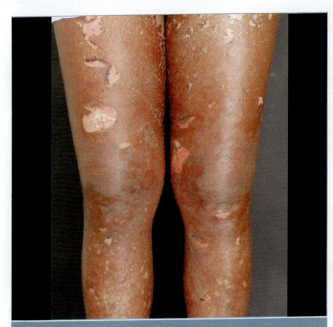

Descolamento e erosões da pele sobre área eritematopurpúrica.

Etiologia

- Medicamentos frequentemente envolvidos: antibióticos (sulfas, penicilinas e ciclinas), anticonvulsivantes (barbitúricos, carbamazepina, fenitoína e lamotrigina), anti-inflamatórios não hormonais (ibuprofeno e piroxicam), antirretrovirais (nevirapina e abacavir) e alopurinol.
- São descritos antígenos de histocompatibilidade (HLA) que denotam maior suscetibilidade do indivíduo em apresentar a dermatose quando exposto à droga.

Chave diagnóstica

Manifestações clínicas

- Acomete ambos os sexos e todas as faixas etárias e HIV positivos.
- Pródromos de febre, cansaço, rinite, conjuntivite e dificuldade para urinar.
- Na fase aguda, o paciente apresenta febre, envolvimento mucoso e exantema maculopapular doloroso, que se dissemina craniocaudalmente.
- Complicações sistêmicas frequentes: hipovolemia e distúrbios hidroeletrolíticos, que podem levar a alterações hemodinâmicas e falência de múltiplos órgãos, pneumonite e insuficiência respiratória, erosões intestinais e esofágicas e septicemia por infecção na pele, pulmonar ou urinária, acometimento hepático, anemia, linfopenia, neutropenia e trombocitopenia.
- Complicações mucocutâneas: alterações pigmentares, hipo ou hiper-hidrose, distrofias ungueais, alopecia cicatricial e cicatrizes hipertróficas, levando a contraturas, xerostomias, sinéquias genitais e esofageanas.
- As complicações mucosas incluem xerostomia e sinéquias, como fimose e estenose vulvovaginal e esofagiana, conjuntivite, fotofobia, ectrópio, triquíase, estenose do ducto lacrimal, xeroftalmia, formação de pseudomembrana, opacidades e ulcerações corneanas.

Exame físico

- Máculas purpúricas e lesões em alvo atípico, que se caracterizam por máculas mal delimitadas com centro purpúrico ou bolhoso, disseminadas que evoluem com descolamento e erosões de grandes áreas, preferencialmente naquelas que sofrem trauma ou pressão, como o dorso e as nádegas.
- O envolvimento mucoso conjuntival, corneal, bucal, labial e genital é geralmente grave e os pacientes apresentam fotofobia, lábios

com crostas hemorrágicas e uretrite que se manifesta como retenção urinária.
- Apresenta sinal de Nikolsky positivo.

Exames diagnósticos
- História do uso de medicamento suspeito.
- Físico.
- Anatomopatológico.

Diagnóstico diferencial
- SSSS.
- Síndrome de Stevens-Johnson.

Tratamento

Primeira linha
- Retirada do medicamento suspeito.
- Cuidados de terapia intensiva.
- Cuidados locais.
- Avaliação oftalmológica.

Segunda linha
- Corticoterapia sistêmica.
- Imunoglobulina endovenosa.
- Plasmaférese.

Terceira linha
- Ciclosporina.
- Ciclofosfamida.

Capítulo 2: Erupções por drogas – Reação de hipersensibilidade a droga 317

Pérolas clínicas

- A mortalidade atinge 40%, ocorrendo por falência de múltiplos órgãos e SARS devido a sepse, TEP e sangramento intestinal. Pode ser calculada baseado na escala Scorten.
- A presença de lesões que evoluam para de 10 a 30% de descolamento da superfície corpórea corresponde à transição da síndrome de Stevens-Johnson para a NET e tem mortalidade de 10 a 15%.

REAÇÃO DE HIPERSENSIBILIDADE A DROGA

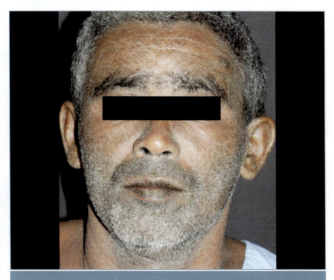

Eritema e edema facial com descamação.

Comentários gerais

Definição

- Farmacodermia potencialmente grave que acomete pele, fígado e sistema reticuloendotelial. Também é conhecida como DRESS (*drug rash with eosinophilia and systemic symptoms*).

Etiologia

- Medicamentos frequentemente envolvidos: anticonvulsivantes (fenitoína, fenobarbital, carbamazepina e lamotrigina), sulfas (dapsona, sulfametoxazol-trimetoprima), alopurinol, abacavir, nevirapina e minociclina.
- Acredita-se que uma falha nos mecanismos de detoxificação dessas drogas leve à imunossupressão relativa com posterior reativação viral. Entre os possíveis vírus reativados estão o herpes vírus humano tipo 6 (HHV-6).
- São descritos antígenos de histocompatibilidade (HLA) que denotam maior suscetibilidade do indivíduo em apresentar a dermatose quando exposto à droga.

Chave diagnóstica

Manifestações clínicas

- A síndrome caracteriza-se por febre, edema facial, exantema, linfadenomegalia, alterações hematológicas e acometimento de órgãos sistêmicos (hepatite, nefrite, pneumonite, hipotireoidismo, miocardite, pancreatite e até encefalite) após 3 a 6 semanas de administração da droga.
- As alterações hematológicas mais comuns são eosinofilia (até 90% dos casos) e presença de linfócitos atípicos (40% dos casos).
- A mortalidade é de cerca de 10%.

Exame físico

- Edema facial acompanhado de pápulas eritematoinfiltradas.
- Exantema maculopapular de coloração vermelho-viva e progressão cefalocaudal que constantemente evolui para eritrodermia.
- Linfadenomegalia.

Exames diagnósticos

- História do uso de medicamento suspeito.
- Clínico.
- Anatomopatológico.
- Investigação de acometimento hematológico e sistêmico, especialmente hepático, renal e tireoidiano.

Diagnóstico diferencial

- Doenças exantemáticas virais.
- Outras causas de eritrodermias.

Tratamento

Primeira linha

- Retirada do medicamento suspeito.
- Corticoterapia sistêmica.

Segunda linha

- Imunoglobulina endovenosa.
- Ciclosporina.

Pérola clínica

- Mesmo após a introdução da terapêutica, o quadro clínico e laboratorial pode levar meses para a normalização.

CAPÍTULO 3

AFECÇÕES POR AGENTES FÍSICOS

CALOSIDADES E CALO

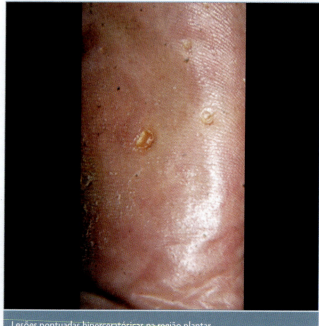

Lesões pontuadas hiperceratósicas na região plantar.

Capítulo 3: Afecções por agentes físicos – Calosidades e calo   321

Comentários gerais

Definição
- Formações hiperceratósicas adquiridas que acometem áreas de pele submetidas a pressão ou a trauma frequente.

Etiologia
- Irritação mecânica intermitente resultante por predisposição individual, vícios ou problemas ortopédicos.

Chave diagnóstica

Manifestações clínicas
- Localizam-se em áreas de atrito.
- Quando localizados são chamados de calo ou *clavus* (dorso do quinto pododáctilo, palmas e plantas) e podem acometer o espaço interdigital dos pés (calosidade interdigital).
- Áreas menos circunscritas no local de fricção das mãos e dos pés (calosidades).
- Dolorosos à pressão.

Exame físico
- Placas hiperceratósicas insensíveis, no caso das calosidades ou lesões hiperceratósicas amareladas, bem delimitadas medindo em média até 1 cm de diâmetro (calo ou *clavus*).

Exame diagnóstico
- Clínico.

Diagnóstico diferencial
- Verruga vulgar.
- Hiperceratose palmoplantar.

Tratamento

Primeira linha

- Eliminação do fator causal.
- Queratolíticos (ácido salicílico, ureia).

 ## Pérola clínica

- Calos têm frequentemente sensibilidade atmosférica, tornando-se dolorosos antes, durante ou após temporais.

 # ERITEMA *AB IGNE*

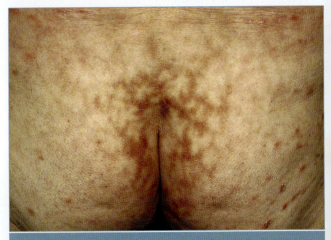

Eritema e pigmentação reticulada com telangiectasias e atrofia.

Capítulo 3: Afecções por agentes físicos – Eritema *ab igne*

Comentários gerais

Definição
- Pigmentação reticulada decorrente de radiações térmicas.

Etiologia
- Exposição prolongada e repetida a radiações térmicas infravermelhas, lareiras, braseiros, almofadas térmicas ou bolsas de água quente.

Chave diagnóstica

Manifestações clínicas
- Localizam-se com frequência na região lombossacral, abdome, membros inferiores.
- Mais no sexo feminino.

Exame físico
- Eritema e pigmentação reticulada com telangiectasias e atrofia.

Exames diagnósticos
- Clínico e anatomopatológico.

Diagnóstico diferencial
- Livedo reticular.
- Poliarterite nodosa.
- Poiquilodermias.
- Linfoma cutâneo.

Tratamento

Primeira linha
- Eliminação do fator de risco.

Pérolas clínicas

- Atualmente têm surgido casos de eritema *ab igne* pelo uso abusivo de *notebooks* e celulares em contato com a pele.
- Tem sido descrito como complicação o desenvolvimento de carcinoma espinocelular sobre as lesões.

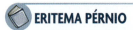 ERITEMA PÉRNIO

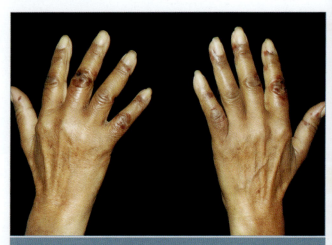

Eritema cianótico, edematoso no dorso dos dedos das mãos.

 Comentários gerais

Definição

- Quadro inflamatório da pele de localização acral determinado pelo frio em indivíduos suscetíveis.

Etiologia
- Interação de distúrbios autonômicos da função vascular e baixas temperaturas, sendo bastante importante a umidade.

Chave diagnóstica

Manifestações clínicas
- Predomina em jovens.
- Frequente em zonas frias e temperadas.
- Localiza-se nas mãos, nos pés, nas orelhas e no nariz.

Exame físico
- Eritema cianótico, edematoso, frio, podendo apresentar-se nas áreas pápulas ou nódulos individualizados.
- Podem ser acompanhados de ulcerações, fissuras e hiper-hidrose.
- É acompanhado de queimação, adormecimento e, por vezes, dor.

Exames diagnósticos
- Clínico e anatomopatológico.

Diagnóstico diferencial
- Lúpus eritematoso.
- Crioglobulinemia.
- Lúpus pérnio (sarcoidose).

Tratamento

Primeira linha
- Eliminação do fator de risco (evitar exposição ao frio e usar luvas).

Segunda linha
- Corticosteroides tópicos.

Terceira linha

- Vasodilatadores (ácido nicotínico, pentoxifilina, nifedipina).

Pérola clínica

- Pode se associar a lúpus eritematoso, crioglobulinemia e crioaglutininemia.

RADIODERMITES

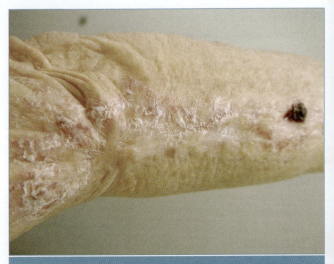

Lesão queratósica sob base atrófica telangiectásica da radiodermite crônica.

Capítulo 3: Afecções por agentes físicos – Radiodermites

Comentários gerais

Definição
- São os efeitos imediatos ou tardios na pele desencadeados pela radiação ionizante.

Etiologia
- Exposição à radiação ionizante que depende de dose, tempo de exposição e extensão da superfície corporal irradiada.

Chave diagnóstica

Manifestações clínicas
- Na forma aguda, ocorrem de 2 a 7 dias após a radiação.
- Na forma crônica, podem ser vistas precocemente ou anos após a irradiação.

Exame físico
- *Forma aguda*: assemelham-se as queimaduras solares (eritema, edema, vesiculação e bolhas). Podem comprometer anexos, diminuindo a sudorese e a epilação.
- *Forma crônica*: a apele apresenta-se atrófica, hiperpigmentada, com telangiectasias e descamação. Podem evoluir com queratose e ulceração.

Exames diagnósticos
- Clínico e anatomopatológico na suspeita de associação com tumor.

Diagnóstico diferencial

- Queimaduras.
- Cicatrizes.

Tratamento

Primeira linha

- Cuidados gerais com as lesões (limpeza local; evitar sol, roupas de tecidos sintéticos e calor).

Segunda linha

- Compressas a base de ácidos graxos essenciais.
- Placa de hidrocoloide.
- Sulfadiazina de prata a 1%.
- Alginato de cálcio.

Terceira linha

- Nos casos crônicos, seguimento.

Pérola clínica

- Nos casos de radiodermite crônica, existe a possível associação com carcinoma baso e espinocelular sobre as lesões.

FOTOSSENSIBILIDADE

Comentários gerais

Definição

- Manifestações cutâneas decorrentes de uma perturbação dos mecanismos normais de sensibilidade à radiação luminosa.

Capítulo 3: Afecções por agentes físicos – Fotossensibilidade 329

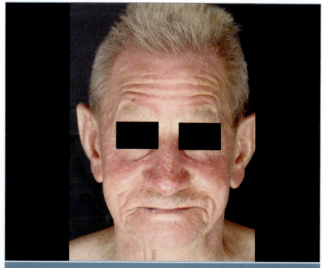

Lesões eritematosas e descamativas em áreas de exposição solar.

Etiologia

- Presença na pele de moléculas endógenas ou exógenas que funcionam como cromóforos que, ao absorverem a radiação, determinam reações fototóxicas (sem base imunológica) e fotoalérgicas (com base imunológica).

 Chave diagnóstica

Manifestações clínicas

- *Fototoxicidade*: sensação de queimadura, aparecimento imediato ou horas após a exposição; surgem ao primeiro contato, sem lesões a distância. Restritas às áreas irradiadas.

- *Fotoalergia*: aparecimento mais tardio (24 a 48 horas pós-exposição), acometendo áreas fotoexpostas (com lesões a distância); surgem após contato prévio e independem da concentração do alérgeno.

Exame físico

- *Fototoxicidade*: eritema imediato, formação de vesicobolhas e pigmentação residual persistente.
- *Fotoalergia*: quadros eczematosos agudos ou crônicos.

Exames diagnósticos

- Anatomopatológico.
- Fototeste e fototeste de contato.

Diagnóstico diferencial

- Erupção polimorfa à luz.
- Dermatite actínica crônica.

Tratamento

Primeira linha

- Identificação e remoção do agente causal.
- Cuidados de fotoproteção.

Segunda linha

- Cuidados locais, como compressas calmantes.
- Cremes de corticosteroides.

Terceira linha

- Nos casos de fotoalergia, corticosteroides sistêmicos.

Capítulo 3: Afecções por agentes físicos – Erupção polimorfa à luz   331

Pérolas clínicas

- É exemplo de fototoxicidade a fitofotodermatose determinada pelo sumo da casca do limão.
- Existem inúmeras drogas causadoras de fotoalergia por via exógena ou endógena (sulfamídicos, prometazina, piroxicam, clorotiazidas, entre outras).

ERUPÇÃO POLIMORFA À LUZ

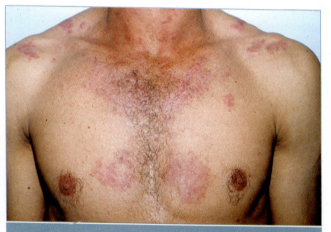

Pápula e placas eritematoedematosas nas áreas de exposição solar.

Comentários gerais

Definição
- Dermatose de origem desconhecida relacionada diretamente à exposição à luz solar.

Etiologia
- Desconhecida. Relaciona-se com a exposição à radiação ultravioleta.

Chave diagnóstica

Manifestações clínicas
- Incide mais na primavera e no verão.
- Inicia-se de 30 minutos até 24 horas após a exposição solar.
- É mais frequente nas mulheres.

Exame físico
- Acomete face, face superior do tronco anterior e posterior, e extremidades.
- Quadro multiforme, pápulas eritematosas, vesículas e placas.

Exames diagnósticos
- Anatomopatológico.
- Fototeste e fototeste de contato.
- Pesquisa de fator antinúcleo.

Diagnóstico diferencial

- Mucinose eritematosa reticular.
- Infiltração linfocitária.
- Lúpus eritematoso.
- Fotossensibilidade.

Tratamento

Primeira linha
- Cuidados de fotoproteção.
- Corticosteroides sistêmicos nas erupções severas.

Segunda linha
- Fototerapia (PUVA terapia, UVB *narrowband*).

Terceira linha
- Hidroxicloroquina.
- Betacaroteno.

Pérola clínica
- Roupas e vidros de janela habitualmente protegem o doente da erupção.

CAPÍTULO 4

TUMORES CUTÂNEOS

4.1. BENIGNOS

EPIDÉRMICOS

NEVO VERRUCOSO

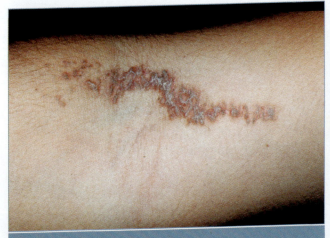

Lesão verrucosa linear da forma localizada de nevo verrucoso.

Capítulo 4: Tumores cutâneos – Benignos – Epidérmicos – Nevo verrucoso   335

Comentários gerais

Definição
- Malformação epidérmica congênita presente ao nascimento ou na primeira infância.

Etiologia
- Hamartoma localizado caracterizado por hiperplasia epidérmica e de estruturas anexiais.

Chave diagnóstica

Manifestações clínicas
- Existem três apresentações clínicas:
  - Nevo epidérmico linear localizado.
  - Nevo epidérmico linear inflamatório.
  - Nevo epidérmico linear generalizado (ictiose histrix).

Exame físico
- Lesão verrucosa com tendência à distribuição linear.

Exames diagnósticos
- Características clínicas e exame anatomopatológico.

Diagnóstico diferencial

- Moléstia de Darier linear.
- Líquen estriado.

Tratamento

Primeira linha
- Lesões isoladas e pequenas, excisão e sutura.

Segunda linha
- Dermatoabrasão, eletrocoagulação, enxertia.

Terceira linha
- Radiofrequência, *laser*, retinoide tópico e, nos casos generalizados, retinoides sistêmicos.

Pérola clínica
- O nevo verrucoso pode ser acompanhado de hipoplasia das estruturas mais profundas ou de outras malformações esqueléticas, nervosas e angiomatosas.

NEVO COMEDÔNICO

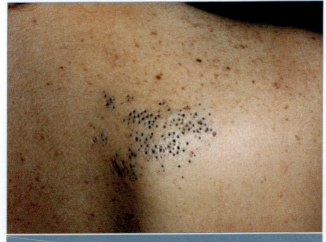

Placa única com pápulas isoladas com parte central de rolha córnea.

Comentários gerais

Definição
- Variante de nevo verrucoso cuja superfície lembra comedões.

Etiologia
- Desconhecida (variante de nevo verrucoso, mosaicismo ou desregulação do desenvolvimento da porção mesodérmica da unidade pilossebácea).

Chave diagnóstica

Manifestações clínicas
- Lesão geralmente única e linear.

Exame físico
- Presença de pápulas ligeiramente elevadas em cuja parte central há rolha córnea, semelhante ao comedão.

Exames diagnósticos
- Características clínicas e exame anatomopatológico.

Diagnóstico diferencial
- Nevo epidérmico linear localizado.

Tratamento

Primeira linha
- Exérese cirúrgica.

Pérola clínica
- Pode ser acompanhado de alterações inflamatórias que levam a cicatrizes semelhantes à acne conglobata.

QUERATOSE SEBORREICA

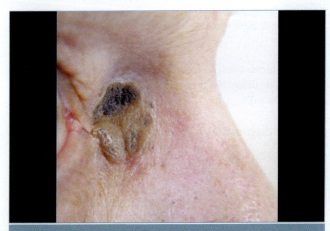

Lesão única, verrucosa de coloração acastanhada e superfície graxosa.

Comentários gerais

Definição
- Trata-se de lesão queratósica, exofítica, ligeiramente pigmentada comum em indivíduos de meia-idade e idosos.

Etiologia
- Desconhecida (provavelmente tumores foliculares).

Chave diagnóstica

Manifestações clínicas
- Acomete qualquer localização com exceção da região palmar e plantar. É mais frequente na face, tronco e dorso.

Exame físico
- Lesões únicas ou múltiplas verrucosas, com superfície graxenta de coloração castanha ou enegrecida.

Exame diagnóstico
- Anatomopatológico.

Diagnóstico diferencial
- Verruga vulgar.
- Carcinoma basocelular pigmentado.
- Melanoma.
- Nevo pigmentar.

Tratamento

Primeira linha
- Curetagem e eletrocauterização.

Segunda linha
- Crioterapia.
- *Peeling*.
- *Laser*.

Terceira linha
- 5-fluorouracil.

Pérola clínica
- O aparecimento súbito de numerosas queratoses seborreicas (sinal de Leser-Trelat) está associado com malignidade interna, mais frequentemente adenocarcinoma de estômago. Tem sido descrito também seu aparecimento após a quimioterapia.

DERMATOSE PAPULOSA NIGRA

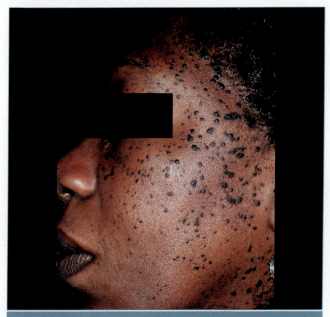

Pápulas enegrecidas, queratósicas, isoladas na face.

Comentários gerais

Definição
- Variante clínica da queratose seborreica.

Etiologia
- Desconhecida (anormalidade focal da queratinização).

Chave diagnóstica

Manifestações clínicas

- Acomete a etnia negra, na quarta década de vida, é mais frequente em mulheres e há aumento de frequência nos indivíduos da mesma família.

Exame físico

- Pápulas de 2 a 4 mm, pretas, ligeiramente elevadas, comprometendo particularmente a região malar e a fronte, eventualmente o pescoço, a face anterior do tronco e o dorso.

Exame diagnóstico

- Anatomopatológico.

Diagnóstico diferencial

- Queratose seborreica.
- Acrocórdon.
- Verruga vulgar.

Tratamento

Primeira linha

- Somente para fins estéticos. Crioterapia, eletrocoagulação superficial.

FOLÍCULO PILOSO

TRICOEPITELIOMA

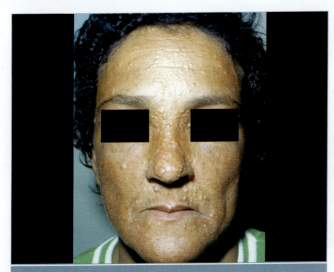

Lesões papulosas, isoladas, da cor da pele do tricoepitelioma múltiplo.

Comentários gerais

Definição

- Tumor que se origina do folículo piloso, usualmente múltiplo e familiar.

Etiologia

- Condição hereditária com herança dominante na sua forma múltipla.

 Chave diagnóstica

Manifestações clínicas

- *Múltiplo*: numerosas lesões comprometendo face, couro cabeludo e tronco.
- *Solitário*: mais comumente na face e em adultos.

Exame físico

- Lesão papulosa de 2 a 8 mm de coloração da pele.

Exames diagnósticos

- Características clínicas e exame anatomopatológico.

 Diagnóstico diferencial

- Carcinoma basocelular.
- Angiofibroma da esclerose tuberosa.

 Tratamento

Primeira linha

- Dermatoabrasão, eletrocoagulação.

Segunda linha

- Nitrogênio líquido, radiofrequência, *laser*.

 Pérola clínica

- Também conhecido como adenoma sebáceo tipo Balzer.

MÍLIO

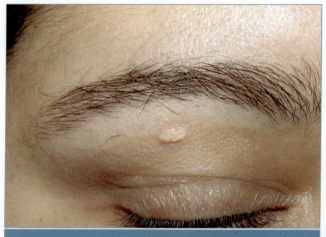

Lesão papulosa, amarelada da forma clínica espontânea.

Comentários gerais

Definição
- Tumorações minúsculas representadas por cistos epidermoides, muito comuns e que ocorrem em qualquer idade.

Etiologia
- São cistos epidermoides formados por obstrução dos folículos pilossebáceos ou ductos sudoríparos.

Chave diagnóstica

Manifestações clínicas

- Forma clínica espontânea e primitiva acometendo os dois terços superiores da face, principalmente a região periorbitária.
- Forma secundária a processos bolhosos, como epidermólise bolhosa, porfiria cutânea ou queimaduras.

Exame físico

- Lesão papulosa minúscula esbranquiçada ou amarelada de 1 a 2 mm de tamanho. Pode ser única ou múltipla.

Exame diagnóstico

- Clínico.

Diagnóstico diferencial

- Comedões fechados.

Tratamento

Primeira linha

- Abertura com agulha e retirada da massa ceratiginosa.

Pérola clínica

- É frequente o aparecimento de mílio em recém-nascidos, entretanto costuma desaparecer espontaneamente.

GLÂNDULAS SEBÁCEAS

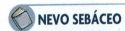

NEVO SEBÁCEO

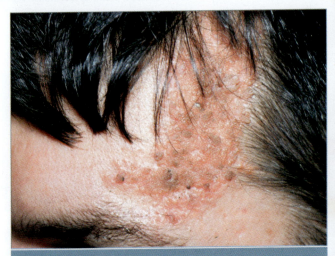

Placa papulosa, ligeiramente elevada com sulcos na superfície e coloração amarelo-acastanhada.

Comentários gerais

Definição
- Tumor benigno derivado de células epiteliais primárias do folículo piloso, composto por grande quantidade de glândulas sebáceas malformadas.

Etiologia

- Hamartoma resultante de defeitos ecto e mesodérmicos com especial aumento das glândulas sebáceas.

Chave diagnóstica

Manifestações clínicas

- Geralmente lesão única no couro cabeludo, podendo na puberdade tomar um aspecto verrucoso.

Exame físico

- Lesões em placa papulosa, ligeiramente elevada com sulcos na superfície e coloração amarelo-acastanhada. Presente desde o nascimento.

Exame diagnóstico

- Anatomopatológico.

Diagnóstico diferencial

- Nevo verrucoso.
- Carcinoma basocelular pigmentado.
- Tumores anexiais benignos.

Tratamento

Primeira linha

- Exérese da lesão.

Pérola clínica

- Em raros casos, apresentam-se como lesões múltiplas com disposição linear, fazendo parte de uma síndrome neurocutânea.

HIPERPLASIA SEBÁCEA (SENIL)

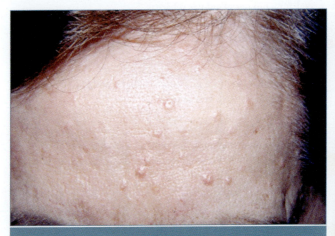

Múltiplas pápulas amareladas umbilicadas na face.

Comentários gerais

Definição
- Hiperplasia das glândulas sebáceas que ocorre em indivíduos maduros, acometendo particularmente a face.

Etiologia
- Hiperplasia das glândulas sebáceas.

Capítulo 4: Tumores cutâneos – Benignos – Glândulas sebáceas – Hiperplasia sebácea

 Chave diagnóstica

Manifestações clínicas
- Acomete mais a face, particularmente na fronte de indivíduos adultos.

Exame físico
- Pápulas de 2 a 4 mm de tamanho, de cor amarelada, umbilicadas e normalmente múltiplas.

Exame diagnóstico
- Anatomopatológico.

 Diagnóstico diferencial

- Mílio.
- Carcinoma basocelular.

 Tratamento

Primeira linha
- Curetagem e eletrocauterização.

Segunda linha
- Crioterapia com nitrogênio líquido.
- Ácido tricloroacético a 50%.

 Pérola clínica

- Lesões únicas e maiores são frequentemente confundidas com carcinoma basocelular.

CISTOS CUTÂNEOS

CISTO CERATIGINOSO

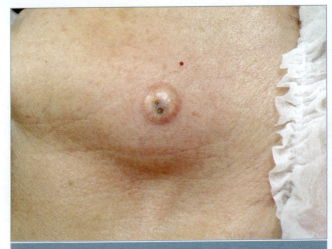

Lesão única de coloração amarelada do cisto epidérmico.

Comentários gerais

Definição
- São cistos intraepidérmicos ou subcutâneos de crescimento lento e muito comuns. São também conhecidos como cisto sebáceo e esteatoma.

Etiologia
- Agressão da unidade pilossebácea.
- Formação secundária a um cisto de inclusão.

Chave diagnóstica

Manifestações clínicas
- Existem duas variedades:
  - Cisto epidérmico, muito mais comum (85%) e encontrado mais na face e no tronco.
  - Cisto pilar (15%), indistinguível do cisto epidérmico e ocorre mais frequentemente no couro cabeludo.
- Assintomáticas.
- Frequentes em jovens e na meia-idade.

Exame físico
- Lesões únicas ou múltiplas nodulares, subcutâneas, firmes de coloração branca ou amarelada localizada na face, no pescoço e em parte superior do tronco.
- No centro da lesão, nota-se a presença de um ponto semelhante a um comedão.
- Pode dar vazão a material ceratinoso de odor fétido (rançoso).

Exames diagnósticos
- Exame clínico.
- O exame anatomopatológico só diferencia os dois tipos de cistos.

Diagnóstico diferencial
- Cilindroma.
- Triquilemoma.
- Cisto dermoide.
- Lipoma.
- Mílio.

Tratamento

Primeira linha
- Excisão da lesão procurando retirar toda a cápsula.

Segunda linha
- Corticoterapia intralesional quando houver inflamação.

Terceira linha
- Drenagem simples (recorrência frequente).

Pérola clínica
- A inflamação aguda do cisto se dá pela presença de uma infecção bacteriana que pode levar à ruptura da cápsula com drenagem de material ceratinoso e purulento.

CISTO DERMOIDE

Comentários gerais

Definição
- São cistos subcutâneos habitualmente presentes desde o nascimento, localizados em regiões de fendas embrionárias.

Etiologia
- Formação de cistos com cápsulas epidérmicas contendo anexos rudimentares e massa cística de sebo e queratina.

Chave diagnóstica

Manifestações clínicas
- Acometem áreas de fendas embrionárias, como região periorbitária, sacral e perineal.

Capítulo 4: Tumores cutâneos – Benignos – Cistos cutâneos – Cisto dermoide 353

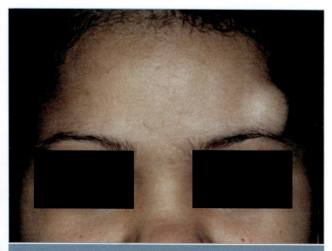

Nódulo subcutâneo único localizado na região de fenda embrionária.

Exame físico

- Nódulos subcutâneos únicos, de consistência branda e tamanho que varia de 1 a 5 cm de diâmetro.
- Seu conteúdo é preenchido por queratina e sebo, podendo, excepcionalmente, ser acompanhado de pelos, cartilagens ou osso.

Exame diagnóstico

- Clínico.

 Diagnóstico diferencial

- Cisto epidérmico.
- Cisto pilar.

Tratamento

Primeira linha
- Exérese cirúrgica.

Pérola clínica

- Quando localizado na região sacrococcígea é chamado de cisto pilonidal.

CISTO BRANQUEAL

Comentários gerais

Definição
- São anomalias do desenvolvimento do arco branqueal representados por cistos presentes desde o nascimento.

Etiologia
- Resultam do sequestro de epitélio respiratório durante a embriogênese.

Chave diagnóstica

Manifestações clínicas
- Geralmente são únicos, presentes desde o nascimento.
- Localizam-se na região esternal superior e mais raramente na face anterior do pescoço ou regiões mentonianas.

Exame físico
- Lesões únicas, nodulares, podendo estar associadas a fístulas completas que se abrem na pele e na faringe ou incompletas, em fundo cego.

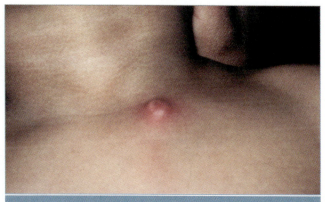
Botão fistuloso na região esternal.

Exame diagnóstico
- Clínico.

Diagnóstico diferencial

- Osteomielite.
- Micobacterioses atípicas.
- Escrofuloderma.

Tratamento

Primeira linha
- Excisão cirúrgica.

Pérola clínica

- Quando compromete a região mentoniana pode lembrar uma fístula dentária.

CISTOS ERUPTIVOS DE PELOS VELUS

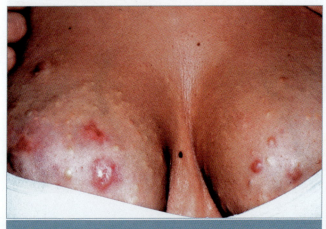

Lesões múltiplas foliculares simulando comedões.

Comentários gerais

Definição
- Distúrbio hereditário autossômico dominante que aparece de forma congênita ou na adolescência.

Etiologia
- Alterações nos genes que codificam a proteína 17.

Chave diagnóstica

Manifestações clínicas
- Acometem o tronco e as extremidades de crianças e jovens.

Exame físico

- Lesões múltiplas foliculares, hiperpigmentadas, simulando comedões.
- Algumas regridem espontaneamente e outras, por ruptura, dão lugar a fenômenos inflamatórios, tipo granuloma de corpo estranho.

Exames diagnósticos

- Clínico.
- Anatomopatológico.

Diagnóstico diferencial

- Esteatocistoma múltiplo.
- Erupções acneiformes.
- Queratose folicular.
- Foliculite perfurante.

Tratamento

Primeira linha
- Vaporização com radiofrequência.

Segunda linha
- Ácido retinoico tópico.
- Ácido lático.
- *Laser* de CO_2, érbio ou YAG.

Terceira linha
- Incisão e drenagem simples.

Pérola clínica

- Podem se associar a esteatocistoma multiplex e paquioníquia congênita.

GLÂNDULAS SUDORÍPARAS

SIRINGOMA
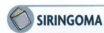

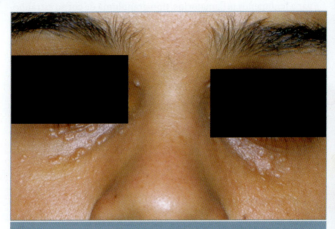

Pápulas achatadas, isoladas e da cor da pele na região palpebral.

Comentários gerais

Definição
- Tumor benigno usualmente múltiplo, que resulta da malformação de glândulas sudoríparas écrinas.

Etiologia
- Tumor que deriva da porção ductal intraepidérmica das glândulas sudoríparas écrinas.

Chave diagnóstica

Manifestações clínicas
- Acomete mais frequentemente mulheres adultas.
- Acomete pálpebras inferiores, regiões periorbitárias e menos frequentemente o colo.

Exame físico
- Pápulas duras, achatadas de 1 a 3 mm, coloração amarelo-rósea ou cor da pele.
- Múltiplos, podendo aparecer de forma eruptiva.

Exame diagnóstico
- Características clínicas e exame anatomopatológico.

Diagnóstico diferencial
- Xantelasma.
- Pseudoxantoma elástico.
- Mílios.
- Tricoepitelioma.
- Granuloma anular eruptivo.

Tratamento

Primeira linha
- Eletrocoagulação com agulha fina.

Segunda linha
- *Laser*, ácido tricloroacético.

Pérola clínica
- As formas eruptivas e disseminadas têm caráter familiar.

HIDROCISTOMA ÉCRINO

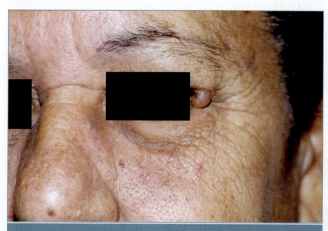

Lesão palpebral solitária translúcida.

Comentários gerais

Definição
- Tumores relativamente frequentes que aparecem habitualmente ao redor dos olhos.

Etiologia
- Tumor derivado de dilatação cística dos ductos écrinos pela retenção de secreções.

Chave diagnóstica

Manifestações clínicas
- Tumor relativamente frequente.

- Ocorre na fase adulta.
- Acomete homens e mulheres em igual proporção.

Exame físico
- Lesão habitualmente solitária.
- Nódulos translúcidos de 0,5 a 1 cm localizados nas pálpebras, eventualmente no pescoço e no tórax. Superfície lisa e coloração variando da cor da pele ao azul-escuro.

Exames diagnósticos
- Características clínicas e exame anatomopatológico.

Diagnóstico diferencial
- Carcinoma basocelular.
- Nevo azul.
- Melanoma.

Tratamento

Primeira linha
- Abertura e drenagem com eletrodissecção da cápsula.

Segunda linha
- Excisão cirúrgica.

Terceira linha
- Laser.

Pérola clínica
- Pode aumentar de volume com a elevação de temperatura.

TUMORES MELANOCÍTICOS

NEVO PIGMENTAR

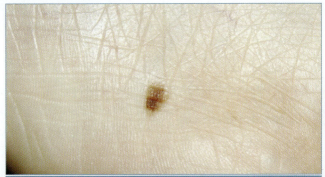

Nevo pigmentar na região plantar.

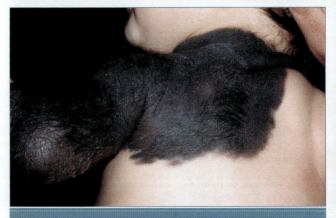

Nevo pigmentado gigante.

Capítulo 4: Tumores cutâneos – Benignos – Tumores melanocíticos – Nevo pigmentar

 ## Comentários gerais

Definição
- Tumores pigmentados benignos, formados pela proliferação de melanócitos (ninhos) da junção dermoepidérmica que migram para a derme.

Etiologia
- São considerados defeitos do desenvolvimento do tipo hamartoma.

 ## Chave diagnóstica

Manifestações clínicas
- Podem ser congênitos ou aparecer na adolescência, gravidez ou após administração de hormônio adrenocorticotrófico (ACTH).
- Tendem a desaparecer após a sexta década.
- Possuem grande variedade de expressões clínicas, tendo em comum a pigmentação e a presença de células névicas.

Exame físico
- Nevo juncional: área pigmentada plana (acastanhada ou enegrecida) ou ligeiramente elevada distribuída em qualquer ponto da pele ou mucosa.
- Nevo composto e intradérmico: elevados de coloração castanho-clara ou cor da pele.
- Nevo pigmentar congênito: maiores (por vezes, acometendo grande parte do tegumento), elevados, superfície mamilonada, marrom-escuro, podendo ser pilosos.
- Nevo de Spitz: mais comum na infância, acometendo face e membros inferiores. Apresenta-se como nódulo de 1 a 2 cm. De coloração eritematoacastanhada.
- Nevo de Sutton (halo nevo): nevo pigmentar rodeado por mácula despigmentada. Mais no tronco e em adultos jovens.

- Nevo atípico: formas isoladas e familiares, únicos ou múltiplos, com cerca de 2 cm e variações de bordas, assimetria e coloração.

Exames diagnósticos
- Clínico e anatomopatológico.

Diagnóstico diferencial

- Melanose de Becker.
- Dermatofibroma.
- Queratose seborreica.
- Melanoma.

Tratamento

Primeira linha
- Excisão cirúrgica somente em dúvida diagnóstica ou por razões cosméticas.

Pérola clínica

- Nevos melanocíticos gigantes têm tendência maior de malignização. Quando afetam a pele sobre a coluna vertebral podem se associar a espinha bífida e meningocele e podem ser acompanhados de melanocitose intracraniana.

MELANOCITOSE DÉRMICA

Comentários gerais

Definição
- Grupo de patologias que se caracterizam pela presença de melanócitos e pigmento melânico dérmicos.

Capítulo 4: Tumores cutâneos – Benignos – Tumores melanocíticos – Melanocitose dérmica   365

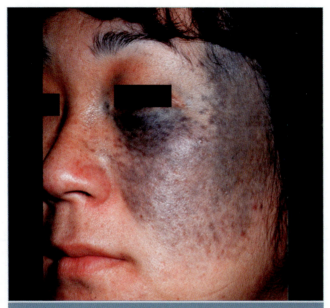

Nevo de Ota: mácula hiperpigmentada, azulada, acometendo a região periorbitária, frontal e malar, unilateralmente. Comprometimento da esclerótica.

Etiologia
- Desconhecida.

 Chave diagnóstica

Manifestações clínicas

Variedades clínicas:
- *Mancha mongólica*: congênita, ocorrendo na região sacral, particularmente em crianças, principalmente em ascendentes da etnia mongol.

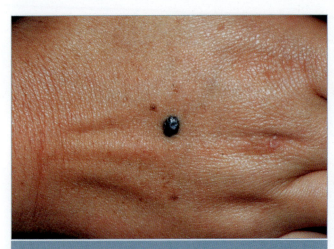
Nevo azul: pápula azulada no dorso da mão.

- *Nevo azul*: ocorre mais frequentemente na pele e raramente nas mucosas. Existem dois tipos, comuns e celulares.
- *Nevo de Ota*: acomete a pele da região periorbitária, frontal, malar e do dorso nasal, unilateralmente. Pode comprometer a esclerótica, córnea, retina, lábios, palato, faringe e mucosa nasal.

Exame físico

- Lesão maculosa pigmentada de coloração azul-acinzentada (mancha mongólica e nevo de Ito).
- Lesão nodular que não excede 0,5 cm (nevo azul comum) ou placa grande podendo atingir o subcutâneo de coloração azul ou negro-azulada (nevo azul celular).

Exames diagnósticos

- Clínico e anatomopatológico.

Diagnóstico diferencial

- Nevo pigmentar.
- Melanoma.

Tratamento

Primeira linha

- Excisão cirúrgica (quando possível) somente em dúvida diagnóstica ou por razões cosméticas.

Pérola clínica

- O nevo azul celular é passível de transformação maligna.
- O nevo de Ota localizado na região clavicular é chamado nevo de Ito.

EFÉLIDES

Comentários gerais

Definição

- Lesões pigmentadas extremamente pequenas comuns ligadas à exposição solar.

Etiologia

- Estão diretamente ligadas à exposição solar, mais frequentes no verão do que no inverno.
- São mais comuns em indivíduos de cor de cabelo clara, principalmente ruivos, e olhos claros, com herança autossômica provavelmente envolvida.

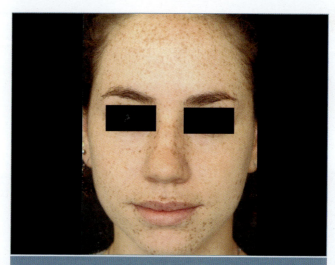

Lesões maculosas pequenas acastanhadas nas áreas de exposição solar.

Chave diagnóstica

Manifestações clínicas

- Acometem nariz, região malar, ombros e dorso dos membros superiores.
- Estão presentes nas crianças, aumentam a frequência nos adultos e regridem nos idosos. Têm predileção pelas mulheres.

Exame físico

- Lesões múltiplas, pequenas (2 mm), uniformemente pigmentadas.

Exame diagnóstico

- Clínico.

Capítulo 4: Tumores cutâneos – Benignos – Tumores melanocíticos – Lentigo   369

Diagnóstico diferencial
- Lentigo.
- Pitiríase versicolor.
- Manchas "café com leite".

Tratamento

Primeira linha
- Não é necessário. Somente por razões cosméticas.

Segunda linha
- Solução com hidroquinona.
- Tretinoína.
- *Peeling* de ácido glicólico.
- Ácido azelaico.

Terceira linha
- Criocirurgia.

Pérola clínica
- O número grande de efélides está ligado à maior suscetibilidade em ter melanoma.

LENTIGO

Comentários gerais

Definição
- O lentigo simples é uma lesão melanocítica muito comum, indistinguível das efélides; na forma juvenil aparece na infância sem mudanças, nem com o sol. Lentigo actínico ou senil apresenta le-

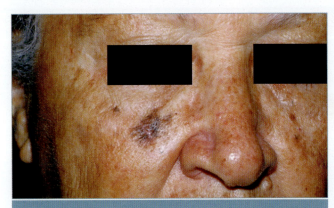

Mácula de coloração castanho-escura do lentigo solar.

sões maculosas acastanhadas, acometendo áreas de exposição solar nos caucasianos.

Etiologia

- *Lentigo actínico*: associa-se à exposição solar.
- *Lentigo juvenil*: ocorre por alterações hereditárias.

Chave diagnóstica

Manifestações clínicas

- *Lentigo simples*: acomete os jovens e aparece mais na gravidez.
- *Lentigo actínico*: as lesões são mais frequentes nas áreas de exposição solar.

Exame físico

- *Lentigo simples*: são lesões pequenas (1 a 5 mm), uniformemente pigmentadas, acastanhadas, bem circunscritas em qualquer área da pele.

Capítulo 4: Tumores cutâneos – Benignos – Tumores melanocíticos – Lentigo 371

- *Lentigo actínico*: mede de 0,1 a 1 cm ou mais de diâmetro, tem a tendência a coalescer e a coloração castanho-escura.

Exames diagnósticos
- Clínico e anatomopatológico.

Diagnóstico diferencial

- Lentigo maligno.
- Efélides.
- Queratose actínica.
- Queratose seborreica plana.
- Nevo melanocítico.

Tratamento

Primeira linha
- Fotoprotetores.
- Crioterapia.

Segunda linha
- Ablasão com *laser*.
- Retinoides tópicos.

Terceira linha
- 5-fluorouracil.

Pérola clínica

- O aumento do número de lesões lentiginosas pode estar associado à doença de Addison e à síndrome de Peutz-Jeghers.

MELANOSE DE BECKER

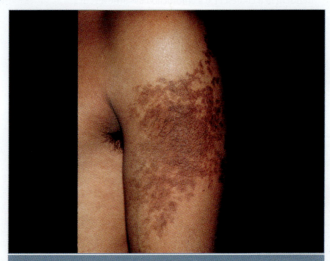

Lesão maculosa hiperpigmentada associada à hipertricose.

Comentários gerais

Definição
- Lesão andrógeno-dependente, que se torna mais evidente após a puberdade.

Etiologia
- Desconhecida (não é um nevo melanocítico).

Chave diagnóstica

Manifestações clínicas
- Presente na segunda década de vida, inicia-se como mácula assintomática castanho-clara, aumenta progressivamente acompanhado de hipertricose.
- Acomete tronco, ombro e parte superior do braço.

Exame físico
- Lesão maculosa, hiperpigmentada, unilateral associada com hipertricose.

Exames diagnósticos
- Clínico e anatomopatológico.

Diagnóstico diferencial
- Nevo melanocítico congênito.
- Pigmentação pós-inflamatória.
- *Nevus spilus*.
- Manchas "café com leite".

Tratamento

Primeira linha
- *Q-switched laser* de rubi.

Segunda linha
- *Laser* de rubi modo normal.

Terceira linha
- Eletrólise.

Pérola clínica

- Pode se associar com as seguintes anomalias: hipoplasia mamária unilateral, lipoatrofia localizada, defeitos vertebrais, hipoplasia peitoral, mama acessória e leiomioma múltiplos.

NEVUS SPILUS

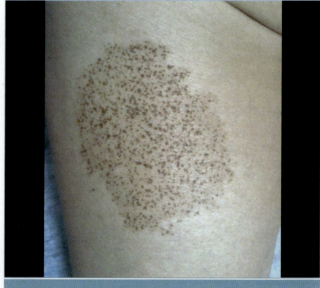

Lesão maculosa acastanhada salpicada por máculas mais escuras.

Comentários gerais

Definição
- Trata-se de lesão melanocítica que por sua característica clínica é também chamada de nevos sobre nevos.

Etiologia
- Representa um defeito localizado nos melanoblastos da crista neural.
- Fatores genéticos e ambientais podem estar envolvidos em seu aparecimento.

Chave diagnóstica

Manifestações clínicas
- Acomete tronco e membros inferiores, pode ser única ou múltiplas de tamanho variável e distribuição zosteriforme.

Exame físico
- Lesão maculosa acastanhada cor "café com leite", de tamanho variável, salpicada por máculas mais escuras.

Exames diagnósticos
- Clínico e anatomopatológico.

Diagnóstico diferencial
- Nevo pigmentar.
- Manchas "café com leite".
- Melanose de Becker.

Tratamento

Primeira linha
- Não é necessário. Somente por razões cosméticas.
- Observação clínica.

 ## Pérola clínica

- Embora tendo sido relatada a transformação maligna da lesão, o risco real é desconhecido e provavelmente pequeno.

 # MELANOSE VULVAR E PENIANA

 ## Comentários gerais

Definição
- Lesões pigmentadas que aparecem na região da genitália feminina e masculina de pacientes adultos e idosos.

Etiologia
- Desconhecida.

 ## Chave diagnóstica

Manifestações clínicas
- Localizam-se na região genital masculina e são menos frequentes na feminina.
- Aparecimento tardio.

Exame físico
- Lesão lentiginosa, com bordas irregulares e maculosa de cor acastanhado-escura.

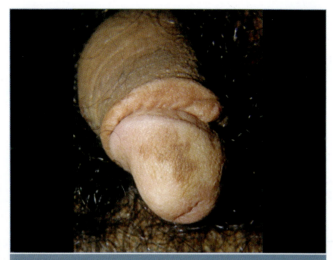

Lesão lentiginosa, com bordas irregulares, e maculosa de cor acastanhado-escura.

Exames diagnósticos

- Características clínicas e exame anatomopatológico.

Diagnóstico diferencial

- Lentigo.
- Melanoma.
- Nevo melanocítico.

Tratamento

Primeira linha

- Observação clínica.

Segunda linha
- Exérese cirúrgica.

 Pérola clínica
- Pouco se sabe sobre a história natural da pigmentação e seu risco de desenvolver melanoma.

TECIDO CONJUNTIVO

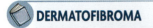 **DERMATOFIBROMA**

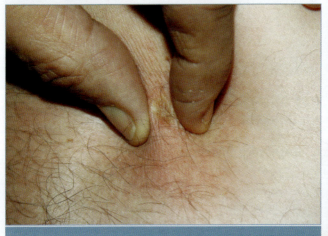

Pápula com enrugamento da pele sobre a lesão.

Capítulo 4: Tumores cutâneos – Benignos – Tecido conjuntivo – Dermatofibroma

Comentários gerais

Definição
- É uma tumoração benigna extremamente comum, também chamada de histiocitoma ou fibroma em pastilha.

Etiologia
- Desconhecida, podendo ocorrer espontaneamente.
- Pode estar associada à história de trauma (ruptura de cisto, picada de inseto).

Chave diagnóstica

Manifestações clínicas
- As lesões são mais comuns nas extremidades (principalmente inferiores) e região escapular.
- Geralmente são assintomáticas, podendo se associar a prurido ou dor.
- Únicas ou múltiplas.

Exame físico
- Lesão papulosa, firme, de 3 a 10 mm.
- Pápulas de coloração castanho-escura a negra.
- À palpação assemelha-se a um botão e nota-se um enrugamento da pele sobre a lesão.

Exames diagnósticos
- Clínico e anatomopatológico.

Diagnóstico diferencial
- Nevo pigmentar.
- Reação a corpo estranho.

- Cicatriz.
- Queloide.

Tratamento

Primeira linha
- A maioria das lesões é inócua, podendo permanecer sem serem retiradas.

Segunda linha
- Excisão cirúrgica. Se for por motivos estéticos deve ser considerada, pois pode deixar cicatriz proeminente na área excisada.

Terceira linha
- Corticosteroides intralesionais.

Pérola clínica

- Dermatofibromas eruptivos podem estar associados a paciente com HIV.

QUELOIDES E CICATRIZES HIPERTRÓFICAS

Comentários gerais

Definição
- Representam proliferações teciduais comuns pós-traumáticas.
- Enquanto as cicatrizes hipertróficas se aplainam espontaneamente, os queloides persistem ou podem aumentar de tamanho.

Etiologia
- Desconhecida.

Cap. 4: Tumores cutâneos – Benignos – Tec. conjuntivo – Queloides e cicatrizes hipertróficas   381

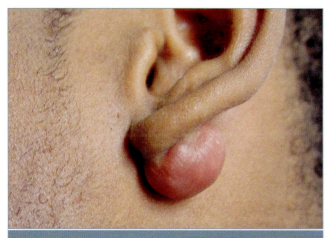

Lesão eritematosa, elevada, de superfície lisa e brilhante.

Chave diagnóstica

Manifestações clínicas
- São condições favorecedoras: infecções, tensões de suturas e presença de material estranho ao organismo.

Exame físico
- Lesões eritematosas elevadas e firmes de superfície lisa e brilhante.

Exames diagnósticos
- Clínico e anatomopatológico.

Diagnóstico diferencial
- Dermatofibroma.

Tratamento

Primeira linha
- Aplicações intralesionais de corticosteroides associados ou não à crioterapia.

Segunda linha
- Curativos oclusivos com pomada de corticosteroides potentes.
- Aplicação tópica de placa com silicone.
- 5 FU intralesional.
- Pressão local.

Terceira linha
- Dermatoabrasão ou excisão cirúrgica associada à radioterapia.
- Injeções intralesionais de interferon-alfa-2b.
- *Dye laser.*

Pérola clínica
- O queloide excede ostensivamente a área de lesão. A cicatriz hipertrófica limita-se a área atingida.

FIBROMA MOLE

Comentários gerais

Definição
- Proliferação benigna da pele também conhecida como acrocórdon ou pólipo fibroepitelial.

Etiologia
- Desconhecida. Tem maior prevalência em obesos e mulheres.
- Pode associar-se a gravidez, acantose nigricante e resistência periférica a insulina.

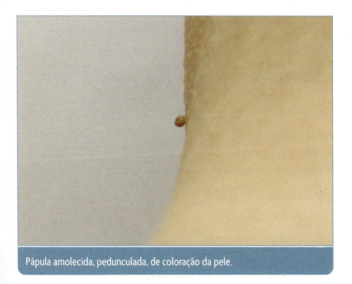

Pápula amolecida, pedunculada, de coloração da pele.

 Chave diagnóstica

Manifestações clínicas
- Assintomática, costuma incomodar no atrito com roupas, joias e fricção.
- Mais comum na meia-idade e em idosos.

Exame físico
- Pápulas filiformes múltiplas, lisas, da cor da pele, comprometendo particularmente a região cervical, axilar e inguinocrural.

Exame diagnóstico
- Somente o exame clínico.

Diagnóstico diferencial

- Queratose seborreica.
- Nevos melanocíticos.
- Neurofibroma.

Tratamento

Primeira linha

- Não necessita de tratamento.
- Excisão com tesoura dá melhor efeito cosmético.

Segunda linha

- Eletrodissecção.

Terceira linha

- Criocirurgia com nitrogênio líquido.

Pérola clínica

- Lesões únicas, grandes e pedunculadas são chamadas de molusco pêndulo.

COXIM FALANGEANO

Comentários gerais

Definição

- Espessamento fibroso circunscrito, sobrejacente às articulações interfalangeanas.

Etiologia

- Desconhecida.

Capítulo 4: Tumores cutâneos – Benignos – Tecido conjuntivo – Coxim falangeano   385

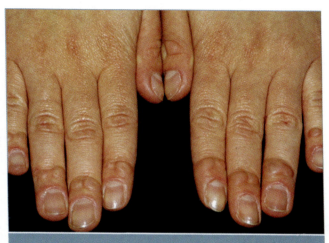

Espessamento da pele da extremidade distal dos quirodáctilos.

Chave diagnóstica

Manifestações clínicas
- Inicia-se com ceratoses na face dorsal dos dedos.
- Acomete dorso das articulações interfalangeanas. Raramente compromete joelhos e dorso dos pés.

Exame físico
- Espessamento da pele circunscrito que se inicia com queratose e evolui lentamente para enduração dérmica.

Exames diagnósticos
- Clínico e anatomopatológico.

Diagnóstico diferencial

- Ceratose traumática, ocupacional ou factícia.

Tratamento

Primeira linha
- Não há tratamentos satisfatórios.
- Ceratolíticos.

Pérola clínica

- Coxim falangeano pode ser visto na estátua *Davi*, de Michelangelo.

PÁPULA FIBROSA DO NARIZ

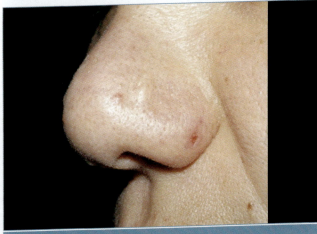

Lesão papulosa ligeiramente eritematosa na ponta do nariz.

Comentários gerais

Definição
- Lesão frequente papulosa, que acomete principalmente a região nasal.

Etiologia
- Processo reativo proliferativo de origem macrofágica.

Chave diagnóstica

Manifestações clínicas
- Única e acomete mais a região nasal.
- Pode ocorrer em qualquer região da face e ser múltipla.
- Acomete ambos os sexos na meia-idade.

Exame físico
- Pápula da cor da pele ou ligeiramente eritematosa, por vezes pigmentada. Séssil, assintomática, podendo sangrar aos menores traumas.

Exames diagnósticos
- Clínico e anatomopatológico.

Diagnóstico diferencial
- Nevo pigmentar.
- Carcinoma basocelular.

Tratamento

Primeira linha
- Exérese cirúrgica.

Segunda linha
- Eletrocoagulação.

Terceira linha
- Crioterapia com nitrogênio líquido.

Pérola clínica
- É muito confundido com carcinoma basocelular.

PÁPULAS PENIANAS PEROLADAS

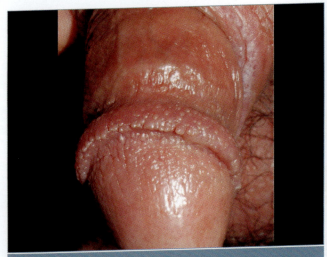

Pápulas filiformes peroladas na margem coronal do pênis.

Comentários gerais

Definição
- Lesões filiformes que comprometem a margem coronal peniana, também chamada de *hirsuta corona penis*.

Etiologia
- Desconhecida.

Chave diagnóstica

Manifestações clínicas
- Assintomáticas, frequentes entre os 20 e 30 anos de idade.
- Ocorrem na margem coronal da glande do pênis.

Exame físico
- Múltiplas pápulas, filiformes e peroladas.

Exames diagnósticos
- Clínico e anatomopatológico.

Diagnóstico diferencial
- Condiloma acuminado.
- Pápulas de Fordyce (glândulas sebáceas ectópicas).

Tratamento

Primeira linha
- Não necessita de tratamento.

Segunda linha
- Eletrocoagulação.

Terceira linha
- Aplicação de ácido tricloroacético.

Pérola clínica
- Frequentemente confundida com condiloma acuminado, leva a problemas de comportamento, principalmente nos jovens.

CISTO MIXOIDE

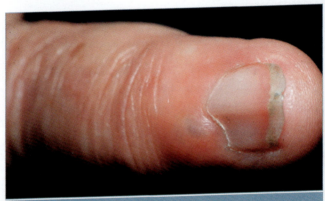

Pápula globosa transparente comprimindo a matriz ungueal.

Comentários gerais

Definição
- Cisto mucinoso que acomete os dedos das mãos e dos pés.

Etiologia

- Pode estar relacionado com conteúdo da cavidade sinovial ou originar-se de alteração degenerativa focal do tecido conjuntivo dérmico com superprodução de ácido hialurônico.

Chave diagnóstica

Manifestações clínicas

- Lesões solitárias das mãos e dos pés.
- Acomete mais as falanges distais dos dedos das mãos, próximo às unhas. Pode ser encontrado no dorso dos pés.

Exame físico

- Pápula transparente, globosa e flutuante, com menos de 1 cm.
- Quando puncionado, dá saída a um material gelatinoso.

Exames diagnósticos

- Clínico e anatomopatológico.

Diagnóstico diferencial

- Mixoma cutâneo.
- Cisto de inclusão.

Tratamento

Primeira linha

- Exérese da lesão.

Segunda linha

- Infiltração com corticosteroides.

Terceira linha

- Crioterapia com nitrogênio líquido.

Pérola clínica

- Admite-se a possibilidade de estar associado a trauma.

TUMORES VASCULARES

GRANULOMA PIOGÊNICO

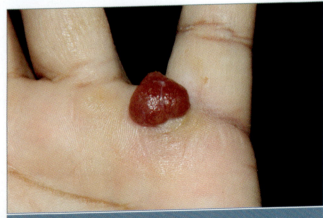

Pápula de aspecto vascular brilhante, apresentando ao redor um colarete epidérmico.

Capítulo 4: Tumores cutâneos – Benignos – Tumores vasculares – Granuloma piogênico   393

Comentários gerais

Definição
- Proliferação capilar que se desenvolve rapidamente após trauma.

Etiologia
- Desconhecida. Proliferação de vasos secundária a uma lesão tecidual.

Chave diagnóstica

Manifestações clínicas
- Costuma acometer dedos das mãos e dos pés, lábios, cabeça, porção superior do tronco e superfícies mucosas da boca e região perineal.
- Frequentemente, desenvolve-se após trauma local.

Exame físico
- Pápulas de aspecto vascular recobertas por epiderme intacta e afinada ou erosada com crostas e sangramento fácil.
- É característica a presença de um colarete epidérmico ao redor da lesão.

Exames diagnósticos
- Clínico e anatomopatológico.

Diagnóstico diferencial

- Hemangioma capilar.
- Sarcoma de Kaposi.
- Carcinoma espinocelular.
- Melanoma amelanótico.

Tratamento

Primeira linha
- Excisão com tesoura e cauterização.

Segunda linha
- Exérese da lesão.

Terceira linha
- Criocirurgia com nitrogênio líquido.

Pérola clínica
- Em raras ocasiões, pode apresentar lesões-satélite, principalmente após cauterização da lesão primária.

TUMOR GLÔMICO

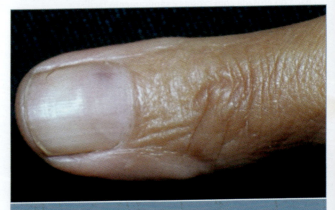

Mancha vermelho-azulada no leito ungueal.

Comentários gerais

Definição
- Lesão benigna relativamente comum que se desenvolve a partir do glomus cutâneo (receptores termorreguladores contendo estruturas ricas em anastomoses arteriovenosas). Acomete frequentemente os dedos.

Etiologia
- Desconhecida. As lesões se desenvolvem sobre o aparelho neuromioarterial.

Chave diagnóstica

Manifestações clínicas
- Classicamente, ocorre com a presença paroxística de dor, desencadeada por frio, pressão ou espontaneamente.
- Geralmente únicas, acometendo o leito ungueal.

Exame físico
- Pequenas tumorações (< 1 cm de diâmetro) vermelho-azuladas.

Exame diagnóstico
- Anatomopatológico.

Diagnóstico diferencial

- Schwannoma.
- Espiradenoma écrino.
- Hemangioma.
- Malformação arteriovenosa.

- Nevo azul.
- Melanoma.
- Angiolipoma.

Tratamento

Primeira linha

- Excisão cirúrgica.

Pérola clínica

- Eventualmente, o tumor erode à estrutura óssea da falange, causando uma distrofia por pressão sobre a unha.

HEMANGIOMA DA INFÂNCIA

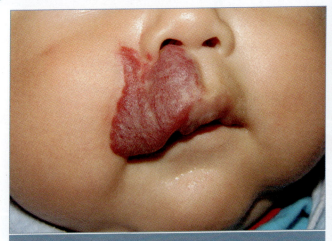

Lesão tumoral angiomatosa acometendo o lábio superior.

Comentários gerais

Definição
- Tumor mais comum na infância, ocorrendo em 10 a 12% das crianças até 1 ano de idade.

Etiologia
- Desequilíbrio na angiogênese, permitindo proliferação descontrolada de elementos vasculares.
- Especula-se uma alteração genética com transmissão autossômica dominante.

Chave diagnóstica

Manifestações clínicas
- Em geral, ausente ao nascimento; torna-se aparente a partir dos primeiros meses de vida.
- Lesões únicas (80%), sendo rara a presença de quatro ou mais lesões.
- As regiões mais afetadas são cabeça, pescoço e tronco.
- Divide-se em superficiais, profundos e combinados.

Exame físico
- Lesões de poucos milímetros a vários centímetros.
- Iniciam-se com lesão precursora em forma de mancha equimótica, anêmica, eritematosa ou telangiectásica, com pequenas pápulas vermelho-vivas.
- Os superficiais são mais comuns, bem delimitados, vermelho-vivos, nodulares e semelhantes a um morango (derme papilar e reticular).
- Os profundos são cor da pele ou azulados, por vezes com telangiectasias na superfície (derme profunda e subcutâneo).

Exames diagnósticos

- Clínico.
- Ultrassonografia com Doppler.
- Ressonância magnética.
- Anatomopatológico.

Diagnóstico diferencial

- Malformações vasculares.
- Outros tumores de partes moles.

Tratamento

Primeira linha

- Conduta expectante.
- Crioterapia e cirurgia em lesões pequenas.
- Corticoterapia sistêmica e propranolol nos casos de lesões grandes ou agressivas.

Segunda linha

- Interferon-alfa, vincristina, ciclofosfamida.

Terceira linha

- Cirurgia em casos de emergência.
- *Laser (pulsed dye laser)* na fase proliferativa das lesões.

Pérola clínica

- A ulceração é a complicação mais frequente, podendo ocasionar dor e desconforto. Não são necessários tratamentos agressivos.

HEMANGIOMA RUBI

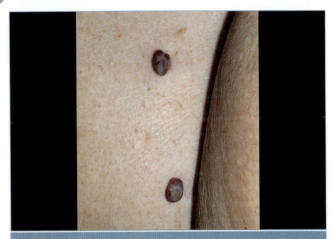

Pápulas de coloração vermelho-escura no tronco.

Comentários gerais

Definição
- Proliferações vasculares adquiridas, muito comuns em pessoas de meia-idade e idosos.

Etiologia
- São capilares dilatados e malformados, admitindo-se influências hormonais em seu desenvolvimento.

Chave diagnóstica

Manifestações clínicas
- Ocorre em indivíduos de meia-idade e idosos.

- Mais frequentes no tronco e nas extremidades proximais.
- Número variável, podendo chegar a centenas de lesões.

Exame físico
- Pápulas esféricas de 1 a 5 mm de diâmetro vermelho-brilhante ou vermelho-escuro.

Exames diagnósticos
- Clínico.
- Dermatoscopia.
- Anatomopatológico.

Diagnóstico diferencial
- Angiomas glomeruloides.
- Petéquias.

Tratamento

Primeira linha
- Eletrodissecção.

Segunda linha
- *Shaving*.

Terceira linha
- *Laser*.

Pérola clínica
- Lesões maiores podem ser confundidas com tumores pigmentares (carcinoma basocelular e melanoma).

Capítulo 4: Tumores cutâneos – Benignos – Tumores vasculares – Hemangioma estelar   401

HEMANGIOMA ESTELAR

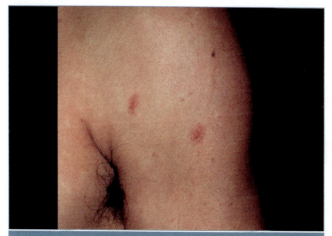

Pápula puntiforme com telangiectasias em várias direções.

Comentários gerais

Definição
- Proliferações vasculares adquiridas, muito comuns em todas as idades.

Etiologia
- Desconhecida.

Chave diagnóstica

Manifestações clínicas
- Ocorre em todas as idades.
- Acomete mais a face e a porção anterior do tórax.

Exame físico
- Pápula puntiforme central vermelho-brilhante da qual surgem telangiectasias em várias direções.

Exame diagnóstico
- Clínico.

Diagnóstico diferencial

- Hemangioma rubi.

Tratamento

Primeira linha
- Eletrodissecção da parte central.

Segunda linha
- *Laser*.

Pérola clínica

- Pode ser espontâneo ou surgir no curso de cirrose hepática, gravidez e tratamento da doença de Parkinson pelo triexifenidil.

TECIDO MUSCULAR

LEIOMIOMA

Comentários gerais

Definição
- Tumor benigno derivado do músculo liso, único ou múltiplo, podendo ser doloroso.

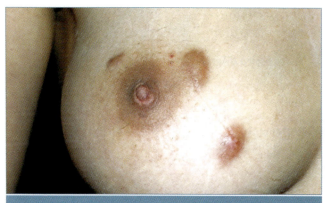

Lesões múltiplas nodulares vermelho-escuras.

Etiologia
- Deriva da musculatura lisa, músculo eretor dos pelos, dartos, músculo liso de mama e vulva e músculo liso dos vasos dérmicos.
- A maioria é esporádica, mas existem casos familiares, autossômicos dominantes, de penetrância variável.

 Chave diagnóstica

Manifestações clínicas
- Pode se apresentar de maneira solitária, como nódulo subcutâneo doloroso (angioleiomioma, leiomioma genital), múltiplo, agrupado, de cor vermelho-acastanhada agrupado de forma linear, doloroso espontaneamente (angioleiomiomas, leiomiomas múltiplos).

Exame físico
- Pápulas esféricas de 1 a 5 mm de diâmetro, vermelho-brilhantes ou vermelho-escuras.

Exame diagnóstico
- Anatomopatológico.

Diagnóstico diferencial
- Dermatofibroma.
- Tumor glômico.

Tratamento

Primeira linha
- Exérese cirúrgica.

Segunda linha
- *Laser* de CO_2.
- Nitroglicerina e nifedipina.

Pérola clínica
- Leiomiomas genitais podem ser pedunculados e indolores.

TECIDO GORDUROSO

LIPOMA

Comentários gerais

Definição
- Proliferações do tecido adiposo normal extremamente comum.

Etiologia
- Proliferações do tecido adiposo normal de natureza desconhecida.

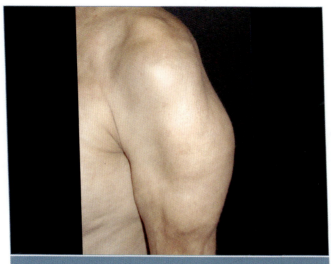

Formações subcutâneas múltiplas, moles, arredondadas e lobuladas.

 Chave diagnóstica

Manifestações clínicas

- Único ou múltiplo.
- Os múltiplos podem ocorrer na vida adulta sob duas formas: adiposidade dolorosa e lipomatose simétrica benigna sem dor.

Exame físico

- Formações subcutâneas, moles, arredondadas ou lobuladas e móveis.

Exames diagnósticos

- Clínico.
- Anatomopatológico.

Diagnóstico diferencial
- Cisto pilar.

Tratamento
Primeira linha
- Exérese.

Pérola clínica
- A adiposidade dolorosa tem associação com o alcoolismo.

4.2. PRÉ-MALIGNOS E MALIGNOS

QUERATOSE ACTÍNICA

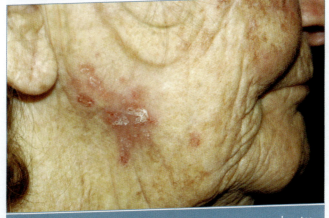

Lesões eritematosas ou castanho-amareladas, secas e com escamas aderentes.

Comentários gerais

Definição
- São neoplasias cutâneas constituídas por proliferação de queratinócitos disqueratósicos confinados na epiderme.

Etiologia
- Exposição prolongada à radiação solar e ionizante.

Chave diagnóstica

Manifestações clínicas
- Lesões típicas localizam-se em áreas expostas ao sol (face, pescoço, dorso dos antebraços e mãos).
- Mais comum em homens que em mulheres, indivíduos de pele e olhos claros, que nunca se bronzeiam. Frequentemente encontrada em transplantados.

Exame físico
- Lesões únicas ou mais frequentemente múltiplas, eritematosas ou castanho-amareladas, secas e com escamas aderentes. São semelhantes ao carcinoma espinocelular quando no seu início. À palpação as lesões são ásperas e queratósicas.
- Ao redor da queratose actínica a pele mostra alterações de dano solar crônico (atrofia, alteração na pigmentação, telangiectasias) e de campo cancerizável.

Exame diagnóstico
- Anatomopatológico é realizado quando a lesão for recorrente ou na suspeita de presença de carcinoma espinocelular.

Diagnóstico diferencial

- Lentigo maligno.
- Carcinoma basocelular e espinocelular.

- Doença de Bowen.
- Queratose liquenoide.
- Queratose seborreica.

Tratamento

Primeira linha
- Eliminação do fator de risco (afastar-se da exposição solar e usar fotoprotetores).
- Criocirurgia com nitrogênio líquido.

Segunda linha
- 5-fluorouracil tópico a 0,5%.
- Diclofenaco tópico.
- Terapia fotodinâmica com metilaminolevulinato e luz vermelha.
- Imiquimode 5% tópico.
- Ingenol mebutato.

Terceira linha
- *Laser* de dióxido de carbono.
- Dermatoabrasão.
- Curetagem (com ou sem eletrocoagulação).
- Excisão.
- Retinoides orais.

Pérolas clínicas

- Queratose actínica é uma lesão importante como indicador de acúmulo excessivo de exposição solar, sendo iniciadora da maioria dos carcinomas espinocelulares.
- A probabilidade cumulativa de desenvolvimento de carcinoma espinocelular invasivo, em pacientes com 10 ou mais queratoses actínicas, é de 14% em um período de 5 anos.
- Aproximadamente 10% das queratoses actínicas progridem para carcinoma espinocelular invasivo.

Capítulo 4: Tumores cutâneos – Pré-malignos e malignos – Doença de Bowen

DOENÇA DE BOWEN

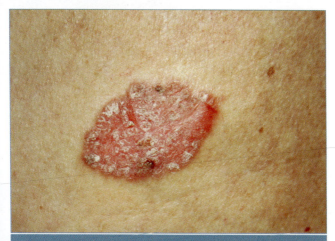

Placa eritematosa descamativa bem delimitada em área de exposição solar da doença de Bowen.

 Comentários gerais

Definição
- São neoplasias cutâneas constituídas por proliferação atípica de queratinócitos intraepiteliais. São também conhecidas como carcinoma espinocelular *in situ*, carcinoma intraepitelial ou, quando envolvem a região genital (pênis), eritroplasia de Queyrat.

Etiologia
- Exposição à radiação ultravioleta.
- Papilomavírus humano (HPV).
- Químicos (arsênico).

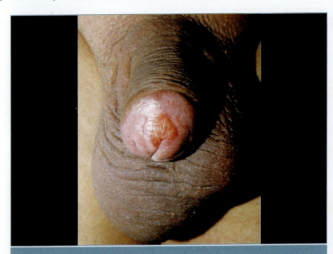

Placa eritematosa, bem delimitada, com a superfície brilhante e aveludada da eritroplasia de Queyrat.

 Chave diagnóstica

Manifestações clínicas

- Início insidioso com crescimento lento e lesão assintomática.
- Pode afetar áreas de exposição solar (cabeça e pescoço) ou não (glande, uretra, meato urinário, frênulo, sulco balanoprepucial e prepúcio).

Exame físico

- Lesões únicas ou raramente múltiplas (20% dos casos) formando placa eritematosa com descamação. Bem delimitadas.
- Pode atingir vários centímetros.
- Na região peniana, tem aspecto de placa eritematosa, bem delimitada com a superfície brilhante e aveludada. Quando macerada a aparência é de uma lesão branca, confundindo-se com outras patologias; o que chama a atenção é a cronicidade da lesão.

Exames diagnósticos

- Anatomopatológico.
- Estudo por imunoperoxidase para verificação de HPV.

Diagnóstico diferencial

- Psoríase.
- Carcinoma basocelular.
- Queratose actínica.
- Queratose seborreica.
- Doença de Paget.

Tratamento

Primeira linha

- Excisão cirúrgica e eletrocoagulação e curetagem (lesões pequenas, hipertróficas e bem definidas).
- Nitrogênio líquido.
- Imiquimode 5% tópico.
- Terapia fotodinâmica com metilaminolevulinato e luz vermelha (PDT) ou com luz do dia (*day light* PDT).
- 5-fluorouracil tópico.
- Mebutato de ingenol tópico.
- Diclofenaco tópico.

Segunda linha

- Laser de CO_2.
- Radioterapia.
- *Peeling* ácido.
- Retinoides tópicos.

Terceira linha

- Retinoides sistêmicos.

Pérola clínica

- A eritroplasia de Queyrat é a forma mais agressiva da doença, podendo levar a invasão e metástases.

QUERATOACANTOMA

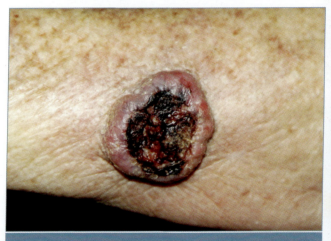

Lesões geralmente únicas, hemisféricas, papulonodulares, com a região central ulceroqueratósica semelhante a um vulcão.

Comentários gerais

Definição

- São neoplasias cutâneas de crescimento rápido que acometem predominantemente as áreas de exposição solar.

- Existe uma variedade de subtipos, porém, o mais comum é o solitário.

Etiologia
- Exposição à radiação ultravioleta B.

Chave diagnóstica

Manifestações clínicas
- Início rápido, por vezes ligado a trauma local e localização em áreas expostas (face, região dorsal dos antebraços e das mãos).

Exame físico
- Lesões geralmente únicas, hemisféricas, papulonodulares com a região central ulceroqueratósica semelhante a um vulcão.
- Crescimento rápido chegando a 1 ou 2 cm em algumas semanas.

Exame diagnóstico
- Anatomopatológico (de preferência analisar toda a lesão).

Diagnóstico diferencial

- Carcinoma espinocelular.
- Carcinoma basocelular.
- Verruga vulgar.
- Molusco contagioso.
- Queratose seborreica.

Tratamento

Primeira linha
- Excisão cirúrgica.
- Eletrocoagulação e curetagem.

Segunda linha
- Radioterapia.
- Infiltração intralesional de fluorouracil ou metotrexato.
- Infiltração intralesional de interferon-alfa-2.

Terceira linha
- Infiltração intralesional de bleomicina.
- Infiltração intralesional de triancinolona.

Pérola clínica
- Embora de crescimento autolimitado, raramente ocorrem metástases e pode ter comportamento agressivo localmente.

CARCINOMA BASOCELULAR

Comentários gerais

Definição
- É uma neoplasia maligna da pele de crescimento lento, localmente invasiva e que raramente leva a metástases. Deriva-se das células basais das camadas inferiores da epiderme e estruturas anexiais.

Etiologia
- Radiação ultravioleta.
- Fatores de risco: pele clara, tendência à queimadura solar e antecedente de carcinoma basocelular (CBC) prévio. Doenças genéticas que favoreçam o aparecimento de tumores de pele, como xeroderma pigmentoso, albinismo e síndrome do nevo basocelular. Imunossuprimidos também apresentam risco maior de desenvolver o tumor, principalmente os transplantados.

Capítulo 4: Tumores cutâneos – Pré-malignos e malignos – Carcinoma basocelular 415

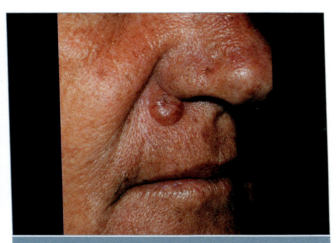

Nódulo de coloração rósea, bordas cilíndricas e perláceas do carcinoma basocelular nodular.

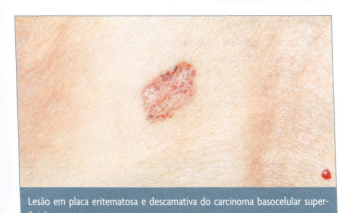

Lesão em placa eritematosa e descamativa do carcinoma basocelular superficial.

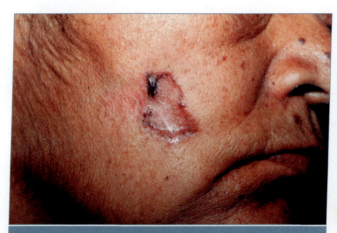

Placa rósea, escleroatrófica, com limites mal definidos lembrando uma cicatriz.

 Chave diagnóstica

Manifestações clínicas

- Câncer mais comum no ser humano.
- 85% acometem cabeça e pescoço.
- Aumenta a incidência com a idade.
- Mais frequente nos homens que nas mulheres.
- Em mulheres com menos de 40 anos é mais comum que nos homens.

Exame físico

Formas clínicas:

- *Nódulo ulcerativo*: mais comum, apresenta-se como nódulo de coloração rósea, bordas cilíndricas e perláceas, por vezes apresentando telangiectasias na sua superfície. A lesão ulcera com facilidade e tem crescimento lento. O crescimento pode ser marginal, por extensão superficial ou em profundidade, invadindo tecidos adjacentes.

- *Esclerodermiforme*: placa branco-amarelada ou rósea, escleroatrófica, com limites mal definidos lembrando uma cicatriz. Evolui usualmente sem ulceração.
- *Superficial*: mais comum em indivíduos jovens, ocorrendo principalmente no dorso e em membros inferiores. Caracteriza-se por placas eritematoescamosas, por vezes mal delimitadas, discretamente infiltradas.
- *Pigmentada*: qualquer das três formas clínicas pode ser pigmentada, mas é mais comum a pigmentação na forma nódulo-ulcerativa.

Exame diagnóstico

- Anatomopatológico para diagnóstico e conduta terapêutica.

Diagnóstico diferencial

- Carcinoma espinocelular.
- Queratoacantoma.
- Verruga vulgar.
- Molusco contagioso.
- Queratose seborreica.
- Melanoma.
- Hiperplasia sebácea.

Tratamento

- Varia com o tamanho, a localização e o tipo histológico.

Primeira linha

- Excisão cirúrgica: grandes tumores, bordas bem definidas, localizadas nas pernas, nas bochechas, na fronte e no tronco.
- Cirurgia micrográfica de Mohs: lesões em áreas de alto risco de recorrência, tumores primários grandes, recorrentes e com margem mal definida.

- Eletrocoagulação e curetagem: pequenos (< 6 mm) e nodulares.
- Criocirurgia com nitrogênio líquido: nodulares e superficiais com bordas bem delimitadas.

Segunda linha
- Radioterapia: áreas que requeiram preservação de tecido normal por razões cosméticas e incapacidade de realização de cirurgia (grandes, em idosos, comorbidades).

Terceira linha
- Imiquimode creme a 5% e terapia fotodinâmica com metil ALA: pequenos, superficiais no tronco e extremidades.
- Vismodegibe oral.

Pérolas clínicas

- A zona H da face é considerada de alto risco de recidiva do tumor.
- Os tipos clínico nodular e superficial são menos agressivos, enquanto o esclerodermiforme tem taxa maior de recorrência.

CARCINOMA ESPINOCELULAR

Comentários gerais

Definição
- É uma neoplasia maligna da pele derivada de queratinócitos localizados na epiderme, apêndices cutâneos e mucosas escamosas estratificadas.

Etiologia
- Exposição à radiação ultravioleta.
- HPV.
- Imunossupressão.

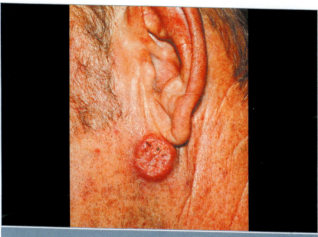

Lesão tumoral ulcerada com bordas infiltradas.

- Inflamação crônica.
- Químicos (arsênico e alcatrão).

 Chave diagnóstica

Manifestações clínicas

- Encontrado mais em idosos, homens, caucasianos com fototipo cutâneo claro que nunca se bronzeiam e trabalhadores ao ar livre.
- Acomete mais áreas de exposição solar (cabeça, pescoço, dorso dos membros, das mãos e das pernas).
- Pode começar *de novo* ou sobre lesão preexistente (queratose actínica, úlceras crônicas, áreas de cicatriz).
- Fatores de risco: tamanho, localização, grau de diferenciação histológica, espessura do tumor e estado imune do paciente.

Exame físico
- Lesões papulosas, infiltradas, nodulares e tumorais com bordas endurecidas e centros queratósicos e/ou ulcerados.

Exame diagnóstico
- Anatomopatológico para diagnóstico e conduta terapêutica.

Diagnóstico diferencial
- Queratoacantoma.
- Verruga vulgar.
- Queratose seborreica.
- Melanoma amelanótico.

Tratamento
- Varia com tamanho, localização e tipo histológico.

Primeira linha
- Eletrocoagulação e curetagem: tumores pequenos (< 2 mm de espessura), lesões superficiais, de extremidades ou tronco.
- Excisão cirúrgica: tumores maiores que 4 mm de espessura com invasão dérmica.
- Cirurgia micrográfica de Mohs: quando há a necessidade de preservar o tecido, tumores primários grandes, recorrentes e com margem mal definida.
- Radioterapia: na redução de tumores grandes ou impossibilidade de outras terapêuticas.

Segunda linha
- 5-fluorouracil intralesional, interferon-alfa.

Terceira linha
- Terapia fotodinâmica com metil ALA, retinoides sistêmicos, interferon-alfa sistêmico.

Pérolas clínicas

- Carcinoma verrucoso é um carcinoma espinocelular de baixa malignidade (raramente leva a metástases). Conforme sua localização, tem uma denominação diferente: nos pés, epitelioma *cuniculatum*, na região perianal e genital, tumor de Buschke-Lewenstein, e na mucosa oral, papilomatose florida.
- Carcinomas espinocelulares de vulva, pênis e boca têm maior poder de evoluir com metástases.

MELANOMA CUTÂNEO

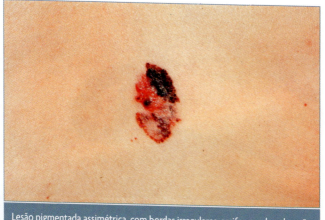

Lesão pigmentada assimétrica, com bordas irregulares, arciforme, de coloração irregular de melanoma extensivo superficial.

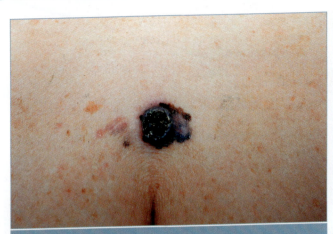
Lesão nodular enegrecida e ulcerada do melanoma nodular.

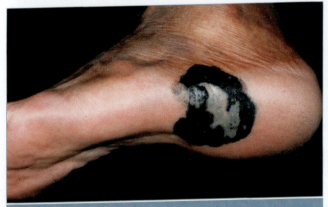
Lesão pigmentada irregular na região plantar do melanoma acrolentiginoso.

Capítulo 4: Tumores cutâneos – Pré-malignos e malignos – Melanoma cutâneo 423

Comentários gerais

Definição

- É um tumor maligno potencialmente letal, que tem origem nos melanócitos.

Etiologia

- Radiação ultravioleta.
- Pode se desenvolver sobre nevo pigmentar e com frequência maior nos nevos atípicos.
- Mutação do gene CDKN2A (lócus 9p21) no melanoma familiar.
- Fatores de risco: nevo atípico, síndrome do nevo displásico, xeroderma pigmentoso, albinismo, nevos pigmentares gigantes, imunossupressão.

Chave diagnóstica

Manifestações clínicas

- Representa 3 a 4% dos cânceres da pele.
- Triplicou sua incidência nos últimos 25 anos.
- Tumor mais frequente em adultos jovens.
- Acomete mais homens acima dos 50 anos e mulheres abaixo dos 40 anos.

Exame físico

Formas clínicas:

- *Melanoma extensivo superficial* (70%): tronco (dorso) no sexo masculino e membros inferiores no feminino (pernas). A lesão evolui lentamente de forma radial e frequentemente associa-se a lesões prévias (nevos atípicos). Clinicamente é assimétrica, de bordas ligeiramente elevadas, arciformes, com margens denteadas e irregulares. Sua superfície é discretamente elevada e tem coloração

424 Parte II: Grupos de dermatoses > Módulo II: Por etiologia

variável, que vai do marrom ao preto, podendo ser mesclado de rosa, cinza e branco. Tem diâmetro maior do que 6 mm.

- *Melanoma nodular* (15%): mais comum em indivíduos de pele clara. Acomete tronco, cabeça e pescoço. Qualquer faixa etária, evolução rápida e crescimento vertical. Nódulo de 1 a 2 cm elevado, cor escura ou acinzentada.

- *Melanoma lentiginoso acral*: menos frequente em indivíduo de pele clara (2 a 8%) e mais comum nos de pele escura (negros, hispânicos e asiáticos). Incidente dos 55 aos 65 anos. Acomete as regiões palmoplantares e as falanges distais, podendo ser periungueais e subungueais. Evolui lentamente, tendo inicialmente crescimento horizontal. Apresenta-se como lesão macular de 2 a 3 cm enegrecida (preta, marrom-escura ou cinza), com bordas irregulares podendo evoluir para pápulas ou nódulos.

- *Lentigo maligno melanoma*: incidente em 5% dos indivíduos de pele clara. Evolução lenta (3 a 15 anos). Localiza-se na face e no pescoço (mais frequente malar e nasal). Tem a tendência ao aparecimento tardio (70 anos de idade). Passa por fase precursora (lentigo maligno) antes de se tornar invasivo. É de lesão maculosa de coloração variável (marrom, preta, acinzentada), com bordas irregulares de 3 a 6 cm. Pode tornar-se papuloso ou nodular.

Exames diagnósticos

- Biópsia excisional com 1 a 2 mm de margem e estendendo-se até o tecido subcutâneo. Biópsia com *punch* somente quando compromete áreas extensas.

- Pesquisa do linfonodo sentinela deve ser considerada nos casos de tumores de espessura intermediária (1 a 4 mm), ulcerados, Clark IV e > 1 mitose/campo.

- Sistema de estadiamento aceito e adaptado pela American Joint Committee on Cancer (AJCC) seguida da classificação TNM.

- O exame anatomopatológico pode indicar fatores que auxiliam no prognóstico e na conduta como: a espessura do tumor (índice de

Breslow), profundidade do tumor (nível de Clark), índice mitótico, crescimento radial ou vertical, infiltrado inflamatório, regressão histológica, ulceração e invasão angiolinfática ou neural.

Diagnóstico diferencial

- Nevo atípico.
- Lentigo.
- Angiomas.
- Nevo azul.
- Carcinoma basocelular pigmentado.
- Queratose seborreica.
- Angioma rubi.
- Queratoacantoma.
- Granuloma piogênico.
- Dermatofibroma.
- Carcinoma espinocelular.
- Hematoma subungueal.

Tratamento

- Varia com tamanho, localização e tipo histológico.

Primeira linha

- Excisão cirúrgica.
- Ampliação das margens cirúrgicas após diagnóstico anatomopatológico dependendo da espessura do tumor (Diretrizes da National Comprehensive Cancer Network [NCCN]):
  - *In situ*: 0,5 cm.
  - ≤ 1 mm: 1 cm.
  - De 1,01 a 2 mm: 1 a 2 cm.
  - De 2,01 a 4 mm: 2 cm.
  - 4 mm: 2 cm.

- Deverá ser modificado ou acomodado em situações anatômicas especiais e funcionais.
- Dissecção linfonodal: pacientes com aumento linfonodal e pesquisa do linfonodo sentinela positiva.
- Dissecção eletiva permanece controversa.

Segunda linha
- Terapia adjuvante com interferon-alfa-2b nos estádios IIb e III, entretanto ainda são controversos os resultados.
- Dacarbazina (DTIC) e interleucina-2 (IL2) podem ser utilizadas nos casos de metástases com resultados pobres.
- Associação de DTIC e cisplatina com interleucina-2 e interferon-alfa.

Terceira linha
- Pembrolizumabe.
- Nivolumabe.
- Ipilimumabe.

Pérolas clínicas

- Seis sinais de melanoma cutâneo (regra do ABCDE):
    A. Assimetria na forma (metade diferente da outra).
    B. Borda irregular (extremidades irregulares, recortadas, entrecortadas).
    C. Cor (não uniforme).
    D. Diâmetro (> 6 mm).
    E. Elevação (presente e irregular).

Capítulo 4: Tumores cutâneos – Pré-malignos e malignos – Doença de Paget 427

DOENÇA DE PAGET

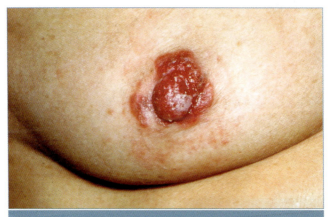

Lesão eritematosa com descamação, exulceração e secreção serossanguinolenta da doença de Paget mamária.

Comentários gerais

Definição
- A doença de Paget acomete a aréola mamária e o mamilo e associa-se ao carcinoma de mama. As mesmas características clínicas e histológicas podem ser encontradas em outras localizações extramamárias (ricas em glândulas apócrinas).

Etiologia
- Mamária: carcinoma mamário adjacente intraductal.
- Extramamária: desconhecida. Extensão de adenocarcinoma para epiderme, origem de células de linhagem pluripotencial, células de diferenciação apócrina ou écrina ou focos múltiplos de epitélio anexial.

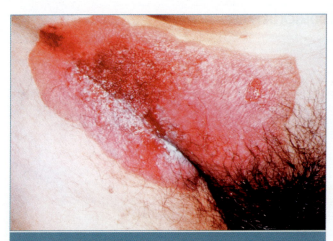

Placa eritematosa, elevada, exulcerada da doença de Paget extramamária.

Chave diagnóstica

Manifestações clínicas

- Mamária: mulheres dos 53 aos 59 anos de modo insidioso frequentemente confundido com eczema.
- Extramamária: mulheres mais do que homens, caucasianos de 60 aos 90 anos de idade.

Exame físico

- Mamário: localização mamária, unilateral, eritematosa com descamação e exulceração e secreção serossanguinolenta. Pode ser pigmentada.
- Extramamário: características semelhantes acometendo regiões anogenitais, axilares, trato urinário baixo.

Exames diagnósticos

- Anatomopatológico para diagnóstico.
- Mamografia.

Diagnóstico diferencial

- Dermatite papilomatosa do mamilo.
- Doença de Bowen.
- Dermatite de contato.
- Dermatofitose.
- Melanoma (se pigmentada).

Tratamento

Primeira linha

- Mamário: são casos conduzidos pelo mastologista.
- Extramamário: não existem tratamentos eficazes, altamente recorrentes:
    - Exérese cirúrgica quando possível.
    - Radioterapia.
    - Cirurgia micrográfica de Mohs.
    - 5-fluorouracil tópico.
    - Imiquimode creme a 5% tópico.
    - Paclitaxel e trastuzumabe.

Pérola clínica

- A doença de Paget extramamária pode estar associada a carcinoma das glândulas de Bartholin, de uretra, bexiga, vagina, cérvix, endométrio e próstata.

DERMATOFIBROSSARCOMA PROTUBERANTE

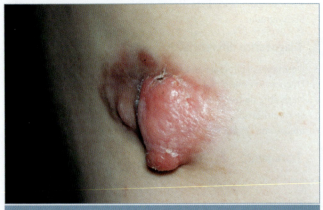

Nodulação firme, aderida aos planos profundos e multibocelada.

Comentários gerais

Definição
- É um sarcoma de baixa e média malignidade originário da derme.

Etiologia
- Embora tendo sido atribuída sua origem a fibroblastos dérmicos, existem fortes evidências de originarem-se de células dendríticas da pele.

Chave diagnóstica

Manifestações clínicas
- 0,1% dos tumores malignos, 2 a 6% dos sarcomas.
- Acomete mais o sexo masculino na terceira década de vida.
- Desenvolve-se em meses ou anos.

Exame físico
- Nódulo firme aderido à superfície da pele e móvel aos planos profundos.
- A cor vai de acastanhado até eritematoazulado.
- À medida que evolui, torna-se multilobulada
- Seu crescimento é progressivo, podendo existir fases de aceleração maior de desenvolvimento.

Exames diagnósticos
- Biópsia incisional ou excisional com exame anatomopatológico.

Diagnóstico diferencial
- Cicatrizes hipertróficas.
- Queloides.
- Dermatofibromas.
- Fasciite nodular.

Tratamento

Primeira linha
- Cirurgia micrográfica de Mohs.
- Exérese cirúrgica com margem de segurança de 2 a 4 cm.

Segunda linha
- Imatinibe para redução do tumor ou tratamento de metástases.
- Radioterapia pós-exérese do tumor.

Pérola clínica
- Prognóstico excelente com possibilidade de metástase a distância em 5% dos casos.

SARCOMA DE KAPOSI

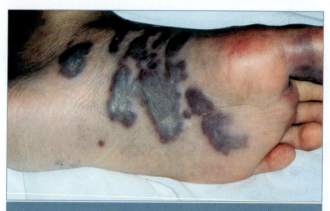

Lesões maculosas semelhantes à equimose que evoluem para pápulas, placas, nódulos e tumores violáceos.

Comentários gerais

Definição

- É uma neoplasia vascular multissistêmica que acomete indivíduos imunocomprometidos, especialmente aqueles com a doença causada pelo HIV.

Etiologia

- O DNA do herpes vírus humano tipo 8 (HHV-8) tem sido isolado em todas amostras de tecidos das variantes de sarcoma de Kaposi.
- Pode ser transmitido sexualmente ou de forma não sexual, como a materno-fetal.

Chave diagnóstica

Manifestações clínicas

Pode ser dividido em quatro subtipos:

- *Forma clássica*: mais comum em idosos com descendência na Europa oriental e mediterrânea. Acomete mais os membros inferiores.
- *Forma epidêmica ou associada ao HIV*: mais em homens homossexuais. Lesões multifocais e generalizadas. Pode ser associada à linfadenomegalia.
- *Forma endêmica*: acomete adultos e particularmente crianças africanas. Forma agressiva com comprometimento ganglionar maciço.
- *Forma associada à imunossupressão iatrogênica*: associada a tratamentos imunossupressivos.

Exame físico

- Lesões maculosas semelhantes à equimose. Máculas que evoluem para pápulas, placas, nódulos e tumores violáceos.
- Disseminadas ou localizadas na forma clássica acometem mais membros inferiores; disseminam-se lentamente de maneira centrípeta.
- Na forma associada ao HIV, inicia-se pela face, disseminando-se posteriormente. Frequentemente são encontradas lesões mucosas.
- Linfadenomegalia está presente em 50% das formas associadas ao HIV e em todas as formas endêmicas.

Exames diagnósticos

- Aparência clínica e confirmação anatomopatológica.
- Sorologia para HIV.
- Exames gerais viscerais para verificação de metástases.

Diagnóstico diferencial

- Dermatite de estase.
- Hemangiomas capilares.

- Linfoma cutâneo.
- Melanoma.

Tratamento

Primeira linha

- Biópsia excisional em lesões únicas e pequenas.
- Crioterapia com nitrogênio líquido.
- Quimioterapia intralesional com vimblastina em lesões nodulares maiores que 1 cm de diâmetro. Injeção intralesional com interferon-alfa-2b.
- Radioterapia em tumorações não associadas ao HIV e lesões extensas que interfiram na função normal do indivíduo.

Segunda linha

- Quimioterapia sistêmica (vimblastina, bleomicina, doxorrubicina e dacarbazina) na doença rapidamente progressiva e nos casos das formas epidêmicas africanas.
- Terapia sistêmica com interferon utilizada nas formas associadas ao HIV combinadas com medicações antivirais.
- Paclitaxel em casos avançados da doença.

Terceira linha

- Sirolimo (rapamicina) é efetivo nos transplantados para evitar o aparecimento do sarcoma de Kaposi.

Pérola clínica

- O sarcoma de Kaposi associado ao imunossuprimido regride quando cessa a imunossupressão. O mesmo acontece no HIV quando diminui sua carga viral e aumenta o CD4 no sangue periférico.

MICOSE FUNGOIDE

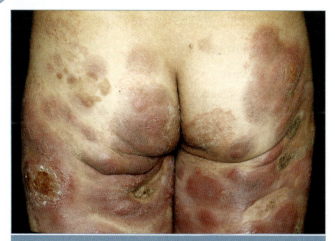

Patches, placas infiltradas, tumorações e ulceração.

Comentários gerais

Definição

- É o tipo mais comum dos linfomas cutâneos de células T (desordens linfoproliferativas caracterizadas pela presença de linfócitos T neoplásicos na pele).

Etiologia

- Desconhecida. Possíveis hipóteses:
  - Estimulação antigênica crônica.
  - Exposições ambientais e ocupacionais.
  - Etiologia viral: HTLV-1, CMV, EBV, EBV, HSV.
  - Associação com antígenos de compatibilidade: Aw31, Aw32, B8, Bw38, DR5.

- Anomalias cromossômicas: cromossomos 1 e 6.
- Outras: UV, malignidades preexistentes, imunossupressão, superantígenos estafilocócicos, infecção persistente por *Clamydia*.

Chave diagnóstica

Manifestações clínicas
- Representa 50% dos linfomas primários da pele.
- Mais em homens, raça negra, 50 a 60 anos de idade, raro em crianças e adolescentes.
- Curso indolente.
- Três fases clássicas: *patches*, placas e tumores.

Exame físico
- *Patches*: lesões eritematosas, com fina descamação e leve atrofia, bem delimitadas, apresentando aspecto em "papel de cigarro".
- *Placas*: lesões eritematosas mais infiltradas, que aparecem com a progressão da doença. Bem delimitadas, podem coalescer, formando padrões anulares, arciformes ou serpiginosos, muitas vezes com clareamento central. Predileção, assim como a fase *patch*, por áreas não expostas: tronco, nádegas, flancos, mamas, face interna das coxas e regiões periaxilares.
- *Tumores*: lesões violáceas, exofíticas, em forma de cogumelo, mais frequentes na face e nas dobras e ulceradas. Pode haver necrose. Prurido pode diminuir durante esse estágio.
- *Eritrodermia*: eritema e descamação de todo o tegumento, prurido acompanhado ou não das outras lesões.
- *Síndrome de Sézary*: eritrodérmico com acometimento do sangue periférico.

Exames diagnósticos
- Biópsia.
- Imunofenotipagem de linfócitos na pele.
- Rearranjo clonal do gene receptor de células T.

- Avaliação hematológica.
- Imunofenotipagem do sangue periférico.
- Exames de imagens: radiografia, US, TC e PET-CT.

Diagnóstico diferencial

- Eczema crônico.
- Psoríase.
- Pitiríase rubra pilar.
- Hanseníase.
- Pseudolinfomas.
- Outras eritrodermias.

Tratamento

Primeira linha

- Corticosteroides tópicos.
- Mecloretamina tópica (mostarda nitrogenada).
- BCNU tópico (carmustina).
- Gel de bexaroteno.
- UVB *narrow-band* (311 a 312 nm), *broadband* (290 a 320 nm).
- PUVA (psoralênicos + UVA).
- Radioterapia localizada.
- Irradiação de toda a pele com elétrons (banho de elétrons).

Segunda linha

- Interferon-alfa.
- Acitretina/isotretinoína.
- Bexaroteno oral (Targretin®).
- Denileucina diftitox (Ontak®).
- Alentuzumabe (Campath®).
- Fotoferese extracorpórea.
- Clorambucila (Leukeran®).
- Fludarabina (Fludara®).

- Metotrexato.
- Gencitabina (Gemzar®).
- Doxorrubicina peguilada (Doxil).

Terceira linha
- Quimioterápicos combinados: o esquema mais frequente é o CHOP (ciclofosfamida, doxorrubicina, vincristina e prednisona).

Pérolas clínicas

- As lesões iniciais de micose fungoide são frequentemente confinadas às áreas não expostas ao sol.
- Infecção secundária é responsável por mais de 50% dos óbitos por micose fungoide: sepse por *Staphylococcus aureus* ou *Pseudomonas aeruginosa*.

CARCINOMA DE MERKEL

Comentários gerais

Definição
- O carcinoma de células de Merkel é uma doença maligna cutânea rara e agressiva que afeta predominantemente adultos mais velhos com pele clara e tem alta propensão a recorrência e metástases.

Etiologia
- Pele clara.
- Idade avançada.
- Sexo masculino.
- Radiação ultravioleta.
- Poliomavírus.
- Imunossupressão.
- Outras malignidades (principalmente hematológicas).

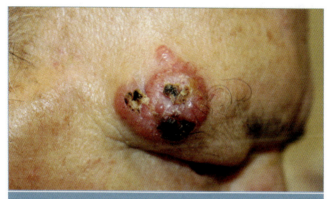

Nódulo bocelado eritematoso com ulceração.

Chave diagnóstica

Manifestações clínicas

- O carcinoma de células de Merkel (MCC) geralmente se apresenta em pacientes idosos com tons de pele claros.
- Acomete preferencialmente áreas de exposição solar (cabeça e pescoço e membros superiores na maioria dos casos).
- Começa *de novo* e não em lesão preexistente.
- Fatores de risco: exposição crônica à radiação ultravioleta, idade, imunossupressão e infecção pelo poliomavírus.

Exame físico

- Inicia-se como um nódulo de crescimento rápido, firme, insensível, brilhante, da cor da pele ou vermelho-azulado.

Exame diagnóstico

- Anatomopatológico com painel imunoistoquímico e pesquisa do poliomavírus.

Diagnóstico diferencial

- Carcinoma basocelular, carcinoma espinocelular.
- Queratoacantoma.
- Melanoma amelanótico.
- Tumores anexiais.

Tratamento

Primeira linha

- Excisão cirúrgica com margem ampla.
- Cirurgia micrográfica.
- Radioterapia.

Segunda linha

- Carboplatina.
- Cisplatina.
- Nivolumabe.

Terceira linha

- Pembrolizumabe.
- Retilfanlimabe.

Pérola clínica

- Os pacientes que são positivos para o antígeno tumoral do poliomavírus de células de Merkel têm prognóstico favorável, incluindo risco reduzido de recorrência e melhor sobrevida específica da doença.

ANGIOSSARCOMA

Comentários gerais

Definição

- Angiossarcoma é um tumor raro e altamente agressivo, originário de células endoteliais linfáticas ou vasculares.

Capítulo 4: Tumores cutâneos– Pré-malignos e malignos – Angiossarcoma   441

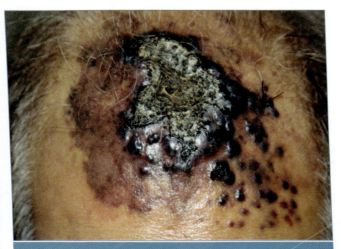

Tumoração de coloração vinhosa, ulceração e lesões satélites.

Etiologia

- Linfedema crônico.
- Radioterapia.
- Carcinógenos ambientais (cloreto de vinila, dióxido de tório e arsênico).
- Síndromes genéticas.

 Chave diagnóstica

Manifestações clínicas

- Pode ocorrer em qualquer local do corpo, sendo as manifestações mais frequentes na pele.
- Tem predileção ao sexo masculino com idade média entre os 60 e 70 anos.

Exame físico

- Acomete preferencialmente a cabeça e o pescoço, principalmente couro cabeludo.
- Apresenta-se como nódulo único ou múltiplos, azulados ou vermelhos, podendo ulcerar ou sangrar.

Exame diagnóstico

- Anatomopatologia e perfil imunoistoquímico.

Diagnóstico diferencial

- Sarcoma de Kaposi.
- Granuloma piogênico.
- Hemangioendotelioma epitelioide.
- Hemangiopericitoma.

Tratamento

Primeira linha

- Excisão cirúrgica quando possível.
- Radioterapia adjuvante ou como tratamento.

Segunda linha

- Quimioterapia citotóxica com taxenos (paclitaxel).
- Outros: antraciclina, gencitabina, cisplatina.

Terceira linha

- Terapia alvo (anti-VEGF, inibidores da tirosinaquinase).
- Inibidores do *checkpoint* imunes.

Pérola clínica

- Tumor vinhoso de aparecimento rápido em área irradiada ou de linfedema crônico, pensar em angiossarcoma.

CAPÍTULO 5

DERMATOSES PSICOGÊNICAS

DERMATITE FACTÍCIA

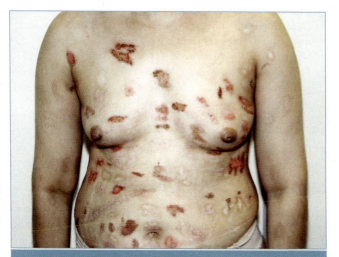

Dermatite factícia.

 Comentários gerais

Definição

- Também chamada de dermatite artefata, caracteriza-se por lesões cutâneas produzidas pelo próprio paciente sem que ele admita.

Etiologia

- De patogênese desconhecida, trata-se de um distúrbio psicogênico em que os fatores mentais levam a uma necessidade inconsciente de autoagressão visando obter vantagens.

 Chave diagnóstica

Manifestações clínicas

- Localizam-se geralmente em áreas acessíveis às mãos.
- Mais comum em mulheres jovens.
- Os instrumentos utilizados vão desde as próprias mãos, produtos químicos ou outros materiais.
- Sempre negadas pelo paciente.
- Pode associar-se com: depressão, distúrbio bipolar, distúrbio obsessivo-compulsivo, dependência e abuso alcoólico, bulimia, distúrbio dismórfico corporal.

Exame físico

- Lesões que não apresentam morfologias clássicas das lesões elementares, podendo simular inúmeras doenças dermatológicas.

Exame diagnóstico

- O diagnóstico é clínico. Na suspeita, pode-se isolar mecanicamente as lesões e acompanhar o paciente para ver se existe a cura espontânea.

 Diagnóstico diferencial

- Faz-se com todas as doenças dermatológicas que podem levar a escoriações, vesículas, bolhas, ulcerações e até necrose.

Capítulo 5: Dermatoses psicogênicas – Escoriações neuróticas 445

Tratamento

Primeira linha
- Tratamento de base da lesão cutânea provocada.
- Psicofármacos.
- Colaboração psiquiátrica.

Pérola clínica

- Estes pacientes não respondem frequentemente a terapias instituídas e, quando suspeitam que o médico faz o diagnóstico, abandonam o tratamento e vão procurar outro profissional.

ESCORIAÇÕES NEURÓTICAS

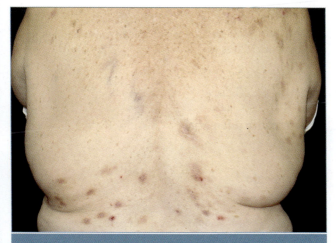

Lesões escoriadas nos locais de alcance das mãos. Lesões exulceradas, ulceradas e cicatrizes induzidas pelo paciente.

Comentários gerais

Definição
- Lesões compulsivas autoproduzidas pela sensação de prurido ou queimação, tentando remover algo existente da pele ou em pele normal.

Etiologia
- Normalmente ligado a transtorno obsessivo-compulsivo.

Chave diagnóstica

Manifestações clínicas
- Escoriações nas áreas cutâneas de acesso às mãos (face, antebraços, braços e região dorsal).

Exame físico
- Lesões variam de exulceradas, ulceradas a ulcerocrostosas com características lineares.

Exame diagnóstico
- O diagnóstico é clínico.

Diagnóstico diferencial
- Piodermites.

Tratamento

Primeira linha
- Terapia cognitivo-comportamental (em geral, treinamento de reversão de hábitos).
- Inibidores seletivos de recaptação de serotonina ou clomipramina.
- N-acetilcisteína ou memantina (moduladores de glutamato).

Pérola clínica

- Um sinal importante de escoriações neuróticas é que as áreas com acesso mais difícil de alcançar com as mãos são normalmente poupadas (exemplo: áreas vertebral e paravertebral).

DELÍRIO DE PARASITOSE

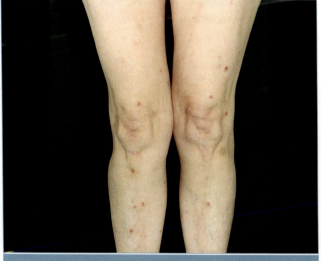

Lesões prurigoides desencadeadas pela sensação de prurido do paciente.

Comentários gerais

Definição

- Também chamado delírio de infestação, em que o paciente tem forte convicção de estar infestado por parasitas ou vermes.

Etiologia

- Ideia fixa delirante, podendo tratar-se de quadro psicótico.

 Chave diagnóstica

Manifestações clínicas

- Frequentemente relatam vividamente como os organismos penetraram em sua pele e se movem em seu corpo; também trazem amostras de cabelo, pele e fragmentos, como crostas, pós e fibras em lâminas ou em recipientes, para provar que a infestação é real.

Exame físico

- Não existem lesões cutâneas ou por vezes escoriações secundárias.

Exame diagnóstico

- O diagnóstico é clínico.

 Diagnóstico diferencial

- Descartar doenças sistêmicas que podem causar sintomatologia cutânea sem a presença de lesões.

 Tratamento

Primeira linha

- Antipsicóticos (pimozida).
- Risperidona.

 Pérola clínica

- Doença de Morgellons é uma variante no qual o paciente afirma que suas lesões cutâneas são produzidas de forma espontânea por fibras de vários tipos.

MÓDULO III – POR LOCALIZAÇÃO

1. Cabelos, 450

Hirsutismo, 450
Alopecia androgenética, 452
Alopecia areata (pelada), 454
Eflúvio telógeno, 457
Alopecia por tração ou pressão, 460
Tricotilomania, 462
Alopecias cicatriciais, 463

2. Unhas, 467

Coiloníquia, 467
Leuconíquia, 469
Unhas em vidro de relógio ou hipocráticas, 471
Onicólise, 473
Hemorragias subungueais, 475

Linhas transversais (Beau), 477
Melanoníquia, 479
Exostose subungueal, 481
Unha encravada, 482
Panarício e paroníquia, 484

3. Glândulas sudoríparas, 487

Hiper-hidrose, 487
Miliária, 489
Hidradenite, 492
Bromidrose, 494

4. Doenças da mucosa oral, 497

Queilites, 497
Cisto mucoso, 501
Lago venoso, 503
Aftas, 504

CAPÍTULO 1

CABELOS

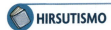

Comentários gerais

Definição

- Crescimento de pelos terminais em indivíduos do sexo feminino, com padrão de distribuição semelhante ao encontrado no homem adulto.

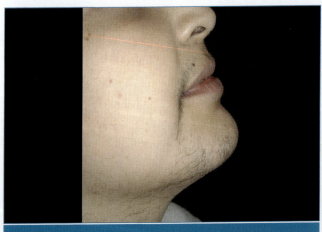

Crescimento de pelos terminais com padrão de distribuição masculino.

Etiologia

- Indução androgênica.
- Síndrome dos ovários policísticos, hiperplasia congênita da suprarrenal, hiperprolactinemia, gravidez e tumores ovarianos e das adrenais.
- Alteração da sensibilidade cutânea na presença de níveis séricos normais de andrógenos.

Chave diagnóstica

Manifestações clínicas

- Sinais de masculinização.
- Irregularidades menstruais.
- Ingestão de andrógenos (glicocorticoides e hormônios anabolizantes, componentes progestagênios de anticoncepcionais).
- Obesidade.

Exame físico

- Crescimento excessivo de pelos terminais em regiões dependentes de andrógeno no corpo feminino, como face, tórax, abdome, face interna da coxa, períneo e regiões sacral e glútea.

Exames diagnósticos

- Dosagem de testosterona, diidroepiandrosterona, prolactina sérica.
- Exames de imagem: ultrassonografia pélvica.

Diagnóstico diferencial

- Hipertricoses congênitas.
- Hipertricose lanuginosa adquirida.

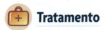 **Tratamento**

Primeira linha

- Métodos depilatórios (ceras, depiladores com lâmina, água oxigenada, depilação com *laser*).
- Remoção cirúrgica quando houver tumores.

Segunda linha

- Prednisona oral, 5 a 7 mg/dia (hiperplasia adrenal).
- Acetato de ciproterona.

 Pérola clínica

- O risco de hepatotoxicidade com o uso de cetoconazol em longo prazo e flutamida desaconselha essa prática no tratamento do hirsutismo.

ALOPECIA ANDROGENÉTICA

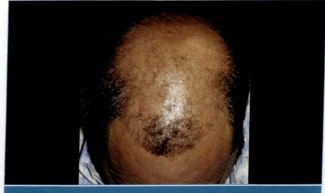

Alopecia com padrão androgenético.

Comentários gerais

Definição
- Queda de cabelos na região frontal e no vértice de natureza hereditária.

Etiologia
- Presença hereditária de cabelos com receptores mais sensíveis aos hormônios androgênicos que resultariam na alteração do ciclo normal dos cabelos com maior duração na fase telógena.

Chave diagnóstica

Manifestações clínicas
- Calvície masculina: pode ser de aparecimento precoce ou tardio.
- Calvície feminina: ocorre geralmente após os 40 anos ou antes, quando associada a hiperandrogenismo.

Exame físico
- Queda de cabelos frontal iniciando-se com as chamadas "entradas" e progredindo em direção ao vértice e regiões parietais. Algumas vezes é mais acentuada no vértice, causando calvície em formato de "coroinha de frade", o que é mais visto nos homens.

Exames diagnósticos
- Clínico.
- Anatomopatológico.
- Tricograma.
- Mais voltados às mulheres:
  - Dosagem de testosterona, diidroepiandrosterona, prolactina sérica.

Diagnóstico diferencial

- Alopecia hormonal.
- Tricotilomania.

Tratamento

Primeira linha

- Minoxidil tópico a 2% (em mulheres) e 5% (em homens).
- Alfaestradiol 0,25 mg tópico.

Segunda linha

- Finasterida 1 mg/dia, via oral (em homens).
- Antiandrógenos orais: espironolactona e acetato de ciproterona (em mulheres).
- Dutasterida oral.
- Minoxidil oral.

Terceira linha

- Transplante de cabelos (mini e microenxertos).

Pérola clínica

- Quanto mais precoce for a alopecia androgenética, pior seu prognóstico.

ALOPECIA AREATA (PELADA)

Comentários gerais

Definição

- Afecção crônica do folículo do pelo de origem desconhecida que determina áreas de queda de cabelo localizada ou generalizada.

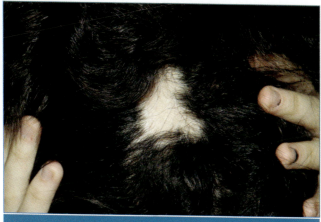

Área alopécica não cicatricial de forma ovalada localizada.

Etiologia

- Origem desconhecida, multifatorial, com componente autoimune e genético.

 Chave diagnóstica

Manifestações clínicas

- Ocorre em qualquer idade, mais comum no sexo masculino.
- Pode associar-se a alterações ungueais e oculares.
- Casos de associação com doenças autoimunes: da tireoide, vitiligo, lúpus eritematoso, artrite reumatoide.
- Outros fatores associados: atopia e traumas psíquicos.
- Formas clínicas: única, múltipla, total (todo o couro cabeludo) e universal (todo o corpo).

Exame físico

- Perda de cabelos abrupta deixando área alopécica não cicatricial (placa lisa de coloração normal) mais frequente no couro cabeludo, podendo acometer qualquer parte da pele.
- Sinais clínicos: pelo peládico (pelo em forma de exclamação), queda à tração suave dos pelos, pelos cadavéricos (fratura da haste inferior dos pelos) e penugem branca na área de alopecia.
- Comprometimento ungueal: depressões cupuliformes levando à traquioníquia.

Exames diagnósticos

- Clínico.
- Anatomopatológico.
- Tricograma.

Diagnóstico diferencial

- Tinhas tonsurantes.
- Alopecia sifilítica.
- Tricotilomania.

Tratamento

Primeira linha

- Rubefacientes tópicos (hidrato de cloral, tintura de cantárida).
- Corticosteroides tópicos (de média ou alta potência) e infiltrações intralesionais (acetonido de triancinolona a 4 mg/mL, quinzenal).
- Antralina tópica 0,5 a 1%, por 20 a 30 minutos, no início a cada dois dias, depois diariamente.
- Minoxidil tópico a 5% associado ou não a corticosteroides ou ácido retinoico 0,025 a 0,05%.
- Difenciprona tópica a 2%.

Capítulo 1: Cabelos – Eflúvio telógeno 457

Segunda linha
- PUVA terapia.
- Corticosteroides sistêmicos 40 a 60 mg diários, a curto prazo.

Terceira linha
- Ciclosporina.
- Outros relatos: dapsona, gluconato de cálcio, isoprinosina, tacrolimo, timopentina, sulfassalasina, metotrexato, azatioprina, agentes biológicos (adalimumabe, infliximabe, alefacepte), inibidores da janus quinase.

Pérola clínica

- Alopecia areata ofiásica (perda dos cabelos que ocorre na linha de implantação têmporo-occipital, levando à área alopécica extensa, em faixa que atinge as margens inferiores do couro cabeludo) é fator de prognóstico ruim.

EFLÚVIO TELÓGENO

Comentários gerais

Definição
- É a forma de alopecia difusa que ocorre pela interrupção do crescimento dos cabelos provocada por diversos fatores.

Etiologia
- O ciclo dos cabelos é alterado abruptamente na fase anágena, a de maior duração, com evolução rápida para fase telógena e consequente queda.

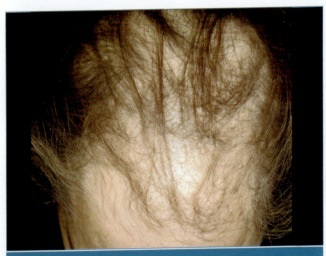

Alopecia difusa no couro cabeludo não cicatricial.

 Chave diagnóstica

Manifestações clínicas

- Causas determinantes: *postpartum*, contraceptivos orais, regime de emagrecimento, deficiência proteica, deficiência de ferro e de zinco, estados estressantes prolongados, doenças sistêmicas (lúpus eritematoso, dermatomiosite, caquexia, anemias, diabetes, hiper e hipotireoidismo, hepatites) e idiopáticas.

Exame físico

- Perda excessiva de cabelos de forma difusa, sem alterações do couro cabeludo.
- Prova da tração leve positiva (queda de mais de cinco fios).

Exames diagnósticos

- Clínico.
- Anatomopatológico.
- Tricograma.
- Exames para descartar as causas sistêmicas.

Diagnóstico diferencial

- Alopecia areata.
- Tricotilomania.

Tratamento

Primeira linha

- Tratamentos específicos para os fatores desencadeantes.
- Dieta rica em proteína, minerais, ferro e zinco.

Segunda linha

- Xampus e corticosteroides tópicos.

Terceira linha

- Minoxidil 2% tópico e rubefacientes.

Pérola clínica

- Existe uma forma de eflúvio telógeno crônico que ocorre na mulher de 30 a 60 anos, de causa desconhecida, que persiste com flutuações por vários anos.

ALOPECIA POR TRAÇÃO OU PRESSÃO

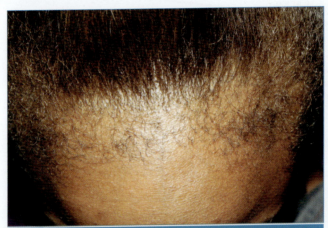

Alopecia evidente na orla do couro cabeludo e regiões temporais (alopecia marginal).

Comentários gerais

Definição
- Trata-se da redução marginal dos cabelos por tração constante.

Etiologia
- Tração constante dos cabelos.

Chave diagnóstica

Manifestações clínicas
- Causas determinantes: tração com alisantes, "rolinhos" de cabelos, bonés, quepes, curativos contensivos, doentes com imobilização da cabeça por muito tempo.

Exame físico
- Alopecia evidente na orla do couro cabeludo e regiões temporais (alopecia marginal).

Exames diagnósticos
- Clínico.
- Anatomopatológico.

Diagnóstico diferencial
- Alopecia areata.
- Tricotilomania.

Tratamento

Primeira linha
- Afastar os fatores desencadeantes.

Pérola clínica
- É extremamente comum em negras que prendem os cabelos com frequência e/ou utilizaram alisamento.

TRICOTILOMANIA

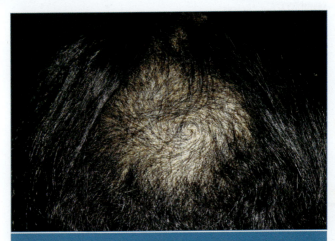

Alopecia não cicatricial com pelos de diferentes comprimentos.

Comentários gerais

Definição
- Compulsão de arrancar os cabelos que frequentemente acomete crianças.

Etiologia
- Traumatismos repetidos induzindo alterações dos fios de cabelo.

Chave diagnóstica

Manifestações clínicas
- Quadros compulsivos continuados de arrancar os próprios cabelos.

Exame físico

- Alopecia com cabelos de diferentes comprimentos.
- Áreas irregulares e mal definidas sem manifestações inflamatórias do couro cabeludo.
- Persistentes ou em intervalos.

Exame diagnóstico

- Clínico.

Diagnóstico diferencial

- Alopecia areata.
- Tinha do couro cabeludo.

Tratamento

Primeira linha

- Psicoterapia ou medicação psicotrópica.

Pérola clínica

- Existe a possibilidade de, por vezes, outra pessoa (como um irmão) estar puxando os fios de cabelo da criança e induzindo à alopecia.

ALOPECIAS CICATRICIAIS

Comentários gerais

Definição

- São formas de alopecias que acompanham ou seguem a destruição dos folículos pilosos, levando à alopecia permanente.

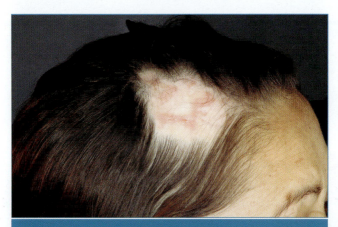

Placa alopécica atrófico-cicatricial com eritema e descamação (lúpus eritematoso).

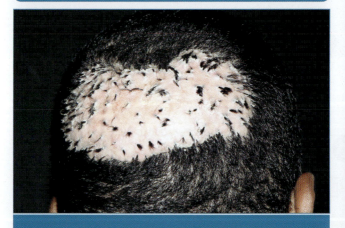

Placa de alopecia cicatricial secundária à foliculite profunda no couro cabeludo.

Etiologia

- Destruição dos folículos pilosos por processos inflamatórios, infecciosos, traumáticos ou tumorais que afetam diretamente os folículos ou pelos que os circunscrevem.

Chave diagnóstica

Manifestações clínicas

- Alopecias cicatriciais não infecciosas: pseudopelada de Brocq, lúpus eritematoso, esclerodermia, sarcoidose, penfigoide cicatricial e líquen plano folicular.
- Alopecias cicatriciais traumáticas: radiografias, cáusticos, queimaduras térmicas, traumas acidentais.
- Alopecias cicatriciais por tumores: carcinoma basocelular e carcinomas metastáticos.
- Alopecias cicatriciais infecciosas: bacterianas (foliculite queloidiana, decalvante, abscedante), fúngicas (tinha favosa, *Kerion celsi*), virais (herpes simples recidivante e zoster).

Exame físico

- Aparecimento de área(s) de alopecia com aspecto liso e atrófico do couro cabeludo. Nos casos inflamatórios, acompanham sinais de inflamação do couro cabeludo; nos infecciosos, formação de pústulas foliculares; e nos tumorais, infiltração da pele.

Exames diagnósticos

- Clínico.
- Anatomopatológico.
- Micológico direto e cultura.

Diagnóstico diferencial

- Alopecia areata.

Tratamento

Primeira linha
- Tratamentos específicos para os fatores desencadeantes.

Pérola clínica
- Ao retirar os pelos da borda da lesão na pseudopelada, nota-se uma massa mucinosa em torno da raiz de alguns fios (sinal de Sampaio).

CAPÍTULO 2

UNHAS

COILONÍQUIA

Comentários gerais

Definição

- Alteração em que a lâmina ungueal é delgada e côncava, com formato de colher.

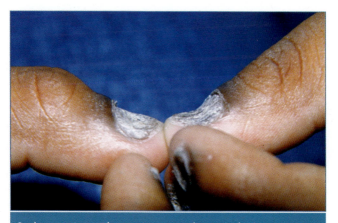

Bordas ungueais evertidas para cima com a unha parecendo côncava.

Etiologia
- Mais frequentemente causada por fatores locais que sistêmicos.

Chave diagnóstica

Manifestações clínicas
- Fisiológica (na infância), unhas finas (velhice e doença vascular periférica), unhas amolecidas (ocupacional), hereditária e congênita.

Exame físico
- Nos estágios iniciais, a lâmina ungueal torna-se achatada, depois as bordas ficam evertidas para cima e a unha parece côncava.

Exame diagnóstico
- Características clínicas.

Diagnóstico diferencial
- Unhas frágeis.

Tratamento

Primeira linha
- Sem tratamento.

Pérola clínica
- Faz parte da síndrome de Plummer-Vinson (anemia ferropriva, disfagia e glossite).

Capítulo 2: Unhas – Leuconíquia   469

LEUCONÍQUIA

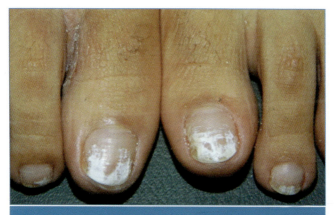

Branqueamento parcial das lâminas ungueais.

Comentários gerais

Definição
- Designa unhas que podem ser parcial ou totalmente brancas.

Etiologia
- Disfunção congênita ou adquirida da matriz.

Chave diagnóstica

Manifestações clínicas
- Leuconíquia verdadeira: total (herdada), subtotal, transversal, pontilhada (psoríase ou traumática), longitudinal (moléstia de Darier).

- Pseudoleuconíquia: lesão química da ceratina da unha.
- Leuconíquia aparente: associada a cirrose, uremia, hipoalbuminemia e terapia para o câncer.

Exame físico
- A unha torna-se branca total ou parcialmente.
- Acompanhada de lúnula escura e acometendo todas as unhas (Terry) na cirrose.
- Metade da unha é branca opaca e obscurece a lúnula (Lindsay) na unha urêmica.
- Faixas brancas e estreitas (Muehrcke) na hipoalbuminemia e quimioterapia.

Exame diagnóstico
- Clínico.

Diagnóstico diferencial
- Leuconíquia por fungos.

Tratamento

Primeira linha
- Tratamento da causa de base.

Pérola clínica
- Sempre pensar na possibilidade de associação com doença sistêmica.

UNHAS EM VIDRO DE RELÓGIO OU HIPOCRÁTICAS

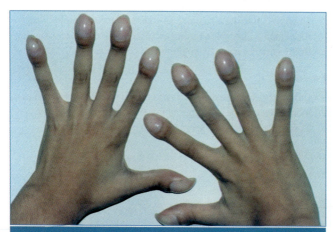

Curvatura excessiva das unhas nos planos distal e transversal e aumento dos tecidos moles periungueais restritos a cada dedo.

Comentários gerais

Definição
- Unhas com convexidade exagerada, com cianose no leito ungueal e dedos em "baqueta de tambor".

Etiologia
- Hipertrofia dos componentes do tecido mole da polpa digital.
- Hiperplasia do tecido fibrovascular da base da unha.
- Congênita ou adquirida.

Chave diagnóstica

Manifestações clínicas
- Quando congênita associa-se ao edema de tecidos moles.
- Associada a distúrbios cardiovasculares, broncopulmonares, gastrointestinais e meta-hemoglobinemia crônica.

Exame físico
- Curvatura excessiva das unhas nos planos distal e transversal e aumento dos tecidos moles periungueais restritos a cada dedo.
- Curvatura aumentada, acomete as 20 unhas.

Exame diagnóstico
- Clínico.

Diagnóstico diferencial
- Paroníquia.

Tratamento

Primeira linha
- Tratamento da causa de base.

Pérola clínica
- Nos distúrbios broncopulmonares associados, podem estar incluídas neoplasias.

ONICÓLISE

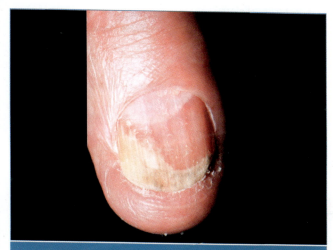

Descolamento da borda livre da lâmina ungueal com acúmulo de resíduos de queratina no espaço subungueal.

Comentários gerais

Definição
- Trata-se do descolamento da unha do seu leito nas inserções distais e/ou laterais.

Etiologia
- Traumática, associada a outras doenças, como psoríase, foto-onicólise por medicamentos (doxiciclina), doenças congênitas ou hereditárias.

Chave diagnóstica

Manifestações clínicas
- Facilmente se coloniza pela *P. aeruginosa*, menos frequentemente por cândidas e dermatófitos.

Exame físico
- Descolamento distal da lâmina ungueal com acúmulo de resíduos de queratina no espaço subungueal.
- Coloração variável do amarelo ao castanho e odor fétido.

Exames diagnósticos
- Clínico.
- Micológico direto e cultura para bactérias e fungos.

Diagnóstico diferencial

- Onicomicoses.
- Onicobacterioses.

Tratamento

Primeira linha
- Desbridamento da região da unha que está separada do leito ungueal (semanalmente).
- Remover resíduos do leito.
- Tratar distúrbios subjacentes.

Segunda linha
- Antibacterianos e antifúngicos tópicos.

Pérola clínica

- Na psoríase, observa-se margem amarelo-acastanhada entre a unha rósea normal e as áreas brancas separadas.

Capítulo 2: Unhas – Hemorragias subungueais 475

HEMORRAGIAS SUBUNGUEAIS

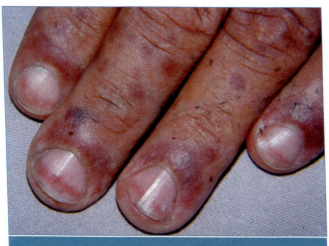

Estruturas lineares de coloração escura dispostas no eixo longitudinal da unha.

Comentários gerais

Definição
- Resulta da ruptura de capilares finos entre as cristas epidérmicas e dérmicas subungueais.

Etiologia
- Traumática é a mais comum (20% da população), psoríase, dermatite atópica, distúrbios sistêmicos (embolia arterial, síndrome do anticorpo antifosfolípide, vasculite, escorbuto e discrasias sanguíneas, infecções sistêmicas, como triquinose e endocardite).

Chave diagnóstica

Manifestações clínicas
- Lesões que se movem superficial e distalmente com o crescimento da unha.

Exame físico
- Estruturas lineares (2 a 3 mm de comprimento), dispostas no eixo longitudinal, possuem cor ameixa e vão escurecendo até o marrom e o negro em dias.

Exames diagnósticos
- Clínico.
- Dermatoscopia.

 Diagnóstico diferencial

- Melanoníquia.
- Nevo melanocítico.
- Melanoma.

 Tratamento

Primeira linha
- Observação.

Segunda linha
- Punctura com agulha fina logo após o aparecimento da lesão.

Terceira linha
- Exérese da lâmina ungueal.

Pérola clínica

- Hemorragias subungueais não devem ser confundidas com telangiectasias e eritema periungueal frequente nas colagenopatias.

LINHAS TRANSVERSAIS (BEAU)

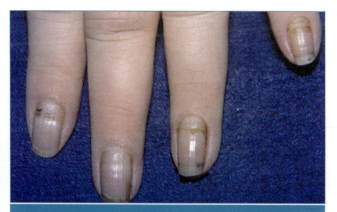

Depressões ungueais transversas, semelhantes a faixas, estendendo-se de uma borda lateral a outra.

Comentários gerais

Definição
- Presença de sulcos transversais na unha.

Etiologia
- Ocorre após doença grave, súbita, aguda e febril.
- Pós-natal, agentes citotóxicos, afecção farmacogênica cutânea grave.

Chave diagnóstica

Manifestações clínicas

- O aparecimento das lesões pela inibição da atividade da matriz associada a doenças persiste por 6 a 9 meses, nos casos das unhas das mãos e por até dois anos nos pés.

Exame físico

- Depressões ungueais transversas, semelhantes a faixas, estendendo-se de uma borda lateral a outra. Podem existir um ou mais sulcos.

Exame diagnóstico

- Clínico.

Diagnóstico diferencial

- Distrofia da unha.

Tratamento

Primeira linha

- Observação.

Pérola clínica

- Quando a doença inibe a atividade da matriz por 7 a 14 dias, a depressão transversa resulta na divisão completa da lâmina ungueal.

MELANONÍQUIA

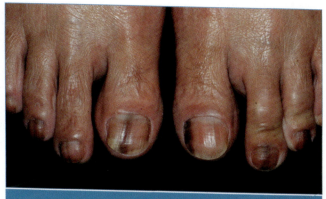

Melanoníquia estriada: estrias acastanhadas longitudinais.

 ## Comentários gerais

Definição
- É quando a lâmina ungueal adquire coloração acastanhada ou negra.

Etiologia
- Infecciosa (bacterianas ou fúngicas).
- Tumoral (melanoma acrolentiginoso, nevo juncional).
- Congênita (racial).
- Induzida por drogas (p. ex., zidovudina).

Chave diagnóstica

Manifestações clínicas

- Melanoníquia estriada: estrias acastanhadas longitudinais.
- Melanoníquia parcial: pontos ou faixas transversas ou longitudinais.
- Melanoníquia total: toda a superfície da lâmina ungueal.

Exame físico

- Lesões que vão do acastanhado ao negro, podendo acometer uma ou todas as unhas.

Exames diagnósticos

- Clínico.
- Dermatoscopia.
- Bacterioscópico, micológico direto e cultura para bactérias e fungos.
- Anatomopatológico (na suspeita de tumores).

Diagnóstico diferencial

- Hemorragias subungueais.

Tratamento

Primeira linha

- Tratamento da etiologia encontrada.

Pérola clínica

- Panarício melanótico é o aparecimento de lesões melanocíticas que se estendem à prega ungueal e denuncia, na maioria das vezes, a presença de melanoma.

EXOSTOSE SUBUNGUEAL

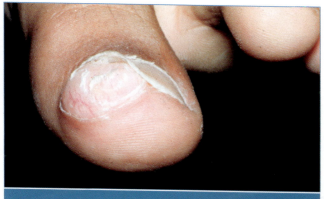

Lesão ceratósica subungueal com elevação e deformidade da unha.

Comentários gerais

Definição
- É a excrescência óssea dolorosa dos pododáctilos, particularmente do hálux.

Etiologia
- Traumatismo do osso comprimindo as partes moles do tecido periungueal.

Chave diagnóstica

Manifestações clínicas
- Mais frequente nos pododáctilos, particularmente no hálux, em crianças e no sexo feminino.

Exame físico
- Lesão ceratósica subungueal levando à elevação e à deformidade da unha.

Exames diagnósticos
- Clínico.
- Radiografia simples do osso.

Diagnóstico diferencial

- Distrofia ungueal.
- Calosidade.
- Onicomicose.
- Tumores subungueais.

Tratamento

Primeira linha
- Tratamento cirúrgico com desbridamento ósseo.

Pérola clínica

- A exostose frequentemente é confundida com micose das unhas ou verrugas virais.

UNHA ENCRAVADA

Comentários gerais

Definição
- Resulta da penetração do canto da unha, principalmente nos grandes artelhos, no tecido circunjacente, com reação inflamatória.

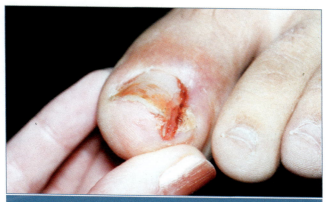

Unha encravada unilateralmente acompanhada de eritema, edema, tecido de granulação exuberante e deformidade da parte acometida.

Etiologia

- Processo inflamatório desencadeado pela penetração do canto da unha associado a complicações, como infecção e exuberante tecido de granulação.

 Chave diagnóstica

Manifestações clínicas

- Fatores predisponentes: convexidade exagerada da lâmina ungueal, uso de calçados justos e corte inadequado das unhas.
- Dor intensa no local.

Exame físico

- A unha apresenta-se encravada uni ou bilateralmente, dando lugar ao eritema, edema, tecido de granulação exuberante e deformidade da parte acometida.

Exame diagnóstico
- Clínico.

Diagnóstico diferencial
- Tumores periungueais (melanoma amelanótico, fibromas).
- Panarício.

Tratamento
Primeira linha
- Liberação dos cantos da unha pela colocação de um algodão entre ela e o leito ungueal até que a unha desencrave.
- Tratamento da infecção com antibióticos tópicos e/ou sistêmicos.

Segunda linha
- Cantectomia.

Pérola clínica
- A unha encravada pode servir de base para o desenvolvimento de celulite e erisipela.

PANARÍCIO E PARONÍQUIA

Comentários gerais
Definição
- Panarício é a infecção aguda dos tecidos periungueais, normalmente de aparecimento pós-trauma. Paroníquia é a inflamação crônica da dobra ungueal posterior e parte das dobras laterais.

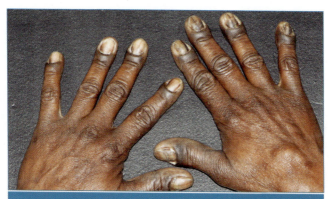

Edema, eritema, descolamento da lâmina ungueal posterior com formação de fundo de saco.

Etiologia

- Panarício: bactérias como estafilococos, estreptococos, pseudomonas e outros.
- Paroníquia: mesmas bactérias do panarício e/ou *Candida albicans*.

 ## Chave diagnóstica

Manifestações clínicas

- Panarício: aparecimento após um trauma.
- Paroníquia: ocorre mais em mulheres, como doença ocupacional de donas de casa, funcionários que trabalham em serviços de copa, bares e restaurantes, ou seja, que desempenham tarefas que têm como fator predisponente a umidade. Pode haver surtos de agudização.

Exame físico

- Panarício: processo inflamatório agudo periungueal acompanhado de dor e, por vezes, de abscesso.

- Paroníquia: edema, eritema, descolamento da lâmina ungueal posterior com formação de fundo de saco.

Exames diagnósticos
- Clínico.
- Bacterioscópico, exame direto e cultura para bactérias e fungos.

Diagnóstico diferencial
- Não há.

Tratamento

Primeira linha
- Panarício: antibióticos tópicos e sistêmicos e, se necessário, drenagem de abscesso.
- Paroníquia: proteção contra a umidade associada a tratamento do possível agente concomitante (bactérias e/ou fungos).

Pérola clínica
- A paroníquia crônica é considerada uma doença profissional.

CAPÍTULO 3

GLÂNDULAS SUDORÍPARAS

HIPER-HIDROSE

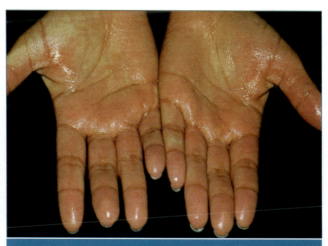

Excesso de suor nas regiões palmares.

Comentários gerais

Definição

- Aumento da produção de suor.

Etiologia

- Idiopática: simétrica, localizada nas palmas, plantas e axilas.
- Lesão do tecido nervoso central ou periférico (siringomielia, *tabes dorsalis*).
- Doenças endócrinas: diabetes, hipoglicemia, hipertireoidismo.
- Metabólica: intoxicação por álcool.
- Doença febril: infecções, linfoma.
- Drogas: colinérgicos, acetaminofeno.
- Doenças hereditárias.
- Exercícios.
- Estresse emocional.

 ## Chave diagnóstica

Manifestações clínicas

- Pode apresentar forma simétrica, generalizada ou localizada. Ocorre preferencialmente nas regiões palmares, plantares e axilares.

Exame físico

- Área comprometida revela excesso de umidade e mau odor.
- Áreas maceradas podem favorecer crescimento bacteriano.

Exames diagnósticos

- Características clínicas.
- Exames subsidiários na suspeita de doença sistêmica.

 ## Diagnóstico diferencial

- Não há.

Tratamento

Primeira linha
- Solução alcoólica de hexahidrato de alumínio a 20% tópico.

Segunda linha
- Nas formas localizadas, injeção de toxina botulínica.
- Iontoforese nas formas localizadas associada ou não a drogas anticolinérgicas.
- Agentes anticolinérgicos orais como oxibutinina 5 mg, iniciando com meio comprimido diário.

Terceira linha
- Lipossucção ou excisão cirúrgica.
- Simpatectomia.

Pérola clínica

- Suor e febre noturnos podem significar infecções e neoplasias.

MILIÁRIA

Comentários gerais

Definição
- Erupção papulovesicular causada pela retenção do suor.

Etiologia
- É causada pela combinação do calor com a oclusão dos ductos sudoríparos écrinos.

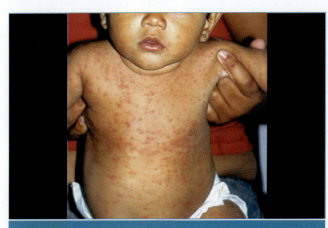

Lesões papulovesiculosas com eritema circundante extrafolicular.

Chave diagnóstica

Manifestações clínicas

- Miliária cristalina: desencadeada pelo calor excessivo durante surtos febris. Assintomática, dá-se pela retenção dos ductos na camada córnea.
- Miliária rubra: obstrução ductal intraepidérmica, que ocorre em qualquer localização, exceto palmas e plantas, altamente pruriginosa. Secundária a temperatura elevada, exposição solar, agasalho, febre.

Exame físico

- Miliária cristalina: vesículas superficiais na região de dobras ou axilas.
- Miliária rubra: papulovesiculosa com eritema circundante extrafolicular. Pode ser acompanhada de infecção secundária.

Exames diagnósticos

- Características clínicas.
- Anatomopatológico.

Diagnóstico diferencial

- Exantema viral.
- Erupção por drogas.
- Candidíase.
- Picada de inseto.

Tratamento

Primeira linha

- Banhos, ar condicionado ambiente.
- Limitar atividades físicas, remover oclusão de roupas.
- Antissépticos tópicos.

Segunda linha

- Corticosteroides tópicos.

Terceira linha

- Antibióticos sistêmicos.
- Anti-histamínicos sistêmicos.

Pérola clínica

- Miliária pode ser encontrada em 50% dos recém-nascidos na face, no tronco superior e nas extremidades. Regride espontaneamente.

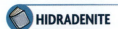

HIDRADENITE

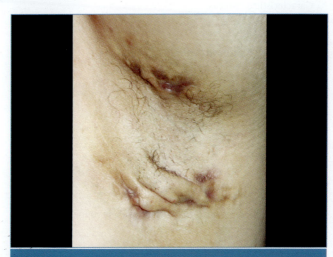

Presença de fístulas e cicatrizes em forma de bridas na região axilar.

Comentários gerais

Definição
- É uma inflamação crônica e supurativa das glândulas apócrinas.

Etiologia
- Desconhecida.
- Obstrução de glândulas apócrinas por tampão de queratina seguida de dilatação dos ductos com ruptura e colonização bacteriana.
- Acometimento secundário das glândulas apócrinas por rupturas de cistos foliculares ou foliculites.

Chave diagnóstica

Manifestações clínicas

- Aparecimento após irritação por desodorantes, depilação ou roupas justas.
- Diabetes, anemia e obesidade podem ser fatores predisponentes.
- Inicia-se com dor local.
- É extremamente recorrente e resistente aos antibióticos convencionais.

Exame físico

- Inicia-se como uma pápula inflamatória que evolui rapidamente para nódulo profundo. Pode abecedar, levando a fístulas e bridas. Única ou múltipla.
- Mais comum nas axilas, pode acometer a região inguinocrural e perineal.

Exames diagnósticos

- Características clínicas.
- Exame microscópico e cultura para bactérias.

 Diagnóstico diferencial

- Foliculite e furúnculo.
- Tuberculose ganglionar.
- Actinomicose.
- Fístulas retais.
- Doença de Crohn.
- Retocolite ulcerativa.
- Granuloma inguinal.

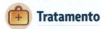
Tratamento

Primeira linha
- Antibióticos tópicos.
- Antibióticos sistêmicos (tetraciclina, doxiciclina, minociclina, clindamicina).

Segunda linha
- Intervenção cirúrgica (excisão, drenagem ou excisão radical de todo tecido).
- Corticosteroides intralesionais.

Terceira linha
- Isotretinoína oral.
- Dapsona.
- Adalimumabe em doses duas vezes maiores que na psoríase.
- Casos com hiperinsulinemia: metformina.
- Ciclosporina.
- Ustequinumabe.
- Anakinra.

Pérola clínica
- Tratamento antibiótico deve ser realizado por semanas ou meses.

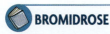
BROMIDROSE

Comentários gerais

Definição
- Trata-se do odor desagradável ou intenso encontrado nas axilas e nos pés.

Etiologia

- Resulta da decomposição de bactérias encontradas nas axilas e nos pés.
- Nas axilas, contribui para a bromidrose a presença de secreção apócrina e bactérias do grupo *Corynebacterium*.

Chave diagnóstica

Manifestações clínicas

- Nas axilas é frequente após a adolescência, mais comum em homens (mulheres depilam as axilas) e em indivíduos da etnia negra (possuem glândulas apócrinas maiores).
- Nos pés, associa-se a hiper-hidrose plantar e higiene precária.

Exame físico

- Odor fétido, podendo ser acompanhado por maceração.

Exame diagnóstico

- Características clínicas.

Diagnóstico diferencial

- Hiper-hidrose.
- Intertrigo.

Tratamento

Primeira linha

- Higiene rigorosa.
- Sabões antissépticos.
- Desodorantes e antiperspirantes.

Segunda linha
- Toxina botulínica para diminuir a sudorese.

Terceira linha
- Em casos extremos, cirurgia com exérese das glândulas apócrinas e écrinas.

Pérola clínica
- Asiáticos têm glândulas apócrinas menos desenvolvidas e, consequentemente, menos bromidrose.

CAPÍTULO 4

DOENÇAS DA MUCOSA ORAL

QUEILITES

Comentários gerais

Definição
- É um termo genérico que significa a inflamação dos lábios.

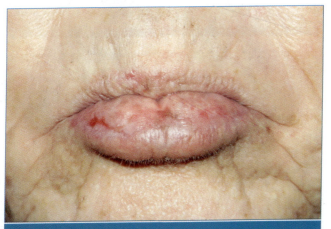

Queilite actínica: eritema, descamação, exulceração e perda do limite da semimucosa.

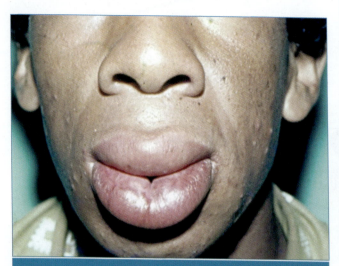

Queilite granulomatosa: aumento do volume dos lábios.

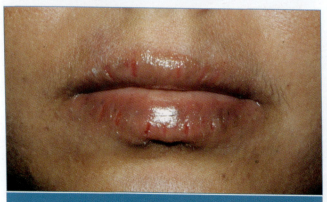

Queilite de contato: lesão eritematosa e descamativa.

Etiologia

- Actínica: decorrente da exposição à radiação ultravioleta.
- Angular: inflamação das comissuras labiais (próteses dentárias frouxas, deficiência de vitamina B, contactantes, isotretinoína oral).
- Medicamentosa: farmacodermias.
- Glandular ou apostematosa: inflamação das glândulas salivares.
- Esfoliativa e de contato: irritação primária, por sensibilização e outras dermatoses, como psoríase e atopia.
- Granulomatosa: granulomatoses orofaciais.

 Chave diagnóstica

Manifestações clínicas

- Dependem da etiologia.
- Podem se apresentar de maneira aguda (como a queilite angular, de contato e medicamentosa) ou crônica (queilite actínica, glandular, esfoliativa e granulomatosa).
- Acometem pessoas de todas as idades.

Exame físico

- Quadros variáveis que dependem de sua etiologia.
- Actínica: edema, eritema, descamação, leucoplasia, atrofia, erosão e perda do limite entre o vermelhão e a pele.
- Angular: eritema, descamação e fissuração nas comissuras labiais. Infecta secundariamente.
- Medicamentosa: eritema, descamação, erosão, pigmentação.
- Glandular ou apostematosa: edema e lesões puntiformes nos orifícios das glândulas com eliminação de gotículas de saliva.
- Esfoliativa e de contato: eritema, ressecamento, fissuras e crostas nas regiões labiais e perilabiais.

- Granulomatosa: surtos recidivantes de edema labial com posterior cronicidade e macroqueilia.

Exames diagnósticos
- Características clínicas.
- Anatomopatológicos.

Diagnóstico diferencial

- Queilites actínicas entre si, cada uma de sua etiologia.

Tratamento

Primeira linha
- Fotoprotetores, hidrocortisona e destruição local com ácido tricloroacético, nitrogênio líquido (actínica).
- Afastamento de fatores predisponentes, corticosteroides, antibacterianos e antifúngicos, se necessário (angular, esfoliativa, medicamentosa).

Segunda linha
- *Laser* de CO_2 (actínica).
- Cirurgia (glandular).

Terceira linha
- Cirurgia corretiva (angular).
- Vermelhectomia (actínica).

Pérola clínica

- 12 a 20% das queilites actínicas podem evoluir para carcinoma espinocelular do lábio.

CISTO MUCOSO

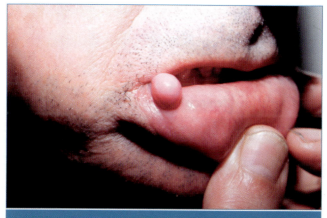

Tumoração cística e translúcida do lábio inferior.

Comentários gerais

Definição
- Formação cística do lábio derivada da ruptura traumática da glândula salivar.

Etiologia
- Ruptura traumática da glândula salivar.

Chave diagnóstica

Manifestações clínicas
- Desenvolvem-se em locais em que as glândulas salivares são mais facilmente traumatizadas (mucosa do lábio e do assoalho da boca).

Exame físico
- Tumoração cística, translúcida, lisa e de tamanho variável que ao romper dá saída a material mucoide viscoso.

Exames diagnósticos
- Características clínicas.
- Anatomopatológicos.

Diagnóstico diferencial
- Angioma.
- Fibroma.

Tratamento

Primeira linha
- Drenagem de expressão com posterior eletrocoagulação.

Segunda linha
- *Laser* de CO_2.

Terceira linha
- Crioterapia com nitrogênio líquido.

Pérola clínica
- Falhas na arcada dentária podem facilitar o surgimento e a manutenção do cisto mucoso pelo movimento de sucção.

LAGO VENOSO

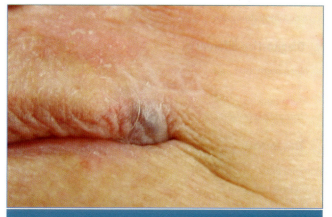

Lesão única, violácea e depressível.

Comentários gerais

Definição
- Lesão angiomatosa que acomete a região labial de idosos.

Etiologia
- Ectasia venosa decorrente de exposição solar crônica ou trauma.

 ## Chave diagnóstica

Manifestações clínicas
- Assintomática, acomete lábios inferiores principalmente de idosos.

Exame físico
- Lesão única, violácea, depressível.

Exames diagnósticos
- Características clínicas.
- Anatomopatológicos.

 ## Diagnóstico diferencial

- Nevo pigmentar.
- Lentigo.
- Melanoma.
- Granuloma piogênico.

 ## Tratamento

Primeira linha
- Eletrocoagulação.

Segunda linha
- Crioterapia com nitrogênio líquido.

Terceira linha
- *Laser* de CO_2.

 ## Pérola clínica

- A lesão é facilmente confundida com melanoma.

 # AFTAS

 ## Comentários gerais

Definição
- Doença recorrente, caracterizada por surtos de ulceração, em maior ou menor número, podendo ocorrer em qualquer região da mucosa oral.

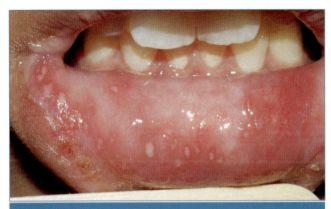

Ulcerações rasas de halo eritematoso e centro necrótico acinzentado.

Etiologia

- Desconhecida.
- Fatores imunológicos, alteração da acidez gástrica ou causa viral.

Chave diagnóstica

Manifestações clínicas

- Surgem espontaneamente ou após estresse emocional, ingestão de certos alimentos ácidos e traumas.
- Ocorrem em qualquer idade e são mais frequentes nas mulheres.
- Muito dolorosas.

Exame físico

- Ulceração rasa de halo eritematoso e centro necrótico acinzentado variando de um a vários milímetros de tamanho e resolução em sete dias.
- Acomete qualquer região da mucosa oral.

Exames diagnósticos

- Características clínicas.
- Anatomopatológicos.

Diagnóstico diferencial

- Gengivoestomatite herpética.
- Doença mão-pé-boca.
- Doenças bolhosas (eritema polimorfo, pênfigo vulgar).
- Cancro sifilítico.
- Doença de Behçet.

Tratamento

Primeira linha

- Bochechos com soluções antissépticas, antibióticos e corticosteroides tópicos (em orabase).

Segunda linha

- Injeção intralesional com triancinolona (3 a 10 mg/mL).

Terceira linha

- Sulfona 100 mg/dia.
- Colchicina 0,5 a 2 mg/dia.
- Talidomida associada ou não a corticosteroides sistêmicos.
- Montelucaste.
- Pentoxifilina.
- Ciclosporina.
- Agentes biológicos (etanercepte, adalimunabe, infliximabe).

Pérola clínica

- Aftas podem estar presentes nos casos de doença de Behçet, neutropenia cíclica e doença pelo HIV.

MÓDULO IV – OUTRAS DERMATOSES

1. Colagenoses, 508

Lúpus eritematoso, 508
Dermatomiosite, 513
Esclerodermia, 516
Síndrome do anticorpo
antifosfolípide, 520
Síndrome de Behçet, 523

2. Paniculites, 526

Eritema nodoso, 526
Paniculite por deficiência de
alfa-1-antitripsina, 526
Paniculite histiocítica citofágica,
526
Paniculite por depósito de cálcio,
526
Paniculite lúpica, 526
Adiponecrose subcutânea
neonatal, 528
Esclerema neonatal, 528

3. Genodermatoses, 532

Doença de Darier, 532
Pênfigo benigno familiar, 534
Xeroderma pigmentoso, 537
Epidermólise bolhosa, 539
Neurofibromatose, 542
Esclerose tuberosa, 544
Ictioses, 546
Poroqueratose, 549

CAPÍTULO 1

COLAGENOSES

📖 LÚPUS ERITEMATOSO

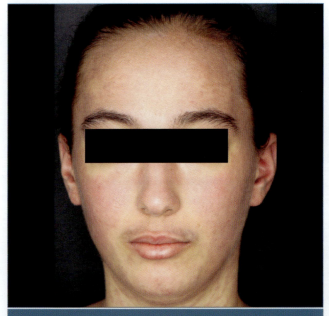

Lesões eritematosas em asa de borboleta na região da face do lúpus eritematoso agudo.

Capítulo 1: Colagenoses – Lúpus eritematoso   509

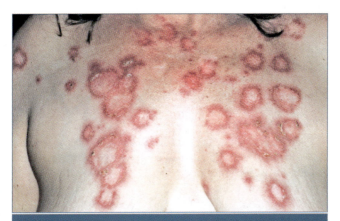

Lesões anulares ou psoriasiformes, localizadas nas áreas expostas ao sol do lúpus eritematoso subagudo.

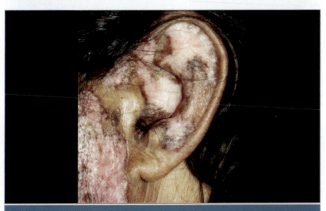

Lesões redondas e ovais com eritema, atrofia e escamas com espículas córneas aderidas na sua porção ventral no pavilhão auricular do lúpus eritematoso crônico.

Comentários gerais

Definição

- Doença sistêmica que envolve o tecido conjuntivo e os vasos sanguíneos. Pode ter manifestações cutâneas exclusivas e/ou envolvimento multissistêmico (pulmonar, cardíaco, renal, neurológico, articular).

Etiologia

- É uma doença autoimune, caracterizada principalmente pela produção de autoanticorpos por células B contra diferentes proteínas nucleares e citoplasmáticas.
- O sol é fator de piora.

Chave diagnóstica

Manifestações clínicas

As lesões de pele ocorrem em cerca de 85% dos casos e podem ser classificadas como crônicas (LE cutâneo crônico [LECC]), subagudas (LE cutâneo subagudo [LECSA]) e agudas (LE cutâneo agudo [LECA]).

- Lúpus eritematoso agudo: acomete mulheres jovens na proporção de 8:1 em relação aos homens. Pode apresentar fadiga, febre, artralgias, dor abdominal e sintomas neurológicos, podendo ser sistêmico em aproximadamente 95% dos casos.
- Lúpus eritematoso subagudo: acomete mais mulheres que homens, jovens ou de meia-idade, podendo ser sistêmico em aproximadamente 50% dos casos (10% de todos os LE).
- Lúpus eritematoso crônico: ocorre também mais frequentemente em mulheres que em homens e inicia-se na idade jovem ou meia-idade.

Critérios diagnósticos do LES

- Eritema malar.
- Lesões discoides.

Capítulo 1: Colagenoses – Lúpus eritematoso **511**

- Fotossensibilidade.
- Úlceras orais.
- Artrite (duas articulações, não erosiva).
- Serosite (pleurite ou pericardite).
- Distúrbio renal (proteinúria 0,5 g/l ou cilindrúria).
- Distúrbio neurológico (convulsões ou psicose).
- Distúrbio hematológico (anemia, leuco, linfo ou plaquetopenia).
- Distúrbio imunológico (nDNA, Sm, antifosfolípides e RSS falso-positivo).
- AAN (títulos altos).

Exame físico

- *Lúpus eritematoso agudo*: lesões exantemáticas em asa de borboleta na região malar, alopecia difusa com cabelo lúpico (fino e opaco), úlceras aftoides nas mucosas, eritema palmar, telangiectasias periungueais, pápulas e placas eritematosas e descamativas nas áreas expostas ao sol e no dorso das mãos, poupando em geral as articulações.
- *Lúpus eritematoso subagudo*: lesões anulares ou psoriasiformes, localizadas nas áreas expostas ao sol que ao regredir deixam lesões vitiligoides residuais, sem atrofia. Pode ocorrer alopecia difusa e telangiectasias periungueais.
- *Lúpus eritematoso crônico*: lesões redondas ou ovais com eritema, atrofia e escamas com espículas córneas aderidas na sua porção ventral. São acometidos os pavilhões auriculares, couro cabeludo (alopecia cicatricial) e pelos dos cílios e mucosa dos lábios e pálpebras.

Exames diagnósticos

- Anatomopatológico.
- Imunofluorescência direta (deposição de IgG, IgM e C3 na junção dermoepidérmica).

- Sorologia:
  - Anticorpos antinucleares (AAN).
  - Anti-DNA de dupla hélice.
  - Anti-Sm, anti-RNP.
  - Anti-Ro e anti-La.
- Anticorpos antifosfolípides (anticoagulante lúpico e anticardiolipina).
- Hemograma (leucopenia, linfopenia, anemia e plaquetopenia).
- Complemento sérico e urina I ou de 24 horas com proteinúria.

Diagnóstico diferencial

- Rosácea.
- Dermatite de contato.
- Dermatomiosite.
- Erupção polimorfa à luz.
- Líquen plano.
- Lúpus vulgar.

Tratamento

Primeira linha

- Antimaláricos: hidroxicloroquina 400 mg/dia.
- Corticosteroides sistêmicos até 1 mg/kg/dia.
- Protetores solares de amplo espectro.
- Corticosteroides tópicos à noite nas lesões.

Segunda linha

- Imunossupressores sistêmicos como azatioprina ou ciclofosfamida (50 a 150 mg/dia).
- Talidomida de 100 a 300 mg/dia.

Terceira linha

- Rituximabe.
- Belimumabe.
- Ciclosporina.

Capítulo 1: Colagenoses – Dermatomiosite 513

Pérolas clínicas

- Na classificação de LECC encontram-se formas:
    - Verrucosas (LECC hipertrófico).
    - Subcutâneas (LE profundo).
    - Mucosas (LE oral ou conjuntival).
    - Túmidas (LE túmido).
- O LES bolhoso (lembrar que é sistêmico) tem bolhas subepidérmicas com IgG contra o colágeno VII presente no assoalho da bolha (lado dérmico da ZMB).

DERMATOMIOSITE

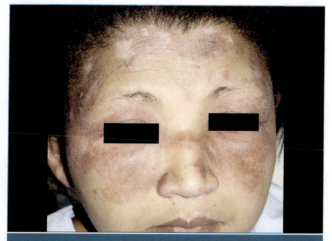

Rubor e edema ao redor dos olhos (heliotrópio).

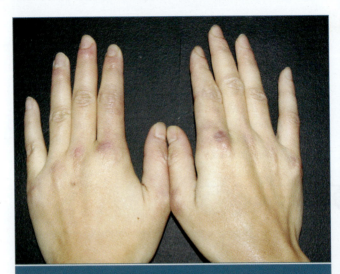

Pápulas achatadas violáceas no dorso das articulações interfalangeanas (Gottron).

Comentários gerais

Definição
- Doença crônica, subaguda ou aguda de natureza desconhecida, de início gradual com pródromos vagos, seguidos de edema dos membros, dermatite e inflamação muscular.

Etiologia
- Desconhecida.
- Envolvimento imunológico em decorrência da presença de inúmeros autoanticorpos. É uma doença de etiologia desconhecida e que ocorre principalmente após os 40 anos ou na adolescência (forma juvenil).

Capítulo 1: Colagenoses – Dermatomiosite

 Chave diagnóstica

Manifestações clínicas
- Acomete crianças, jovens e adultos.
- Pode apresentar apenas acometimento cutâneo sem miosite (amiopática) e eventualmente só acometimento muscular traduzido por história de fraqueza muscular nas cinturas pélvica e escapular.

Exame físico
- Rubor e edema ao redor dos olhos (heliotrópio), pápulas achatadas violáceas eventualmente com atrofia no dorso das articulações interfalangeanas, cotovelos, joelhos e tornozelos (pápulas e sinal de Gottron), lesões periungueais com telangiectasias e distrofias cuticulares nas mãos.
- Placas de poiquilodermia podem ocorrer no tronco, particularmente na nuca, região dorsal superior e V do decote (sinal do xale).
- Calcificações subcutâneas são mais comuns em formas juvenis avançadas.

Exames diagnósticos
- Anatomopatológico
- Sorológico: AAN positivo em cerca de metade dos casos.
- Bioquímicos: elevação das enzimas musculares, como CPK, DHL, aldolase e TGO.
- Outros: eletromiografia, biópsia muscular, ressonância magnética, radiografia de tórax e esôfago.

 Diagnóstico diferencial

- Lúpus eritematoso sistêmico.
- Dermatite seborreica e de contato.
- Miopatias por corticosteroide.

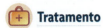
Tratamento

Primeira linha
- Repouso.
- Corticosteroides sistêmicos até 1 mg/kg/dia.
- Imunossupressores sistêmicos, como azatioprina ou ciclofosfamida de 50 a 150 mg/dia ou metotrexato de 7,5 a 20 mg/semana.

Segunda linha
- Antimaláricos, como a hidroxicloroquina, 400 mg/dia.

Pérola clínica
- Associa-se a doenças malignas com frequência quando afeta idosos.

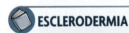
ESCLERODERMIA

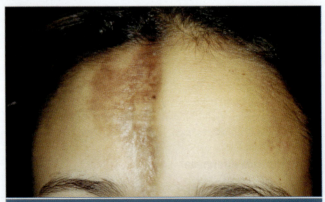

Placas bem delimitadas lineares, escleróticas, com superfície brilhante e atrófica da esclerodermia cutânea linear.

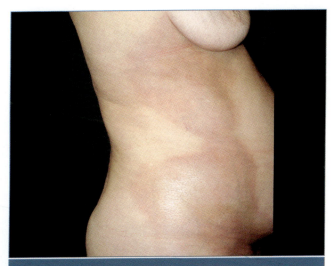

Placas extensas, bem delimitadas, escleróticas, com superfície brilhante e atrófica da esclerodermia cutânea em placas.

 Comentários gerais

Definição
- Doença crônica de natureza desconhecida caracterizada por esclerose da pele, músculos ou vísceras.

Etiologia
- Desconhecida.
- Ativação de fibroblastos mediada por linfócitos T.

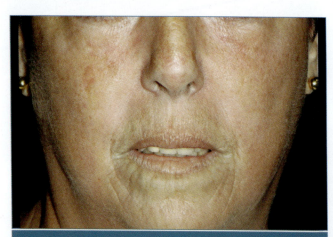

Esclerodermia sistêmica: edema e fibrose com perda das linhas de expressão (fácies de máscara), microstomia, estrias radiais periorais e nariz afilado.

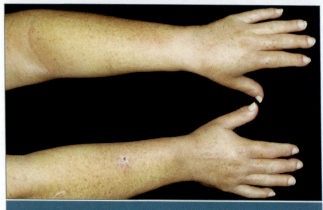

Esclerodermia sistêmica: edema com esclerose dos quirodáctilos com aspecto fusiforme.

Chave diagnóstica

Manifestações clínicas

- Forma cutânea: qualquer idade, mais comum na infância, nos adultos, é mais comum nas mulheres. Apresentação em placas, gotas, lineares e generalizadas.
- Forma sistêmica: acomete mais adultos e mulheres. Apresentação difusa e limitada (CREST – calcinose, Raynaud, esofagopatias, esclerodactilia e telangiectasias). Envolvimento articular, esofágico, pulmonar, intestinal, cardiovascular e renal.

Exame físico

- Manifestações cutâneas: lesões escleroatróficas de cor marfínica, brilhantes, que se iniciam por placas eritematoedematosas com halo violáceo. Podem apresentar várias formas e tamanhos.
- Manifestações cutâneas na doença sistêmica:
  - Mãos com fenômeno de Raynaud e úlceras dolorosas na polpa digital (mordida de rato), esclerodactilia, telangiectasias periungueais e eventualmente reabsorção óssea das falanges distais com encurtamento e unhas em garra.
  - Face com edema periorbitário, seguido de edema e fibrose com perda das linhas de expressão (fácies de máscara), microstomia, estrias radiais periorais, nariz afilado, telangiectasias e hiperpigmentação.
  - Tronco com pele tensa e eventualmente dificuldade de expansão torácica.

Exames diagnósticos

- Anatomopatológico.
- Sorológico – AAN positivo. AntiScl70 (antitopoisomerase I) e anticentrômero (marcador de CREST).
- Funções pulmonar e esofágica.

Diagnóstico diferencial

- Doença mista do tecido conjuntivo.
- Fasciite eosinofílica.
- Escleromixedema.
- Porfiria cutânea tardia.
- Doença enxerto *versus* hospedeiro.

Tratamento

Primeira linha

- Corticosteroides sistêmicos até 1 mg/kg/dia,
- Metotrexato, na dose de 15 mg/semana.
- D penicilamina de 250 a 750 mg/dia.
- Colchicina 0,5 mg a 1 mg/dia.
- Imunossupressores sistêmicos, como azatioprina ou ciclofosfamida de 50 a 150 mg/dia.

Pérola clínica

- Espessamento da pele proximal a articulação metacarpofalangeana é sinal de doença sistêmica.

SÍNDROME DO ANTICORPO ANTIFOSFOLÍPIDE

Comentários gerais

Definição

- Doença autoimune, sistêmica, em que ocorrem tromboses arteriais ou venosas eventualmente causando morte fetal ou abortos espontâneos. Pode ser primária ou secundária, quando associada a outras doenças.

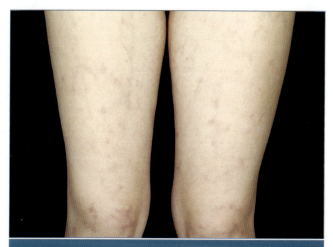
Lesões de livedo reticular nos membros inferiores.

Etiologia
- Desconhecida, associada a outras doenças autoimunes, principalmente reumatológicas, como lúpus eritematoso sistêmico, ou neoplasias, infecções, doenças neurológicas ou relacionadas a algumas drogas. Parece estar associada a HLA DRw53, DR7 (em hispânicos) e DR4 (em caucasianos).

 Chave diagnóstica

Manifestações clínicas
- Tromboses venosas nos membros inferiores ou em veias da retina, dos rins ou do fígado e arteriais; também podem ocorrer no cérebro, coração, olhos, rins e outras artérias periféricas.
- Mais comumente em jovens e mulheres. A síndrome de Sneddon associa livedo reticular a acidentes cerebrovasculares.

Exame físico

- As manifestações cutâneas são principalmente livedo reticular e lesões ulcerosas.
- Em 41% dos pacientes com a síndrome, são a sua primeira manifestação.

Exames diagnósticos

- Dosagem de anticorpos anticardiolipina IgG e IgM (> 20) repetido após seis semanas.
- Anticoagulante lúpico.
- Dosagem de beta-2-glicoproteína-1.

Diagnóstico diferencial

- Periarterite nodosa.
- Lúpus.
- Dermatomiosite.
- Crioglobulinemia.

Tratamento

Primeira linha

- Antiagregantes plaquetários e anticoagulantes, como profilaxia de fenômenos trombóticos.

Pérola clínica

- Sempre suspeitar desta síndrome em mulheres que sofrem abortos repetitivos.

SÍNDROME DE BEHÇET

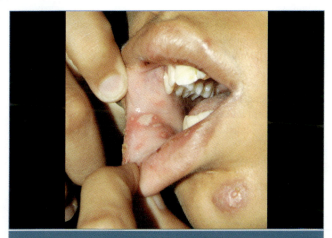

Lesões aftoides múltiplas na mucosa jugal.

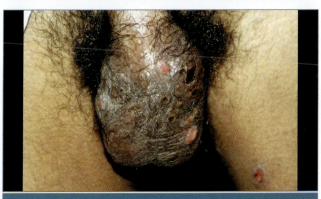

Lesões ulceradas na região escrotal.

Comentários gerais

Definição
- Doença inflamatória que tem como característica principal úlceras aftosas da mucosa oral.

Etiologia
- Desconhecida, mas na Ásia associa-se com HLA-B5 e B51. Ocorre vasculite leucocitoclástica de início e linfocítica tardiamente. Mais frequente em mulheres do que em homens. Evolução com recorrências, aumentando a gravidade da doença.

Chave diagnóstica

Manifestações clínicas
- Úlceras aftoides dolorosas orais e/ou genitais.
- Nódulos dolorosos e inflamatórios nos braços e nas pernas.
- Pústulas inflamatórias.
- Lesões purpúricas palpáveis.
- Úlceras semelhantes ao pioderma gangrenoso.
- Placas semelhantes à síndrome de Sweet.

Exame físico
Pode afetar:
- Olhos, principalmente uveíte.
- Articulações, artrite assimétrica não erosiva.
- Sistema nervoso, lesões neurológicas tardias.
- Lesões vasculares, aneurismas, tromboses e outras, inclusive vasculites coronarianas.

Exames diagnósticos
- Anatomopatológico.
- Sinal da patergia, punção cutânea com agulha, dando origem à nova lesão pustulosa.

Diagnóstico diferencial

- Herpes simples.
- Doença mão-pé-boca.
- Herpangina.
- Cancro duro.
- Cancro mole.

Tratamento

Primeira linha

- Para as lesões aftoides:
  - Corticosteroides tópicos.
  - Corticosteroides intralesionais.

Segunda linha

- Para as lesões aftoides:
  - Talidomida, 100 mg/dia.
  - Colchicina, 0,5 mg 2 ou 3 vezes/dia.
  - Dapsona, 100 mg/dia.

Terceira linha

- Quando há manifestações sistêmicas de acordo com a gravidade pode-se usar doses variáveis de:
  - Prednisona.
  - Azatioprina.
  - Ciclofosfamida.

Pérola clínica

- As úlceras aftoides têm as bordas subminadas com aspecto denominado saca-bocado.

CAPÍTULO 2

PANICULITES

PANICULITES		
Paniculites	Etiologia	Clínica
Eritema nodoso	Hipersensibilidade a infecções ou drogas	Nódulos subcutâneos, contusiformes nas pernas
Paniculite por deficiência de alfa-1-antitripsina	Genética Falta de inibição de diversas enzimas	Nódulos em diversas partes do corpo Drenam material oleoso Levam à atrofia
Paniculite histiocítica citofágica	Associam-se a linfomas, lúpus e uso de interferon em transplantados	Nódulos eritematosos ou hemorrágicos com ulceração e necrose
Paniculite por depósito de cálcio	Ocorre na insuficiência renal crônica por depósitos de cálcio	Nódulos e placas livedoides, dolorosas nas coxas e outros locais Necrose com ulceração
Paniculite lúpica	É uma forma clínica de lúpus	Placas subcutâneas eritematoendurecidas, algumas com atrofia

Diagnóstico	Tratamento
Clínico Anatomopatológico: paniculite septal	Afastar a causa Repouso e meias elásticas Anti-inflamatórios não hormonais Corticosteroides tópicos
Clínico Anatomopatológico: paniculite lobular	Sulfonas e ciclinas pelo efeito antiquimiotático Reposição da glicoproteína (60 mg/kg/sem.)
Clínico Exames gerais (associações) Anatomopatológico: paniculite lobular ou mista com citofagocitose	Corticosteroides sistêmicos/sulfonas/ ciclosporina ou poliquimioterapia em linfomas
Anatomopatológico com calcificação de paredes arteriais	Debridamento, antibioticoterapia Paratireoidectomia/oxigênio hiperbárico/ corticosteroides sistêmicos/heparina
Clínico Anatomopatológico: paniculite lobular	Cloroquina/corticosteroides sistêmicos ou intralesionais

(*continua*)

PANICULITES (*continuação*)

Paniculites	Etiologia	Clínica
Adiponecrose subcutânea neonatal	Paniculite do recém-nascido com saúde normal, por traumas físicos na pele	Placas e nódulos que involuem espontaneamente ou involuem para calcificação
Esclerema neonatal	Recém-nascidos com a doença e prematuros	Endurecimento da pele com início nos glúteos e pernas ascendentes

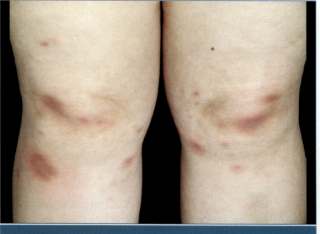

Eritema nodoso.

Diagnóstico	Tratamento
Clínico Anatomopatológico: paniculite lobular com cristais birrefringentes	Regressão espontânea é possível em semanas
Clínico Anatomopatológico: paniculite lobular/células gigantes com fendas citoplasmáticas	Cuidados gerais Manutenção de boas condições Prevenção de infecções

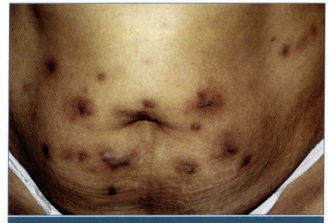

Paniculite por deficiência de alfa-1-antitripsina.

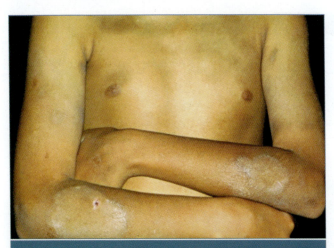

Paniculite histiocítica citofágica.

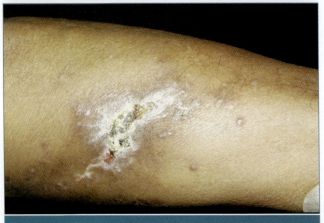

Paniculite por depósito de cálcio.

Capítulo 2: Paniculites 531

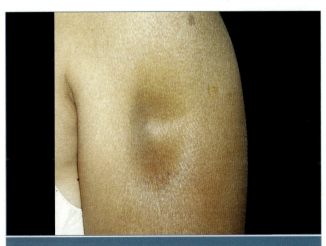

Paniculite lúpica.

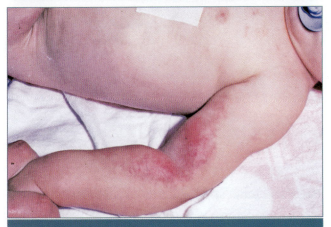

Adiponecrose subcutânea neonatal.

CAPÍTULO 3

GENODERMATOSES

DOENÇA DE DARIER

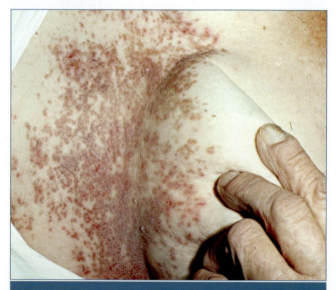

Lesões papulosas isoladas ou formando uma placa eritematoacastanhadas.

Comentários gerais

Definição

- Também conhecida como doença de Darier-White, ceratose folicular ou disqueratose folicular, é uma genodermatose autossômica dominante rara caracterizada por erupção cutânea queratósica persistente.

Etiologia

- É causada por mutações no gene *ATP2A2* (12q23-q24.1) que codifica uma bomba de Ca^{2+} do retículo endoplasmático. A transmissão é autossômica dominante.

 ## Chave diagnóstica

Manifestações clínicas

- As lesões iniciais da doença de Darier geralmente aparecem entre as idades de 6 e 20 anos e atingem o pico durante a adolescência. Seu curso torna-se crônico com exacerbações induzidas pela exposição solar, calor, fricção e infecções. Muitos pacientes queixam-se de prurido moderado e, por vezes, de dor nas áreas intertriginosas.

Exame físico

- Erupção persistente de pápulas eritematosas e acastanhadas isoladas ou confluentes com distribuição em áreas seborreicas.
- Anormalidades ungueais.
- *Pitting* nas regiões palmoplantares.
- Lesões papulosas brancas com depressão na mucosa oral.
- Lesões oculares levando a blefarites e conjuntiva seca.

Exame diagnóstico

- Exame anatomopatológico.

Diagnóstico diferencial

- Dermatite seborreica.
- Doença de Hailey-Hailey.
- Doença de Grover.

Tratamento

Primeira linha
- Corticosteroides tópicos.
- Retinoides tópicos.
- Tacrolimus, pimecrolimus, tacalcitrol, diclofenato tópicos.

Segunda linha
- Retinoides orais.
- Naltrexone.

Pérola clínica

- Pode ser acompanhada de anormalidades neuropsiquiátricas e diabetes do tipo I. A esses pacientes é apropriado oferecer encaminhamento a serviços de genética para discutir padrão de herança e testes genéticos. Um indivíduo comprometido pela doença terá uma chance em duas em ter seu filho afetado.

PÊNFIGO BENIGNO FAMILIAR

Comentários gerais

Definição
- Também chamado de doença de Hailey-Hailey, é uma doença rara, autossômica dominante, que compromete a adesão entre os queratinócitos epidérmicos.

Capítulo 3: Genodermatoses – Pênfigo benigno familiar 535

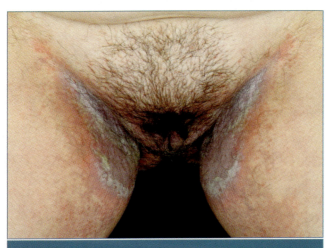

Placas exsudativas e maceradas com erosões e crostas.

Etiologia

- Doença hereditária autossômica dominante caracterizada por perda de função do gene *ATP2C1* em 3q22.1. Sua função é manter as concentrações intercelulares normais de cálcio que estão envolvidas na diferenciação epidérmica, função de barreira da pele, e a adesão celular entre os queratinócitos.

 Chave diagnóstica

Manifestações clínicas

- O início geralmente ocorre na segunda e terceira décadas de vida.
- As manifestações clínicas envolvem principalmente as áreas flexurais de forma simétrica (virilha, axilas, face lateral do pescoço, região submamária e períneo).
- As lesões se colonizam frequentemente por bactérias e fungos.

Exame físico

- Apresenta-se como vesículas flácidas sobre pele eritematosa ou normal que progridem formando grandes placas exsudativas e maceradas com erosões superficiais e crostas.
- Eventualmente nas áreas flexurais pode ter aspecto vegetante.
- As unhas podem estar comprometidas com faixas brancas longitudinais.

Exame diagnóstico

- Exame anatomopatológico.

Diagnóstico diferencial

- Doença de Darier.
- Disqueratose papulosa acantolítica da vulva.
- Pênfigo vegetante.
- Dermatite seborreica.
- Psoríase invertida.
- Intertrigo.

Tratamento

Primeira linha

- Corticosteroides tópicos associados ou não a antibióticos e antifúngicos.

Segunda linha

- Toxina botulínica tipo A intralesional.

Terceira linha

- Terapia sistêmica com: ciclosporina, metotrexato, acitretina, dipilumabe, apremilaste e ocrelizumabe.

Capítulo 3: Genodermatoses – Xeroderma pigmentoso 537

- Terapias destrutivas com: cirurgia, *laser* de CO_2, dermoabrasão, terapia fotodinâmica, radioterapia superficial.

Pérolas clínicas

- A doença tem curso crônico e recidivante.
- Em decorrência do fato de ser uma doença autossômica dominante, o indivíduo tem uma chance em duas de ter um filho comprometido – daí a importância de aconselhamento genético.

XERODERMA PIGMENTOSO

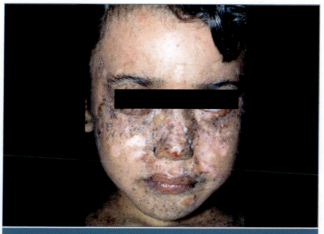

Lesões poiquilodérmicas com lentiginoses, áreas queratósicas e formação de tumor.

Comentários gerais

Definição
- Conjunto de doenças autossômicas recessivas raras causadas por reparo defeituoso do DNA que leva a uma fotossensibilidade extrema com altas taxas de câncer cutâneo em idades precoces.

Etiologia
- Doença autossômica recessiva caracterizada por reparo defeituoso por excisão de nucleotídeos levando a morte, diminuição do crescimento e mutações somáticas celulares.

Chave diagnóstica

Manifestações clínicas
- Aparecimento precoce de lentiginoses e efélides.
- Sensibilidade severa ao sol mesmo com irradiação mínima.
- Alterações pigmentares.
- Idade prematura.
- Câncer cutâneo melanoma e não melanoma ainda quando criança.
- Existem oito formas de xeroderma pigmentoso, algumas acompanhadas de anomalias oculares, do sistema nervoso central e malignidades internas.

Exame físico
- Fotossensibilidade.
- Eritema, descamação nas áreas expostas que evoluem para atrofia e pigmentação. Poiquilodermia.
- Degeneração pigmentar da retina, podendo ser acompanhado de catarata, atrofia ótica, nistagmo e estrabismo.
- Envelhecimento precoce.
- Retardo de crescimento e outras alterações somáticas.

Exames diagnósticos
- Exame anatomopatológico.
- Testes genéticos pré-natais.

Diagnóstico diferencial

- Progéria.
- Doenças poiquilodérmicas.

Tratamento

Primeira linha

- Fotoproteção.
- Tratamento sintomático das alterações sistêmicas presentes.
- Diagnóstico e tratamento precoce dos tumores cutâneos.

Segunda linha

- Quimioprevenção tópica: 5-fluoracil, imiquimode.
- Quimioprevenção sistêmica: isotretinoína, nicotinamida.

Pérola clínica

- O aconselhamento genético é recomendado, pois o risco de ter outro filho afetado é de 25% e o risco da criança ser portadora assintomática é de 50%.

EPIDERMÓLISE BOLHOSA

Comentários gerais

Definição

- É uma doença hereditária que confere extrema fragilidade da pele. Seu quadro clínico depende do defeito genético específico e das sequelas moleculares, podendo levar a bolhas e cicatrizes deformantes. A doença é classificada em três grandes grupos.

Etiologia

- Mutações de vários genes que codificam proteínas estruturais que formam o complexo de fixação e adesão intraepidérmica.

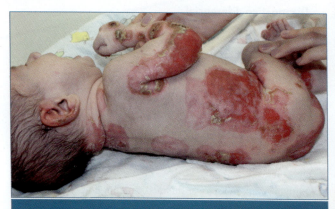

Lesões bolhosas e áreas desnudas com exsudação e crostas.

 Chave diagnóstica

Manifestações clínicas

- Epidermólise bolhosa simples (autossômica dominante, mutação dos genes *KRT5*, *PEC*, *KLHL24* e autossômica recessiva com mutação dos genes *KRT5* e *KRT14*, *EXPH5*, *PLEC*, *CD151*).
- Epidermólise bolhosa juncional (autossômica recessiva com mutação dos genes *LAMA3*, *LAMB3*, *LAMC2*, *COL17A1*, *ITGA6*, *ITGA3*).
- Epidermólise bolhosa distrófica (autossômica dominante e recessiva com mutação do gene *COL7A1*).

Exame físico

- Epidermólise bolhosa simples: é o tipo mais comum da doença e é caracterizado por bolhas na pele localizadas, generalizadas e induzidas por traumas que cicatrizam sem deixar cicatrizes.

- Epidermólise bolhosa juncional: bolhas na pele e nas mucosas que evoluem com cicatrizes. A maioria tem evolução grave.
- Epidermólise bolhosa distrófica: caracteriza-se por bolhas na pele e mucosas que evoluem com cicatrizes e formação de milia. A forma grave inicia-se com formação de bolhas ao nascimento e evoluem com pseudosindactilia, deformidade em luva, estenoses esofágicas, envolvimento oral e esofágico e ocular.

Exames diagnósticos
- Exame anatomopatológico.
- Imunomapeamento.

Diagnóstico diferencial
- Penfigoide bolhoso.
- Dermatite herpetiforme.
- Erupção medicamentosa.

Tratamento

Primeira linha
- Uso de roupas e calçados adequados (que não induzam a trauma ou atrito).
- Curativos siliconados ou hidrocoloides.
- Antibióticos tópicos somente quando necessários.
- Tratamento multidisciplinar quando existir comprometimento sistêmico.

Pérola clínica
- Dentre as complicações frequentes das formas graves da doença estão: infecções cutâneas, septicemias, malnutrição, anemia e desenvolvimento de carcinoma espinocelular.

NEUROFIBROMATOSE

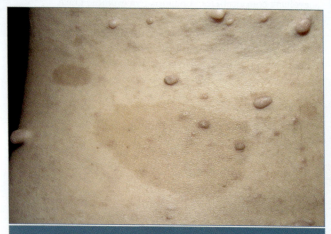

Neurofibromas e manchas café com leite.

Comentários gerais

Definição
- Distúrbio genético, com anormalidades neuroectodérmicas na pele, nos ossos e no sistema nervoso.

Etiologia
- Transmissão autossômica dominante com alta penetrância e expressividade variável. Genes *NF1* (cromossomo 17) e *NF2* (cromossomo 22). Ocorrem casos familiares e mutações eventuais.

Chave diagnóstica

Manifestações clínicas
- Neurofibromas e manchas café com leite.

- Os neurofibromas podem atingir grandes tamanhos (neurofibromas plexiformes). As anomalis ósseas são mais comuns na coluna vertebral.
- Podem ocorrer hamartomas pigmentados na retina (nódulos de Lisch).

Exame físico
- Considera-se que a NF1 (doença de Von Recklinghausen) apresenta manchas café com leite, neurofibromas e nódulos de Lisch na infância e a NF2 surja mais tardiamente, principalmente com neurofibromas e outros tumores de tamanhos variáveis.

Exames diagnósticos
- Exame oftalmológico (nódulos de Lisch).
- Exame neurológico (repercussões da presença de tumores no sistema nervoso.
- Exames de imagem a fim de visualizar acometimento ósseo e de outros órgãos.

Diagnóstico diferencial

- Esclerose tuberosa.
- Síndrome de Noonan.

Tratamento

Primeira linha
- Cirurgia de neurofibromas e de outros tumores.

Segunda linha
- Cetotifeno para inibir a liberação de histamina pelos mastócitos descritos na histopatologia dos neurofibromas.

Pérola clínica

- A presença de mais de seis manchas escuras maiores de 15 mm nas axilas sugere neurofibromatose. A doença pode progredir mais rapidamente na gravidez.

ESCLEROSE TUBEROSA

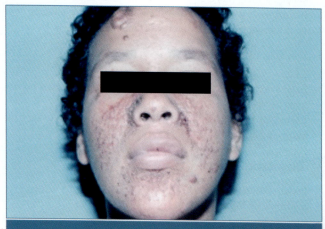

Eslcerose tuberosa.

Comentários gerais

Definição

- Síndrome hereditária caracterizada por lesões de pele, epilepsia, deficiência mental e proliferações gliais cerebrais. Conhecida como síndrome de Pringle Bourneville ou adenoma sebáceo tipo Pringle.

Etiologia
- Transmissão autossômica dominante e eventuais mutações. Genes *TSC1* (cromossomo 9q34) e *TSC2* (cromossomo 16p13).

 ## Chave diagnóstica

Manifestações clínicas
- Angiofibromas faciais, máculas hipocrômicas, manchas café com leite, placas espessadas no dorso (Chagrém), angiofibromas periungueais (tumor de Koenen) e fibromas gengivais.
- Os neurofibromas podem atingir grandes tamanhos (neurofibromas plexiformes). As anomalis ósseas são mais comuns na coluna vertebral.
- Podem ocorrer hamartomas pigmentados na retina (nódulos de Lisch).

Exame físico
- Além das lesões cutâneas podem ocorrer lesões oculares (hamartomas retinianos e despigmentação), neurológicas como nódulos calcificados e proliferações gliais no cérebro, que levam às manifestações características da síndrome, como convulsões e alterações mentais. São descritos frequentemente hamartomas renais, cardíacos, além de eventuais alterações pulmonares e intestinais.

Exames diagnósticos
- Histopatologia das lesões cutâneas.
- Exame oftalmológico (nódulos de Lisch).
- Exame neurológico (repercussões da presença de tumores no sistema nervoso).
- Exames radiológicos, ultrassonográficos, tomografia, ressonância magnética, ecocardiograma e outros de acordo com o quadro clínico.

Diagnóstico diferencial

- Tricoepitelioma.
- Vitiligo.
- Nevo acrômico.

Tratamento

Primeira linha

- Eletrocoagulação, dermoabrasão, laserterapia para os angiofibromas.

Pérola clínica

- Ao nascimento pode haver apenas lesões hipocrômicas em forma de folhas no tronco.

ICTIOSES

Comentários gerais

Definição

- Grupo de dermatoses com descamação de pele devido a alterações na diferenciação dos queratinócitos. Podemos ter ictioses congênitas e adquiridas.

Etiologia

- Nas ictioses congênitas ocorrem mutações genéticas que levam a alterações de queratinização. Nas ictioses adquiridas as alterações de queratinização podem advir de condições carenciais, metabólicas, por causa de infecções, por interferência de drogas no metabolismo lipídico ou como reflexo de neoplasias malignas (paraneoplasias).

Capítulo 3: Genodermatoses – Ictioses 547

- As congênitas dominantes são:
  - Ictiose vulgar (filagrina).
  - Hiperqueratose epidermolítica (queratina 1– cromossomo 17, queratina 10 – cromossoma 12).
  - Ictiose ligada ao sexo (deficiência de arilsulfatase C – cromossomo XP 22.3).
- As congênitas recessivas são:
  - Ictiose lamelar (genes da tranglutaminase).
  - Eritrodermia ictiosiforme congênita não bolhosa (genes codificadores da lipoxigenase ALOX 12B /E3 do cromossomo 17).
  - Ictiose arlequim (gene *ABCA-12*).

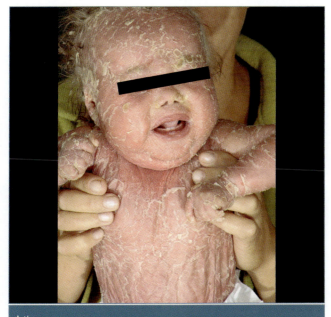

Ictioses.

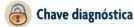 Chave diagnóstica

Manifestações clínicas
- Ictiose vulgar: escamas lamelares nas regiões anteriores das pernas, podendo afetar qualquer área, geralmente poupa as áreas flexurais.
- Hiperqueratose epidermolítica: ictiose bolhosa, pele frágil, escamas escuras e queratósicas, espessamento palmoplantar e centro da face poupado. O termo ictiose histrix se refere a doentes com essa forma de ictiose que pode ser unilateral.
- Ictiose ligada ao sexo: afeta o sexo masculino, áreas flexurais e pode poupar face e palmas e plantas. Escamas escuras.
- As congênitas recessivas são:
  - Ictiose lamelar: bebê colódio ao nascer, descamação com envoltório translúcido levando a ectrópio e eclábio. Torna-se lamelar, podendo haver hiperqueratose palmoplantar, alopecia e espessamento ungueal.
  - Eritrodermia ictiosiforme congênita não bolhosa: quadro que pode se iniciar como bebê colódio, descamação clara sem tanta gravidade, podendo ter unhas espessas.
  - Ictiose arlequim: ao nascimento escamas extensas, pele com espessamento aumentado, fissuras e alterações dos dedos, orelhas e pirâmide nasal. Pode ser fatal por restringir a respiração.

Exame físico
- Podem ocorrer alterações no sistema locomotor e nos lábios e outros orifícios naturais como ectrópio e eclábio.

Exames diagnósticos
- Anatomopatológico.
- Pesquisa de mutações gênicas.

Diagnóstico diferencial
- Epidermólise bolhosa.

Capítulo 3: Genodermatoses – Poroqueratose 549

- Psoríase.
- Eritrodermias.

Tratamento

- Emolientes.
- Retinoides orais.

Pérola clínica

- Existem outras doenças com manifestações ictiosiformes: doença de Refsum, síndrome de Sjöegren-Larsson, síndrome de Netherton, síndrome PIBIDS, síndrome KID, síndrome NISCH, síndrome CHIME, síndrome CHILD, síndrome da pele decídua e outras.

POROQUERATOSE

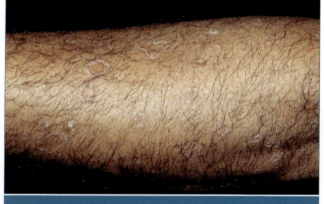

Poroqueratose.

Comentários gerais

Definição
- Doença crônica, rara, cuja forma clássica de Mibelli é a mais comum. Pode-se manifestar sob a formas de poroqueratose actínica superficial disseminada, palmoplantar e disseminada, linear e puntata.

Etiologia
- Hereditária de transmissão autossômica dominante com mutação do gene que participa da via da biossíntese do mevalonato.

Chave diagnóstica

Manifestações clínicas
- A forma clássica pode surgir em qualquer idade como pápulas com crescimento centrífugo com crista córnea periférica.
- Ocorre nas extremidades, na face, em órgãos genitais e até mesmo em mucosas.

Exame físico
- Além das lesões cutâneas podem ocorrer lesões oculares (hamartomas retinianos e despigmentação), neurológicas como nódulos calcificados e proliferações gliais no cérebro, que levam às manifestações características da síndrome, como convulsões e alterações mentais. São descritos frequentemente hamartomas renais, cardíacos, além de eventuais alterações pulmonares e intestinais.

Exames diagnósticos
- Histopatologia das lesões cutâneas.
- Exame oftalmológico (nódulos de Lisch).
- Exame neurológico (repercussões da presença de tumores no sistema nervoso.

- Exames radiológicos, ultrassonográficos, tomografia, ressonância magnética, ecocardiograma e outros de acordo com o quadro clínico.

Diagnóstico diferencial

- Tricoepitelioma.
- Vitiligo.
- Nevo acrômico.

Tratamento

Primeira linha

- Eletrocoagulação, dermoabrasão, laserterapia para os angiofibromas.

Segunda linha

- Gel de lovastatina/colesterol.

Pérola clínica

- Ao nascimento pode haver apenas lesões hipocrômicas em forma de folhas no tronco.

PARTE III

DERMATOSES EM GRUPOS ESPECIAIS

1. **MANIFESTAÇÕES DERMATOLÓGICAS EM PEDIATRIA, 554**

   Intertrigo, 554
   Miliária, 554
   Eritema tóxico neonatal, 554
   Pustulose neonatal transitória, 554
   Impetigo neonatal, 554
   Adiponecrose, 556
   Esclerema neonatal, 556
   Acne neonatal, 556
   Dermatites da área de fraldas, 556
   Granuloma glúteo infantil, 558
   Eritrodermia esfoliativa na infância, 558

2. **ALTERAÇÕES DA PELE DO IDOSO, 564**

   Alterações da pele idosa relacionadas à luz solar, 564
      Elastose solar – cútis romboidal, 564
      Leucodermia solar, 564
      Melanose solar, 564
      Mílio coloide, 564

   Poiquilodermia solar, 564
   Doença de Favre-Racouchot, 564
   Púrpura solar, 564
   Hemangioma venoso do lábio, 564
   Cicatrizes estelares, 566
   Alterações da pele idosa não relacionadas à luz solar, 566
      Dermatite seborreica, 566
      Eczema de estase, 566
      Eczema numular, 566
      Pênfigo vulgar, 566
      Penfigoide bolhoso, 566
      Perleche (queilite angular), 568
      Prurido anogenital, 568
      Prurido asteatósico, 568
      Prurido senil, 568
      Púrpura hipostática, 568
      Úlcera arterial, 568
      Úlcera de decúbito, 568
      Úlcera venosa (de estase), 570
      Úlcera neurotrófica – mal perfurante, 570

3. PRINCIPAIS MANIFESTAÇÕES EM GESTANTES, 576

Prurido gravídico, 576
Penfigoide gestacional, 576
Prurigo da gravidez, 576
Erupção polimórfica da gravidez, 576
Cloasma, 578
Estrias gravídicas, 578
Acrocórdon, 578
Angiomas em aranha, 578

4. PRINCIPAIS MANIFESTAÇÕES DERMATOLÓGICAS NAS DOENÇAS SISTÊMICAS, 584

Eritema nodoso, 584
Doença de Rendu-Osler-Weber, 584
Porfiria cutânea tardia, 584
Síndrome de Peutz-Jeguers, 584
Pseudoxantoma elástico, 584
Pioderma gangrenoso, 586
Fenômeno de Raynaud, 586
Síndrome de Reiter, 586
Xantomas, 586
Pelagra, 586

5. PRINCIPAIS MANIFESTAÇÕES PARANEOPLÁSICAS, 594

Acantose nigricante, 594
Ictiose adquirida, 594
Acrodermatose paraneoplásica de Bazex, 594
Pênfigo paraneoplásico, 594
Erythema gyratum repens, 594
Eritema necrolítico migratório, 596
Dermatomiosite, 596
Síndrome de Sweet, 596

Pioderma gangrenoso, 596
Escleromixedema, 596

6. PRINCIPAIS MANIFESTAÇÕES DERMATOLÓGICAS DA AIDS, 604

Primárias, 604
  Dermatite seborreica, 604
  Xerose, 604
  Dermatite atópica, 604
  Psoríase, 604
  Foliculite eosinofílica, 606
  Reações a drogas, 606
Secundárias, 606
  Síndrome retroviral aguda, 606
  Outras infecções, 606
  Neoplasias, 606
  Manifestações dermatológicas associadas à terapêutica, 608
  Síndrome de reconstituição imune, 608

7. PRINCIPAIS MANIFESTAÇÕES CUTANEOMUCOSAS EM DOENTES TRANSPLANTADOS DE ÓRGÃOS SÓLIDOS, 616

Candidíase, 616
Dermatofitoses, 616
Herpes simples, 616
Herpes zoster, 616
Verrugas virais, 618
Infecções bacterianas (foliculite e erisipela), 618
Queratose actínica, 618
Tumores cutâneos não melanoma (carcinoma espinocelular e basocelular), 618

CAPÍTULO 1

MANIFESTAÇÕES DERMATOLÓGICAS EM PEDIATRIA

MANIFESTAÇÕES DERMATOLÓGICAS EM PEDIATRIA

Dermatoses	Etiologia	Clínica
Intertrigo	Fricção Calor Umidade	Eritema Maceração Infecção secundária Área de dobras
Miliária	Retenção de suor	Papulovesícula com eritema circundante extrafolicular
Eritema tóxico neonatal	Desconhecida	3° ou 4° dia Número variável Máculas eritematosas Pápulas Pústulas
Pustulose neonatal transitória	Desconhecida	Vesicopústulas superficiais estéreis Em grupos Cervical, face, tronco e tornozelo
Impetigo neonatal	*Staphylococcus aureus* fagotipo 71 do grupo II	Vesículas, pústulas ou bolhas Superfície erosada eritematosa Perineal, inguinocrural, axilar e prega do pescoço

Diagnóstico	Tratamento
Clínico Micológico direto	Corticosteroides tópicos Antimicrobianos tópicos
Clínico Anatomopatológico	Corticosteroides tópicos Anti-histamínicos Corticosteroides sistêmicos
Clínico Anatomopatológico Hemograma (eosinofilia)	Benigno Autolimitado
Clínico	Benigno Autolimitado
Clínico	Limpeza local Antibióticos tópicos e/ou sistêmicos

(*continua*)

Parte III: Dermatoses em grupos especiais

MANIFESTAÇÕES DERMATOLÓGICAS EM PEDIATRIA (*continuação*)

Dermatoses	Etiologia	Clínica
Adiponecrose	Desconhecida (trauma, hipóxia, exposição ao frio, hipercalcemia)	Placas, nódulos eritematosos ou purpúricos lenhosos Áreas de saliências ósseas
Esclerema neonatal	Desconhecida (prematuros, debilitados, septicemia, cardiopatia, doenças respiratórias, etc.)	Endurecimento não depressível de toda a pele Comprometimento sistêmico
Acne neonatal	Desconhecida (estímulo hormonal?)	Lesões acneiformes Mais regiões malares
Dermatites da área de fraldas	Dermatite friccional Dermatite irritativa Dermatite alérgica Intertrigo Dermatite seborreica Dermatite atópica Candidose cutânea Dermatofitose Psoríase Sífilis congênita Doença de Letterer-Siwe Acrodermatite enteropática	Eritema Descamação Maceração Área de fraldas

Diagnóstico	Tratamento
Clínico Anatomopatológico	Autolimitado com involução espontânea
Clínico Anatomopatológico	Formas limitadas, involução espontânea Formas generalizadas graves
Clínico	Autolimitada Esfoliantes leves
Investigar as dermatoses de base	Tratamento das dermatoses de base

(*continua*)

MANIFESTAÇÕES DERMATOLÓGICAS EM PEDIATRIA (*continuação*)

Dermatoses	Etiologia	Clínica
Granuloma glúteo infantil	Resposta local a inflamação, maceração e infecção por *Candida albicans* Uso de corticosteroides potentes	Nódulos granulomatosos vermelho-purpúricos Áreas intertriginosas
Eritrodermia esfoliativa na infância	Psoríase Dermatite atópica Dermatite de contato Dermatite seborreica Líquen plano Pitiríase rubra pilar Pitiríase rósea Medicamentos	Eritema e descamação generalizada

Diagnóstico	Tratamento
Clínico Micológico direto	Tratamento do processo infeccioso
Investigação das dermatoses de base	Tratamento da dermatose de base

Parte III: Dermatoses em grupos especiais

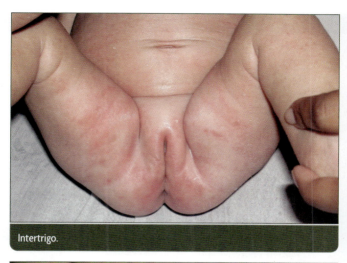
Intertrigo.

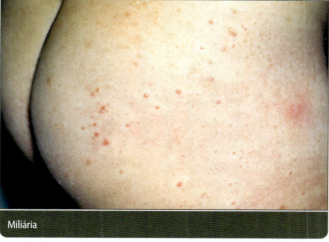
Miliária

Diagnóstico	Tratamento
Clínico Micológico direto	Tratamento do processo infeccioso
Investigação das dermatoses de base	Tratamento da dermatose de base

Capítulo 1: Manifestações dermatológicas em pediatria 561

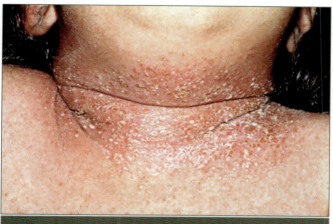
Impetigo neonatal.

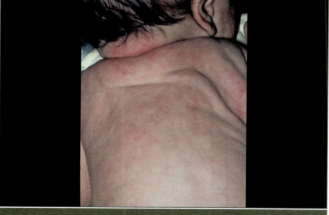
Adiponecrose.

562 Parte III: Dermatoses em grupos especiais

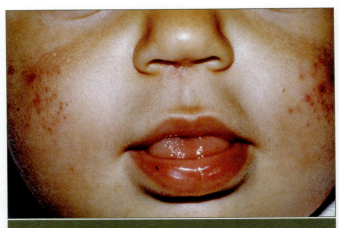
Acne neonatal.

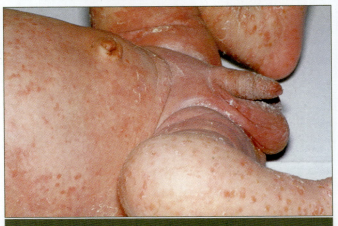
Dermatite da área de fraldas.

Capítulo 1: Manifestações dermatológicas em pediatria 563

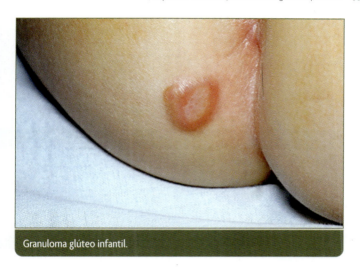
Granuloma glúteo infantil.

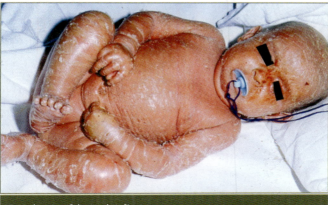
Eritrodermia esfoliativa da infância.

CAPÍTULO 2

ALTERAÇÕES DA PELE DO IDOSO

ALTERAÇÕES DA PELE IDOSA	
Relacionadas à luz solar	Clínica
Elastose solar – cútis romboidal	Espessamento de consistência coriácea, cor amarelada e superfície sulcada; nuca
Leucodermia solar	Manchas acrômico-atróficas com 2 a 5 mm de tamanho, localizadas em áreas expostas Antebraços e pernas
Melanose solar	Manchas de cor castanho-clara a escura Face, mãos, antebraços, decote e outras áreas expostas
Mílio coloide	Pápulas de 1 a 2 mm de tamanho, arredondadas, céreas ou acastanhadas, que podem estar agrupadas formando placas papulosas Face, dorso das mãos e áreas expostas ao sol
Poiquilodermia solar	Reticulado telangiectásico nas faces laterais do pescoço e região infra-hioide, poupando área triangular na região supra-hióidea
Doença de Favre-Racouchot	Elastoses, cistos e comedões
Púrpura solar	Equimoses ou hematomas. Dorso das mãos, punhos e antebraços ou outros locais
Hemangioma venoso do lábio	Lesões papulosas azuladas, pequenas, macias Lábios

Diagnóstico	Tratamento
Clínico Anatomopatológico	Cosméticos, proteção solar, *laser*
Clínico Anatomopatológico	Cosméticos Proteção solar
Clínico Anatomopatológico	Cosméticos, proteção solar, cauterizações químicas, eletrocoagulação, *laser*
Clínico Anatomopatológico	Evitar exposição solar
Clínico	*Laser* Proteção solar
Clínico	Ácido retinoico tópico
Clínico	Evitar traumas, hidratantes e protetores solares, vitaminas C e E via oral
Clínico Anatomopatológico	Eletrocoagulação

(*continua*)

Parte III: Dermatoses em grupos especiais

ALTERAÇÕES DA PELE IDOSA (*continuação*)

Relacionadas à luz solar	Clínica
Cicatrizes estelares	Cicatrizes em forma de estrela no dorso dos antebraços e mãos
Proliferações benignas da pele: acrocórdon, angioqueratoma do escroto, angioma rubi, hiperplasia sebácea, dermatite papulosa nigra, queratose seborreica, rinofima	
Lesões cancerosas e pré-cancerosas da pele: queratose solar, doença de Bowen, carcinoma espinocelular, carcinoma basocelular, doença de Paget extramamária, lentigo maligno melanoma e melanoma, angiossarcoma e carcinoma de Merkel, micose fungoide	

Não relacionadas à luz solar	Clínica
Dermatite seborreica	Lesões em placa eritematodescamativa no couro cabeludo, sulcos nasogenianos, glabela e supercílios
Eczema de estase	Eczema e varizes Pode haver ulceração Terço inferior da perna
Eczema numular	Eczema arredondado e com bordas mal definidas Tronco
Pênfigo vulgar	Vesículas e bolhas flácidas Erosões nas mucosas, couro cabeludo, face, tórax, axilas, virilha e umbigo
Penfigoide bolhoso	Lesões eritematosas, urticariformes e/ou bolhas grandes, tensas Axilas, faces flexoras das coxas e antebraços, abdome, mucosas

Capítulo 2: Alterações da pele do idoso **567**

Diagnóstico	Tratamento
Clínico	Sem tratamento

Diagnóstico	Tratamento
Clínico Anatomopatológico	Cetoconazol tópico ou outros antifúngicos Corticosteroides tópicos Antifúngicos
Clínico Anatomopatológico	Antissépticos Antibióticos sistêmicos e/ou tópicos Curativos
Clínico Anatomopatológico	Corticosteroides tópicos e antibióticos Emolientes Anti-histamínicos
Clínico Anatomopatológico Imunofluorescência direta e indireta	Corticosteroides Azatioprina, metotrexato, ciclofosfamida, plasmaférese, ouro Micofenolato de mofetila Imunoglobulina, EV, em altas doses
Clínico Anatomopatológico Imunofluorescência direta e indireta	Corticosteroides tópicos e sistêmicos Azatioprina Sulfonas Antibioticoterapia

(continua)

Parte III: Dermatoses em grupos especiais

ALTERAÇÕES DA PELE IDOSA (*continuação*)

Não relacionadas à luz solar	Clínica
Perleche (queilite angular)	Fissuras na junção dos lábios
Prurido anogenital	Sensação desagradável que induz à necessidade de coçar a pele em torno do orifício anal
Prurido asteatósico	Pele fissurada, "rachada" e seca, com descamação discreta. Eritema padrão tesselado. Pernas, braços, mãos e tronco
Prurido senil	Difusamente na pele seca Faces de extensão dos membros superiores e inferiores
Púrpura hipostática	Petéquias e equimoses, pigmentação acastanhada, hemossiderótica Pernas e tornozelos
Úlcera arterial	Úlcera pequena, com bordas demarcadas, de fundo pálido nos membros inferiores Piora com a elevação do membro.
Úlcera de decúbito	Úlceras com necrose nas proeminências ósseas: sacro, tuberosidades isquiáticas, trocânter maior, calcanhar, cotovelo, joelhos, tornozelo e occipício

Diagnóstico	Tratamento
Clínico Exame de raspado de lesão e cultura	Antifúngicos Correção anatômica do ângulo da boca (preenchimentos, readaptação de prótese dentária)
Clínico	Definir causa para tratamento Interromper coçadura Higiene perianal
Clínico Anatomopatológico	Evitar excesso de banho com sabonetes Emolientes Corticosteroide tópico para o eczema
Clínico Anatomopatológico Excluir dermatoses associadas	Evitar banhos quentes e uso excessivo de sabonetes Emolientes Anti-histamínicos e/ou tranquilizantes Corticosteroides orais ou tópicos
Clínico	Correção da estase Elevação dos membros inferiores Uso de meia elástica
Clínico Anatomopatológico Radiografias e exames laboratoriais (culturas, exames diretos)	Antissépticos Antibióticos sistêmicos e/ou tópicos Curativos Avaliação vascular
Clínico Anatomopatológico Radiografias e exames laboratoriais (culturas, exames diretos, intradermorreações de micoses profundas)	Mudança de posição a cada 2 horas Redução do atrito Antissépticos Antibióticos sistêmicos e/ou tópicos Curativos Enxertos?

(*continua*)

ALTERAÇÕES DA PELE IDOSA (*continuação*)

Não relacionadas à luz solar	Clínica
Úlcera venosa (de estase)	Úlcera com bordas irregulares, edema, dermatite ocre Face medial da perna sobre o maléolo
Úlcera neurotrófica – mal perfurante	Lesões com bordas recobertas por anéis fibróticos e o centro com crostas e secreção em áreas anestésicas (hansenianos, diabéticos e alcoólatras)

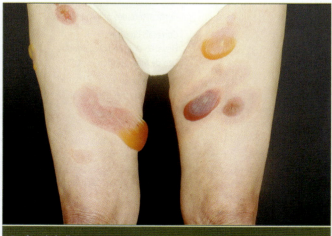

Penfigoide bolhoso.

Diagnóstico	Tratamento
Clínico Anatomopatológico Radiografias e exames laboratoriais (culturas, exames diretos)	Antissépticos Antibióticos sistêmicos e/ou tópicos Curativos Faixas elásticas compressivas Bota de Unna Enxertos Câmara hiperbárica
Clínico e anatomopatológico Radiografias e exames laboratoriais (culturas, exames diretos)	Antissépticos Antibióticos sistêmicos e/ou tópicos em casos crônicos Curativos

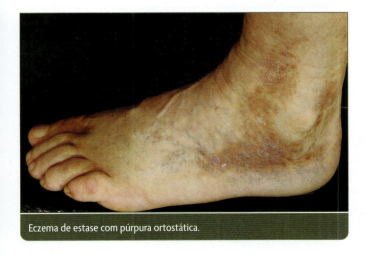

Eczema de estase com púrpura ortostática.

Parte III: Dermatoses em grupos especiais

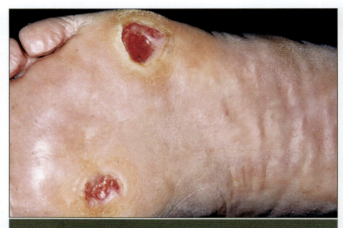
Mal perfurante plantar.

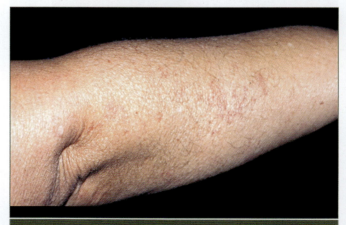
Leucodermia solar.

Capítulo 2: Alterações da pele do idoso 573

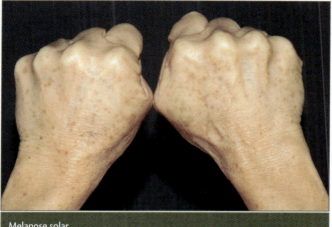

Melanose solar.

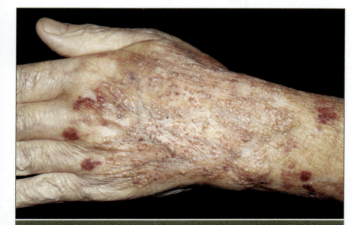

Púrpura solar e mílio coloide.

574 Parte III: Dermatoses em grupos especiais

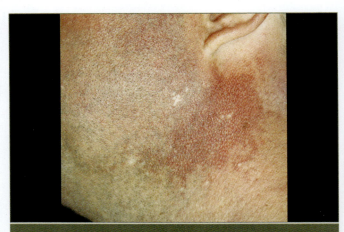

Poiquilodermia solar.

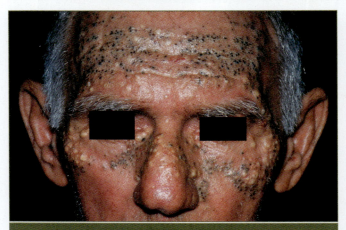

Doença de Favre-Racouchot.

Capítulo 2: Alterações da pele do idoso 575

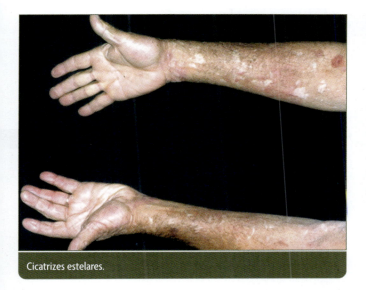

Cicatrizes estelares.

CAPÍTULO 3

PRINCIPAIS MANIFESTAÇÕES EM GESTANTES

MANIFESTAÇÕES CUTÂNEAS EM GESTANTES	
Doenças	Etiologia
Prurido gravídico	Colestase com ou sem icterícia
Penfigoide gestacional	Produção de autoanticorpos da classe IgG, subclasse IgG4, contra a proteína hemidesmossomal de 180 kD
Prurigo da gravidez	Desconhecida
Erupção polimórfica da gravidez	Desconhecida Exclusiva da gravidez

Clínica	Diagnóstico	Tratamento
Prurido generalizado intenso Último trimestre Escoriações	Clínico Enzimas hepáticas Bilirrubinas	Colestiramina Fenobarbital Vitamina K UVB
Pápulas, placas urticadas em alvo, vesículas e bolhas Prurido periumbilical, abdome, coxas pernas, palmas e plantas	Clínico e anatomopatológico Imunofluorescência direta e indireta IFI com *salt split*	Corticosteroides sistêmicos Azatioprina
25 a 30 semanas de gestação Pápulas da cor da pele Escoriações Prurido Face de extensão, extremidades e tronco	Clínico e anatomopatológico	Corticosteroides tópicos Clorfeniramina oral
36 a 39 semanas de gestação Pápulas urticariformes pruriginosas 90% ocorrem sobre estrias abdominais	Clínico e anatomopatológico	Corticosteroides tópicos Clorfeniramina oral

(*continua*)

MANIFESTAÇÕES CUTÂNEAS EM GESTANTES (*continuação*)

Doenças	Etiologia
Cloasma	Desconhecida Influência hormonal?
Estrias gravídicas	Alteração do colágeno dérmico
Acrocórdon	Desconhecida
Angiomas em aranha	Desconhecida

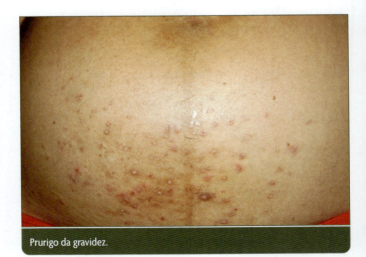

Prurigo da gravidez.

Clínica	Diagnóstico	Tratamento
Máculas hiperpigmentadas na face	Clínico e anatomopatológico	Fotoproteção Hidroquinona
Eritema violáceo linear que se torna atrófico	Clínico e anatomopatológico	*Pulse dye laser* Tretinoína tópica
Pápulas filiformes múltiplas, lisas, da cor da pele	Clínico e anatomopatológico	Excisão cosmética
Pápula puntiforme central vermelho-brilhante da qual surgem telangiectasias	Clínico	Eletrodissecção *Laser*

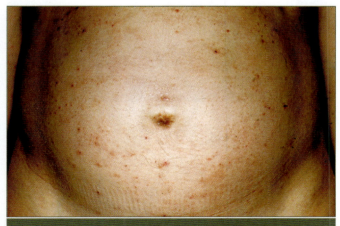

Erupção polimórfica da gravidez.

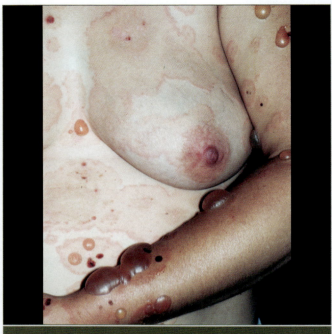

Penfigoide gestacional.

Capítulo 3: Principais manifestações em gestantes 581

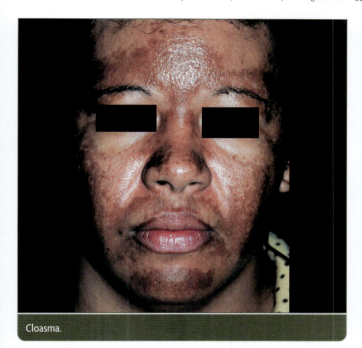
Cloasma.

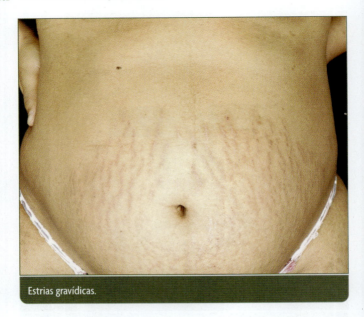
Estrias gravídicas.

Capítulo 3: Principais manifestações em gestantes 583

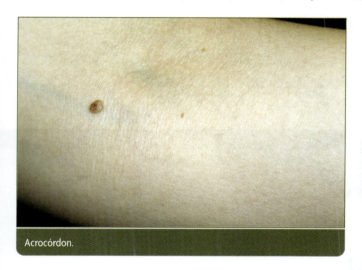
Acrocórdon.

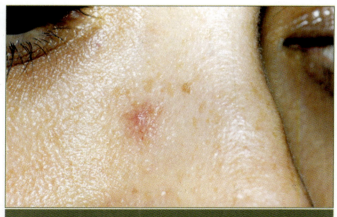
Angiomas em aranha.

CAPÍTULO 4

PRINCIPAIS MANIFESTAÇÕES DERMATOLÓGICAS NAS DOENÇAS SISTÊMICAS

MANIFESTAÇÕES DERMATOLÓGICAS NAS DOENÇAS SISTÊMICAS	
Doenças	Associação
Eritema nodoso	Infecções (bacterianas, fúngicas, viroses) Drogas Sarcoidose, linfomas, espondilite anquilosante, artropatias reativas, síndrome de Behçet, hanseníase
Doença de Rendu-Osler-Weber	Telangiectasias gastrointestinais e retina
Porfiria cutânea tardia	Familiar Alcoolismo Hepatite C HIV Drogas
Síndrome de Peutz--Jeguers	Polipose gastrointestinal
Pseudoxantoma elástico	Hereditário Hipertensão Infarto do miocárdio Hemorragias gastrointestinais, cerebral, retina, trato urinário

Clínica	Diagnóstico	Tratamento
Nódulos eritematosos, dolorosos Aparecimento agudo Membros inferiores (na hanseníase ocorre em outros locais)	Clínico e anatomopatológico	Tratar a doença de base Anti-inflamatórios não hormonais
Telangiectasias nos lábios e nas extremidades	Clínico	*Laser* ablativo Luz intensa pulsada
Bolhas Hipertricose Cicatrizes atróficas Hiperpigmentação Áreas de exposição solar	Clínico e anatomopatológico Dosagem de porfirinas, urina e fezes	Fotoproteção Flebotomia Hidroxicloroquina
Máculas pigmentadas ao redor da boca, olhos, mãos e região anal	Clínico	*Laser* (rubi, Q-*switched*, YAG e CO_2)
Placas amareladas laxas Pescoço, axilas e outras áreas flexurais	Clínico Anatomopatológico	Controle dos riscos cardiovasculares

(*continua*)

MANIFESTAÇÕES DERMATOLÓGICAS NAS DOENÇAS SISTÊMICAS (*continuação*)

Doenças	Associação
Pioderma gangrenoso	Doença inflamatória intestinal Artrite Discrasias de células plasmáticas
Fenômeno de Raynaud	Síndrome de Sjogren Lúpus eritematoso Esclerodermia CREST Drogas
Síndrome de Reiter	Espondiloartropatias soronegativas
Xantomas	Hiperlipidemias hereditárias
Pelagra	Alcoolismo

Capítulo 4: Principais manifestações dermatológicas nas doenças sistêmicas **587**

Clínica	Diagnóstico	Tratamento
Lesões ulcerosas Bordas solapadas de vermelho purpúreo Patergia Curso crônico	Clínico Anatomopatológico	Tratamento das doenças de base Corticosteroides sistêmicos, clofazimina, dapsora Colchicina, ciclosporina
Palidez das extremidades, cianose e rubor	Pesquisa da doença de base	Tratar a doença de base; evitar o frio Nifedipina Bloqueadores dos canais de cálcio
Hiperqueratose palmoplantar e balanite circinada do pênis	Pesquisa da doença de base HLA27	Corticosteroides tópicos, tazaroteno e calcipotriol Retinoices orais e PUVA
Placas planas amareladas Pápulas e nódulos amarelados Periorbicular Cotovelos e joelhos	Perfil lipídico Anatomopatológico	Tratamento da doença de base
Diarreia Demência Dermatite (vesículas, bolhas e hiperpigmentação nas áreas de exposição solar)	Clínico	Reposição de niacina e complexo B

Parte III: Dermatoses em grupos especiais

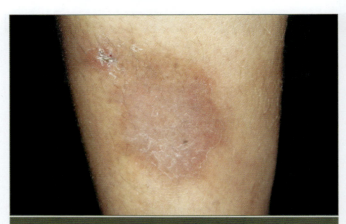

Eritema nodoso.

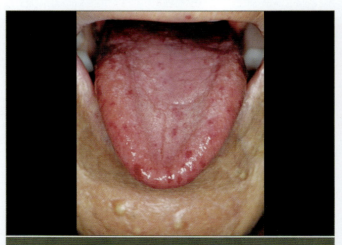

Doença de Rendu-Osler-Weber.

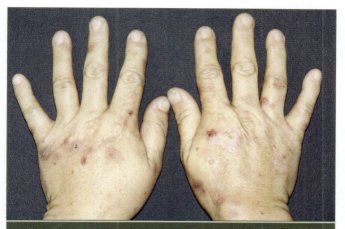
Porfiria cutânea tardia.

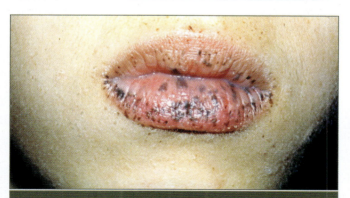
Síndrome de Peutz-Jeguers.

590   Parte III: Dermatoses em grupos especiais

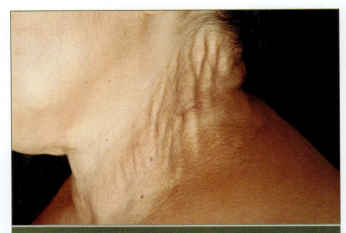

Pseudoxantoma elástico.

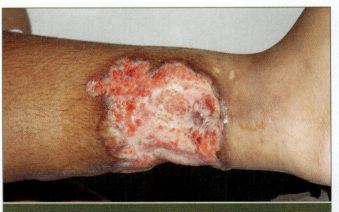

Pioderma gangrenoso.

Capítulo 4: Principais manifestações dermatológicas nas doenças sistêmicas

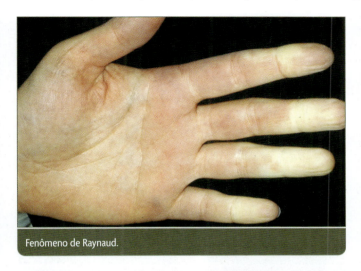

Fenômeno de Raynaud.

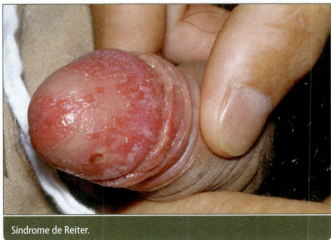

Síndrome de Reiter.

Parte III: Dermatoses em grupos especiais

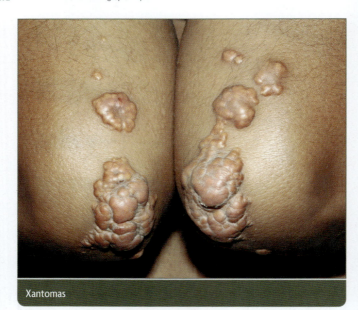

Xantomas

Capítulo 4: Principais manifestações dermatológicas nas doenças sistêmicas 593

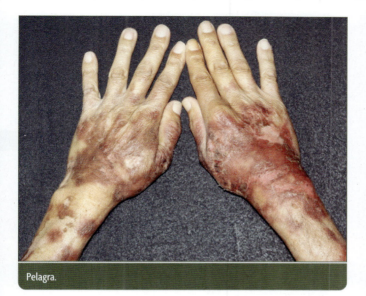

Pelagra.

CAPÍTULO 5

PRINCIPAIS MANIFESTAÇÕES PARANEOPLÁSICAS

PRINCIPAIS MANIFESTAÇÕES PARANEOPLÁSICAS	
Doenças	Associação
Acantose nigricante	Adenocarcinoma intra-abdominal (70-90%) Gástrico (60-70%)
Ictiose adquirida	Linfoma de Hodgkin (70-80%) Linfoma não Hodgkin, mieloma múltiplo, leucemia, tumores sólidos
Acrodermatose paraneoplásica de Bazex	Carcinoma espinocelular de orofaringe, laringe, esôfago e pulmão
Pênfigo paraneoplásico	Linfoma de Hodgkin (42%) Leucemia linfocítica crônica, doença de Castleman
Erythema gyratum repens	Carcinoma brônquico (32%) Esofágico (8%), mama, útero, bexiga, cérvix, gastrointestinal alto e mieloma múltiplo

Clínica	Diagnóstico	Tratamento
Placas queratósicas hiperpigmentadas, bilaterais, flexurais Envolvimento oral	Clínico e anatomopatológico	Queratolíticos tópicos
Placas hiperceratósicas, hiperpigmentadas em forma de escamas Membros	Clínico e anatomopatológico	Queratolíticos tópicos
Lesões eritematodescamativas acrais (incluindo nariz e orelhas) Mais frequente em homens	Clínico e anatomopatológico	Tratamento da doença de base
Lesões vesicobolhosas Lesões liquenoides Acometimento mucoso	Clínico e anatomopatológico Imunofluorescência direta e indireta (bexiga de rato)	Tratamento da doença de base
Lesões eritematosas, descamativas em arabesco, generalizadas	Clínico e anatomopatológico	Tratamento da doença de base

(continua)

PRINCIPAIS MANIFESTAÇÕES PARANEOPLÁSICAS (*continuação*)

Doenças	Associação
Eritema necrolítico migratório	Glucagonoma
Dermatomiosite	Carcinoma de ovário e outros
Síndrome de Sweet	Doenças linfoproliferativas (85%) Leucemias, linfomas Tumores genitourinários
Pioderma gangrenoso	Leucemia mieloide aguda Mieloma múltiplo
Escleromixedema	Mieloma múltiplo Macroglobulinemia de Waldenstromm Linfoma de Hodgkin e não Hodgkin Leucemia

Capítulo 5: Principais manifestações paraneoplásicas **597**

Clínica	Diagnóstico	Tratamento
Placas eritematosas, circulares, circinadas, com bordas vesiculosas e crostas Periorais e perigenitais	Clínico e anatomopatológico	Tratamento da doença de base
Fotossensibilização Pápulas de Gottron Heliotropo Poiquilodermia	Clínico e anatomopatológico	Tratamento da doença de base Corticosteroides sistêmicos
Pápulas e placas eritematosas, brilhantes com pseudovesiculação Face, pescoço, extremidades superiores	Clínico e anatomopatológico	Corticosteroides sistêmicos
Pústulas hemorrágicas com halo eritematoso Úlcera com bordas solapadas, elevadas, irregulares, evolução centrífuga	Clínico e anatomopatológico	Tratamento das dermatoses de base Corticosteroides sistêmicos
Erupção liquenoide e infiltrada generalizada	Clínico e anatomopatológico Gamopatia monoclonal	Tratamento das dermatoses de base

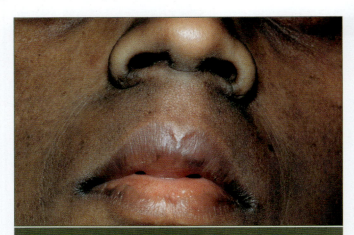

Acantose nigricante.

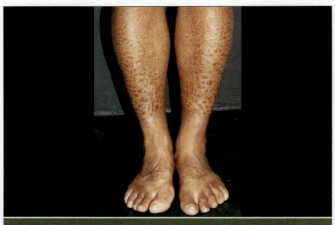

Ictiose adquirida.

Capítulo 5: Principais manifestações paraneoplásicas 599

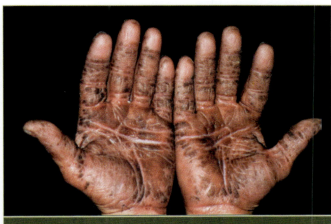

Acrodermatose paraneoplásica de Bazex.

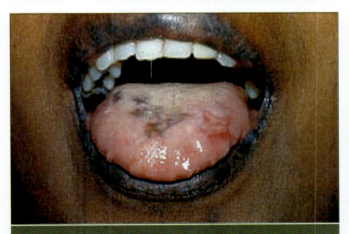

Pênfigo paraneoplásico.

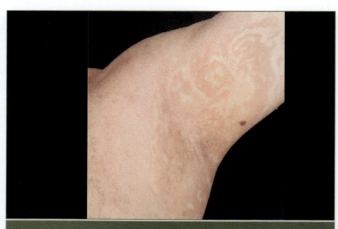
Erythema gyratum repens.

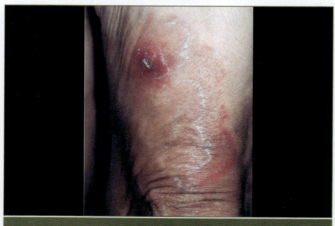
Eritema necrolítico migratório.

Capítulo 5: Principais manifestações paraneoplásicas 601

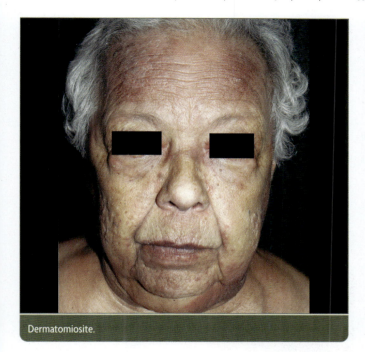

Dermatomiosite.

602 Parte III: Dermatoses em grupos especiais

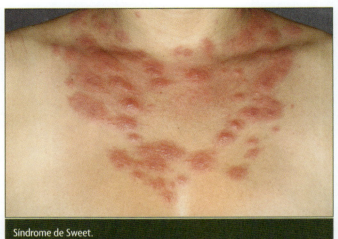

Síndrome de Sweet.

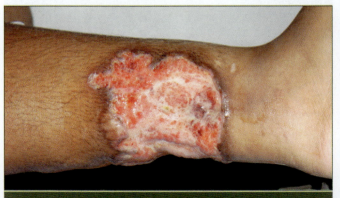

Pioderma gangrenoso.

Capítulo 5: Principais manifestacões paraneoplásicas 603

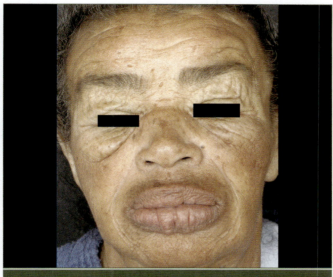

Escleromixedema.

CAPÍTULO 6

PRINCIPAIS MANIFESTAÇÕES DERMATOLÓGICAS DA AIDS

MANIFESTAÇÕES DERMATOLÓGICAS	
Primárias	Etiologia
Dermatite seborreica	Desconhecida Depressão da função de células T Piora com declínio de CD4+
Xerose	Alterações na microcirculação, inervação e produção de suor. Piora com declínio de CD4+
Dermatite atópica	Hipereosinofilia, aumento de IgE Desbalanço Th1-Th2
Psoríase	Doença autoimune com células T produzindo citocinas Th1 Presença de HLA-Cw0602 (70% dos casos)

Clínica	Diagnóstico	Tratamento
40% soropositivos 80% nos doentes (AIDS) Exacerbação de eritema e descamação em áreas seborreicas	Clínico	Tratamento clássico da dermatite seborreica Imidazólicos orais
20% dos casos Marcador de progressão Xerose e prurido de extremidades	Clínico	Hidratação Cuidados gerais
30 a 50% dos pacientes Doença eczematosa com predomínio de dobras	Clínico	Anti-histamínicos sistêmicos Corticosteroides tópicos Imunomediadores tópicos Fototerapia
Incidência igual da população, porém mais grave, com mais artrite e eritrodermia Maior presença de síndrome de Reiter	Clínico Anatomopatológico	Esteroides tópicos Análogos da vitamina D Fototerapia Zidovidina/HAART

(*continua*)

Parte III: Dermatoses em grupos especiais

MANIFESTAÇÕES DERMATOLÓGICAS (*continuação*)	
Primárias	**Etiologia**
Foliculite eosinofílica	Resposta Th2 de citocinas a antígeno desconhecido CD4 < 300 células
Reações a drogas	Vias metabólicas alteradas e modificação da função imune
Secundárias	**Etiologia**
Síndrome retroviral aguda	HIV-1
Outras infecções	Herpes simples, varicela-zóoster, citomegalovirose, infecção pelo vírus Epstein-Barr, infecção pelo papilomavírus humano (HPV), molusco contagioso, sífilis, piodermites, infecção pela *P. aeuroginosa*, micobacterioses, angiomatose bacilar, infecções fúngicas superficiais, candidose, micoses profundas (histoplasmose), doenças parasitárias (escabiose e demodicidose), leucoplasia pilosa
Neoplasias	Sarcoma de Kaposi, linfomas, carcinomas basocelular e espinocelular, melanoma, neoplasias relacionadas ao HPV

Clínica	Diagnóstico	Tratamento
Marcador de HIV-1 *Rush* papuloso, urticariforme com vesículas e pústulas (face, pescoço, tórax)	Clínico Anatomopatológico Aumento de IgE Eosinofilia Leucocitose	Tratamento específico Fototerapia Isotretinoína Itraconazol Imidazólicos alfa e gama
Exantema morbiliforme (70%)	Clínico Anatomopatológico	Retirada da droga desencadeante

Clínica	Diagnóstico	Tratamento
Síndrome *mono-like* 30-50% dos pacientes, após 2 a 4 semanas do contágio	Clínico Cultivo do vírus Detecção do Ag p24 Anti-HIV negativo	Tratamento específico

(*continua*)

Parte III: Dermatoses em grupos especiais

MANIFESTAÇÕES DERMATOLÓGICAS (*continuação*)	
Secundárias	Etiologia
Manifestações dermatológicas associadas à terapêutica	Inibidores nucleosídeos da transcriptase reversa Inibidores não nucleosídeos da transcriptase reversa Inibidores da protease Inibidores de fusão
Síndrome de reconstituição imune	Melhora do sistema imune do paciente pelo tratamento pela HAART com consequente diminuição da carga viral e aumento do CD4. Essa melhora exacerba a reação inflamatória às infecções oportunistas preexistentes

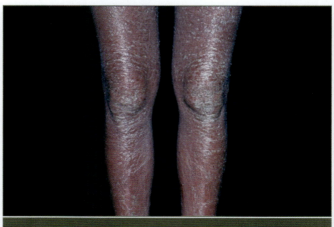

Psoríase.

Diagnóstico

Alopecia, melanoníquia, ressecamento da pele, síndrome lipodistrófica (estavudina), quadros de hipersensibilidade (abacavir)

Grande número de reações medicamentosas desde quadros morbiliformes até Stevens-Johnson

Icterícia, granuloma piogênico, alopecia, queilite, xerose, prurido, lipodistrofia periférica

Pode apresentar reações nos locais da aplicação

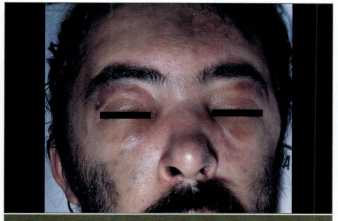

Dermatite seborreica.

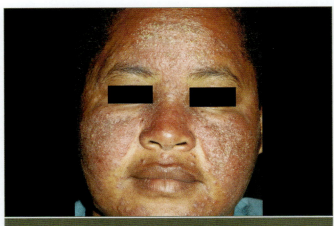

Foliculite eosinofílica.

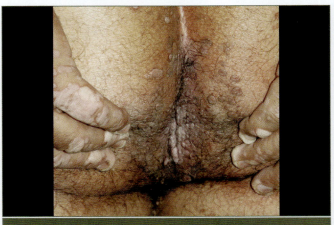

Condiloma acuminado.

Capítulo 6: Principais manifestações dermatológicas da AIDS 611

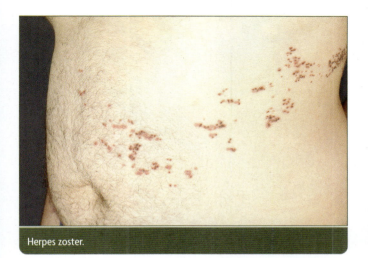

Herpes zoster.

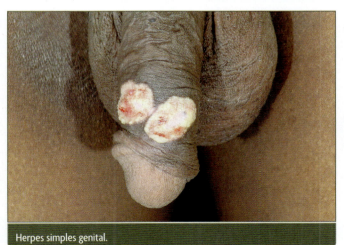

Herpes simples genital.

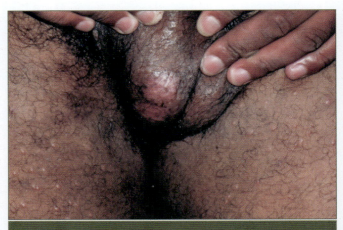
Molusco contagioso.

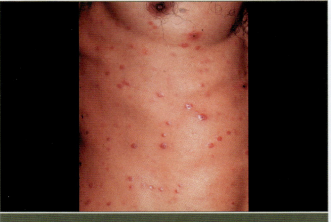
Sífilis.

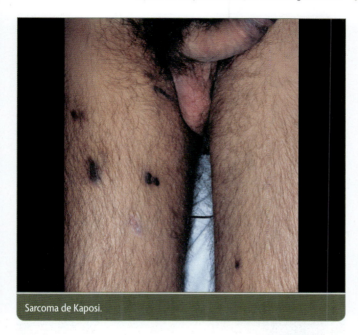
Sarcoma de Kaposi.

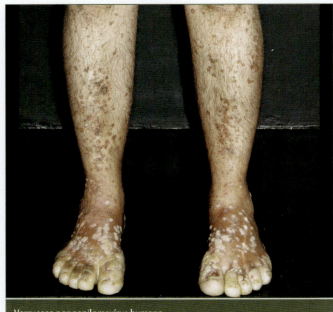
Verrucose por papilomavírus humano.

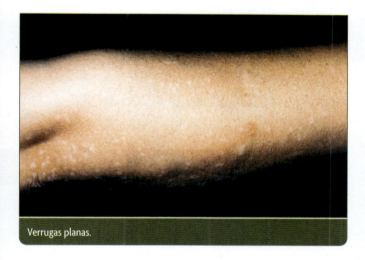
Verrugas planas.

CAPÍTULO 7

PRINCIPAIS MANIFESTAÇÕES CUTANEOMUCOSAS EM DOENTES TRANSPLANTADOS DE ÓRGÃOS SÓLIDOS

PRINCIPAIS MANIFESTAÇÕES CUTANEOMUCOSAS EM DOENTES TRANSPLANTADOS DE ÓRGÃOS SÓLIDOS	
Doenças	Associações (prevalência de acordo com o período pós-transplante)
Candidíase	Frequente após o primeiro mês pós-transplante
Dermatofitoses	Frequente após o primeiro mês pós-transplante
Herpes simples	Frequente (70-80%) nos primeiros 2 anos pós--transplante
Herpes zoster	Frequente (70%) nos primeiros 2 anos pós-transplante

Capítulo 7: Principais manifestações cutaneomucosas em doentes transplantados **617**

Clínica	Diagnóstico	Tratamento
Placas e pápulas eritematosas nas regiões intertriginosas Podem ocorrer lesões orais, onicomicose e paroníquia	Clínico e micológico direto	Nistatina ou clotrimazol tópico e fluconazol oral
Placas anulares eritematodescamativas disseminadas e onicomicose branca superficial e subungueal	Clínico e micológico direto	Imidazólicos tópico e sistêmico
Lesões recorrentes eritematovesiculosas, erosivas, com crostas em localizações atípicas	Clínico, exame citológico de Tzanck e PCR	Local e sistêmico com aciclovir, penciclovir ou valaciclovir
Lesões eritematovesiculosas, hemorrágicas, extensas, erosivas com crostas. Pode afetar vários dermátomos com dor local intensa e necrose	Clínico, exame citológico de Tzanck e PCR	Sintomático. Local e sistêmico com antivirais (aciclovir, penciclovir ou valaciclovir) em doses altas e prolongadas

(*continua*)

PRINCIPAIS MANIFESTAÇÕES CUTANEOMUCOSAS EM DOENTES TRANSPLANTADOS DE ÓRGÃOS SÓLIDOS (*continuação*)	
Doenças	Associações (prevalência de acordo com o período pós-transplante)
Verrugas virais	Muito frequente (80%) 5 anos pós-transplante
Infecções bacterianas (foliculite e erisipela)	Frequente no primeiro ano pós-transplante
Queratose actínica	Frequente entre 15 e 20 anos pós-transplante Maior risco de transformação maligna
Tumores cutâneos não melanoma (carcinoma espinocelular e basocelular)	Muito frequente (70-80%) depois de 20 anos pós-transplante Maior porcentagem de carcinoma espinocelular

Clínica	Diagnóstico	Tratamento
Lesões verrucosas numerosas e persistentes. Máculas e placas eritematodescamativas nas áreas fotoexpostas	Clínico, anatomo-patológico e PCR	Destruição local com ácidos e crioterapia Sistêmico com retinoides (isotretinoína ou acitretina)
Pústulas foliculares extensas e placas eritematoedematosas com sinais flogísticos Complicações: fasciíte necrotizante e celulite do cotovelo ("celulite do transplantado")	Clínico e bacteriológico	Sintomático e antibioticoterapia tópica e sistêmica
Lesões queratósicas múltiplas e disseminadas nas áreas de maior exposição solar formando os campos cancerizáveis	Clínico e anatomo-patológico	Cauterização química, eletrocoagulação, crioterapia, imiquimode e terapia fotodinâmica
Nódulos e tumores queratósicos, ulcerados, múltiplos, de crescimento rápido, agressivos e recorrentes nas regiões fotoexpostas	Clínico e anatomo-patológico	Retinoides tópico e sistêmico, imiquimode, terapia fotodinâmica, cirurgia, radioterapia e revisão da terapia imunossupressora

Parte III: Dermatoses em grupos especiais

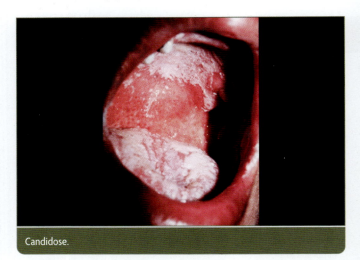
Candidose.

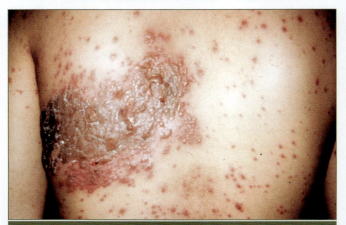
Herpes zoster.

Capítulo 7: Principais manifestações cutaneomucosas em doentes transplantados 621

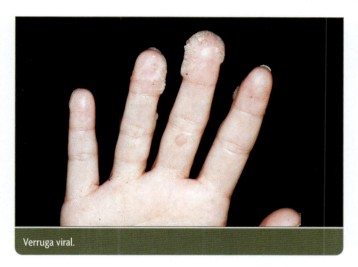

Verruga viral.

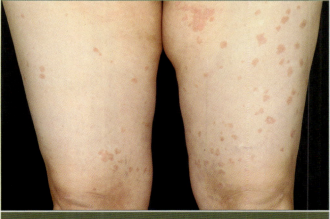

Verruga plana.

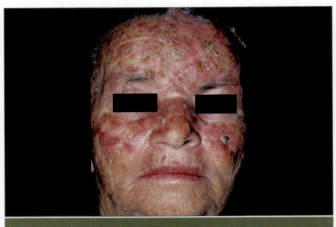

Queratose actínica.

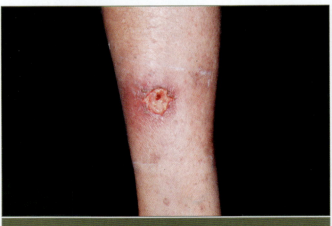

Carcinoma espinocelular.

Capítulo 7: Principais manifestações cutaneomucosas em doentes transplantados 623

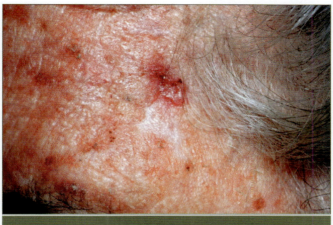
Carcinoma espinocelular.

PARTE IV

ALGORITMOS DAS PRINCIPAIS DOENÇAS DERMATOLÓGICAS

Eczemas, 626

Dermatoses eritematodescamativas, 628

Doenças bolhosas imunológicas, 630

Lesão verrucosa, 632

Lesão sarcoídica, 634

Úlceras de membros inferiores, 636

Alopecias, 638

Prurido, 640

Exantema agudo, 642

Erupções a drogas, 644

Urticária, 646

Eritrodermia, 648

Dermatoscopia, 650

Tricoscopia, 664

Parte IV: Algoritmos das principais doenças dermatológicas

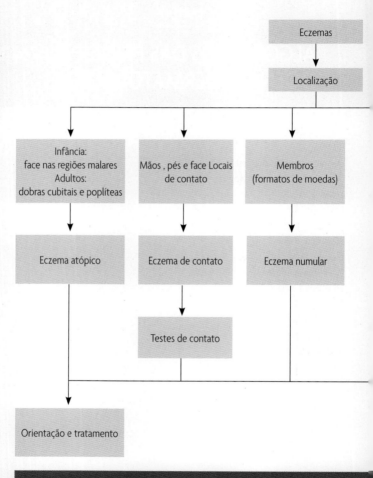

Eczemas.

Eczemas 627

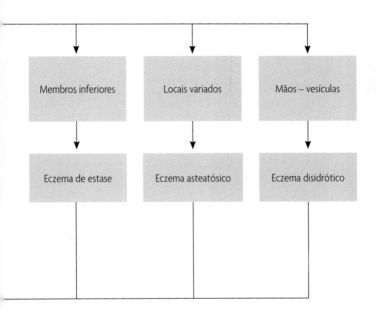

Parte IV: Algoritmos das principais doenças dermatológicas

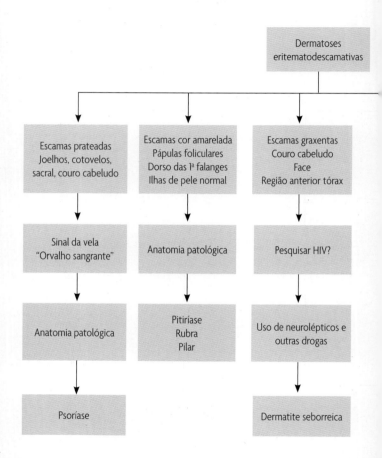

Dermatoses eritematodescamativas.

Dermatoses eritematodescamativas 629

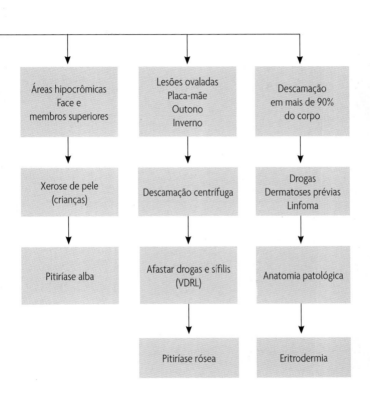

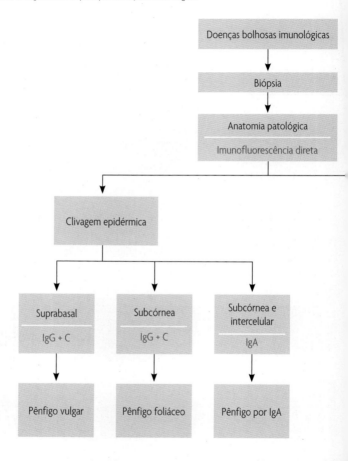

Doenças bolhosas imunológicas.
IgG: imunoglobulina G; IgA: imunoglobulina A; C: complemento.

Doenças bolhosas imunológicas 631

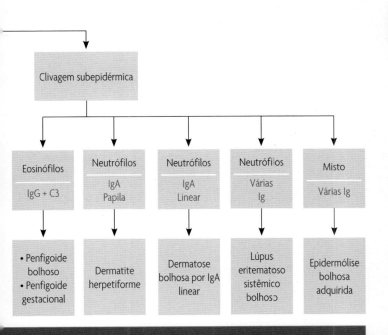

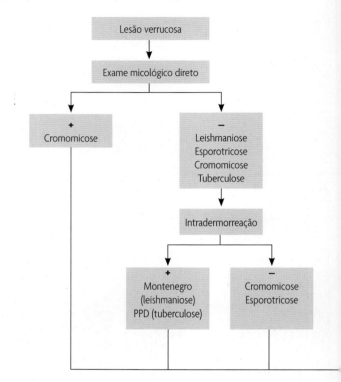

Lesão verrucosa.

Lesão verrucosa 633

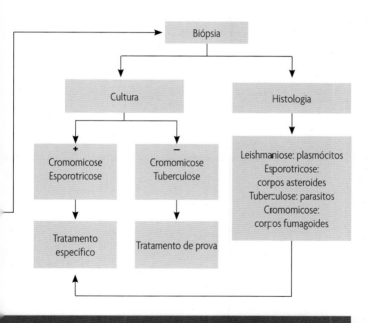

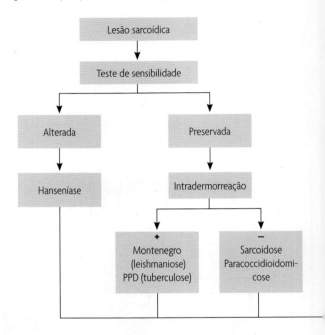

Lesão sarcoídica.
PPD: derivado proteico purificado.

Lesão sarcoídica

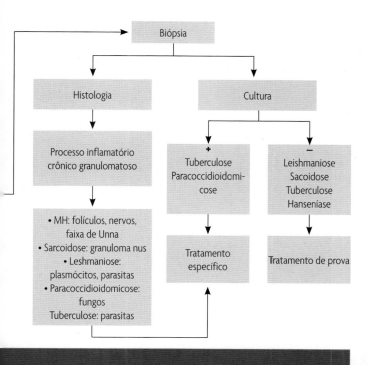

Parte IV: Algoritmos das principais doenças dermatológicas

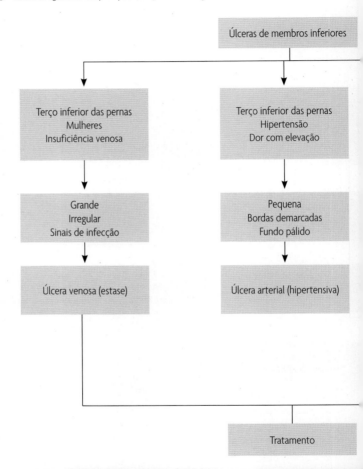

Úlceras de membros inferiores

Anestesia
Extremidades
Diabetes
Hanseníase
Alcoolismo

Proeminências ósseas
Borda calosa arredondada

Teste de sensibilidade
Glicemia
VDRL

Mal perfurante plantar

Parte IV: Algoritmos das principais doenças dermatológicas

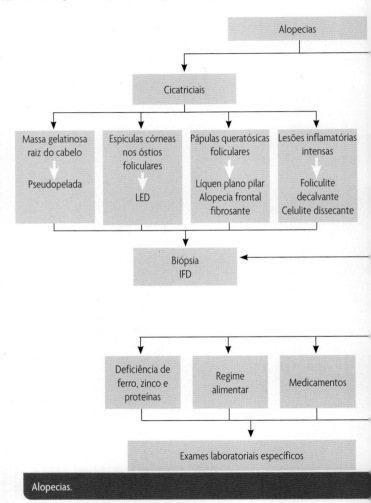

Alopecias.

Alopecias 639

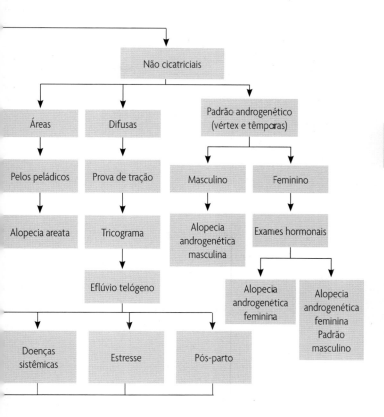

Parte IV: Algoritmos das principais doenças dermatológicas

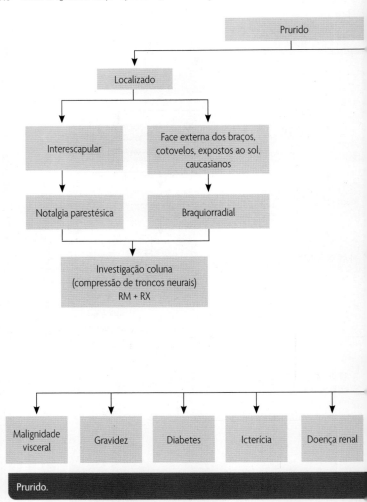

Prurido.

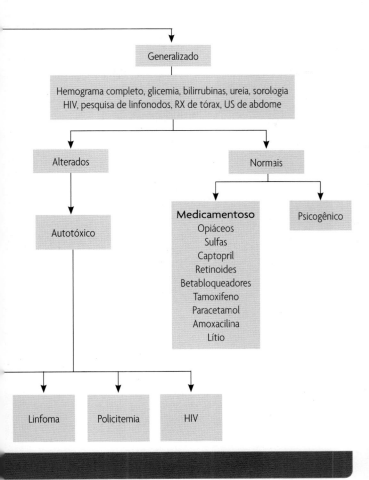

Parte IV: Algoritmos das principais doenças dermatológicas

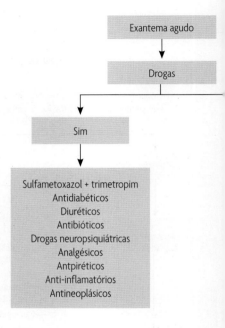

Exantema agudo.

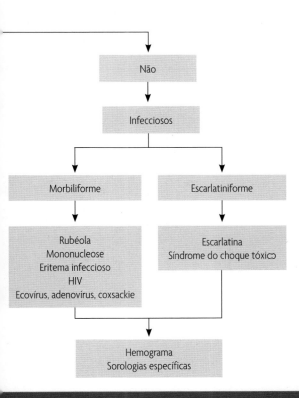

Parte IV: Algoritmos das principais doenças dermatológicas

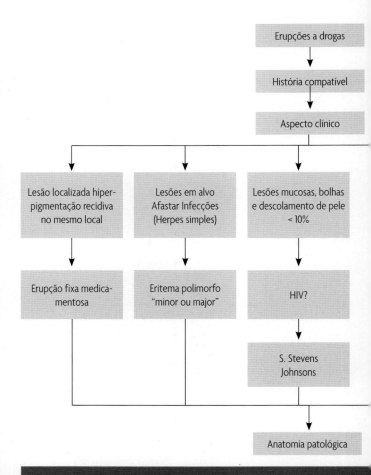

Erupções a drogas. DRESS: *drug reaction, eosinophilia and systemic symptoms*; NET: necrólise epidérmica tóxica.

Erupções a drogas 645

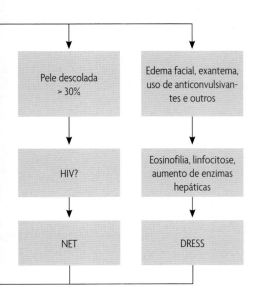

646 Parte IV: Algoritmos das principais doenças dermatológicas

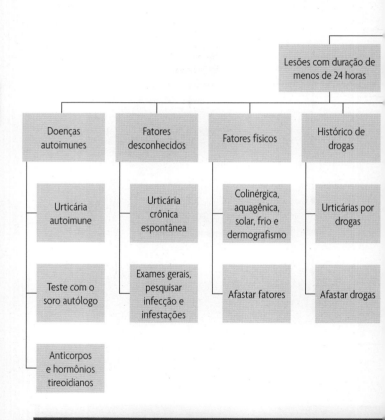

Urticária.

Urticária 647

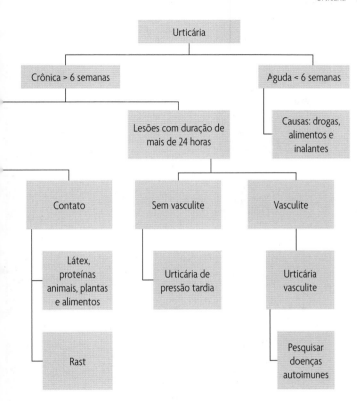

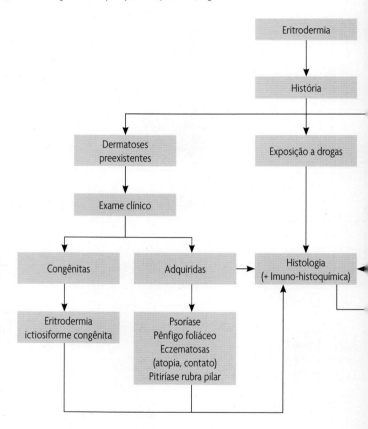

Eritrodermia.

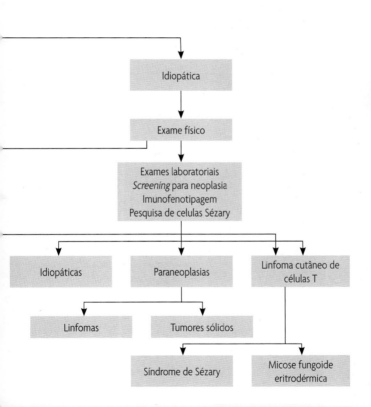

Parte IV: Algoritmos das principais doenças dermatológicas

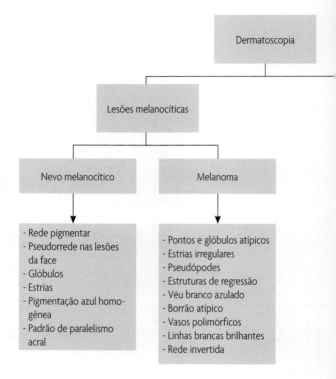

Dermatoscopia

Dermatoscopia 651

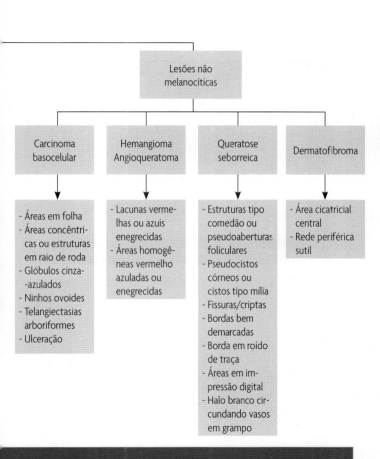

DERMATOSCOPIA

Lesões melanocíticas

Nevo melanocítico

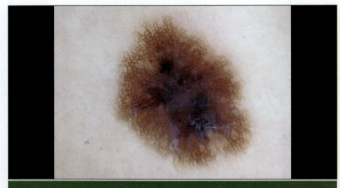
Rede pigmentar regular em um nevo de padrão retículo-homogêneo.

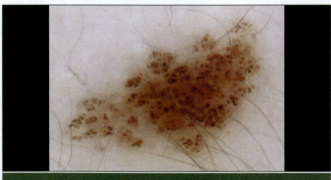
Nevo de padrão globular.

Nevo melanocítico

Pigmentação azul homogênea em um nevo azul.

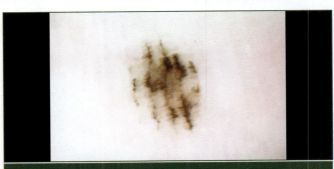

Padrão de paralelismo acral com pigmentação predominando nos sulcos em um nevo acral.

Nevo melanocítico

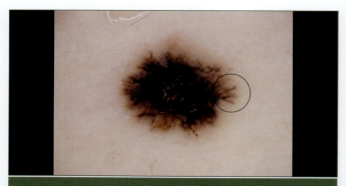

Estrias (círculo) distribuídas simetricamente em nevo de Reed.

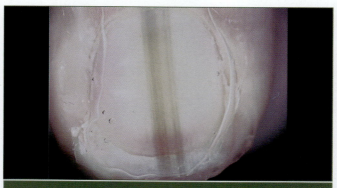

Bandas irregulares com variabilidade na coloração e espessura.

Dermatoscopia 655

Melanoma

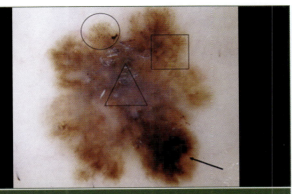

Glóbulos assimétricos (círculo), rede atípica (quadrado), véu branco azulado (triângulo), borrão assimétrico (seta) em melanoma extensivo superficial, Breslow 0,4 mmv.

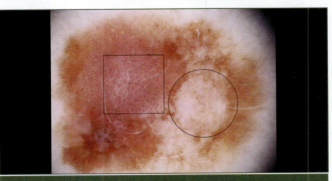

Rede negativa com vasos polimórficos (quadrado) e área de despigmentação cicatricial (círculo) em um melanoma Breslow 0,8 mm.

Melanoma

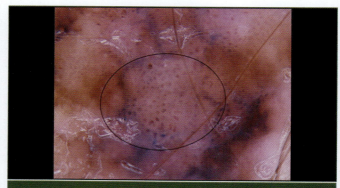

Vasos polimórficos e área de despigmentação cicatricial (círculo) em um melanoma Breslow 2,5 mm.

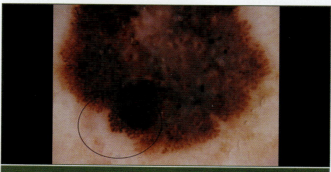

Borrões atípicos e pseudópodes (círculo) em um melanoma Breslow 2,2 mm.

Melanoma

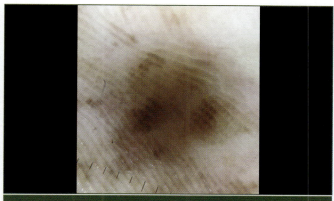

Padrão de paralelismo acral com pigmentação predominando nas cristas em um melanoma lentiginoso acral.

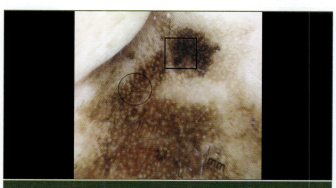

Pseudorrede (círculo) e área de borrão que obscurece o óstio folicular (quadrado) em um lentigo maligno (face).

Lesões não melanocíticas

Carcinoma basocelular

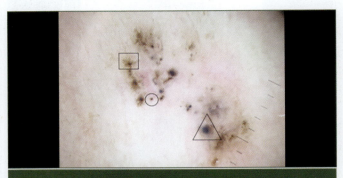

Estruturas concêntricas (círculo), estruturas em raio de roda (quadrado), ninhos ovoides (triângulo) em um carcinoma basocelular.

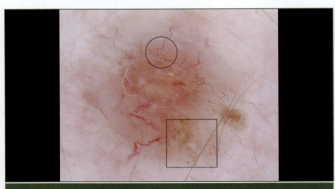

Telangiectasias superficiais (círculo), pontos e glóbulos cinza azulados (quadrado) em um carcinoma basocelular.

Carcinoma basocelular

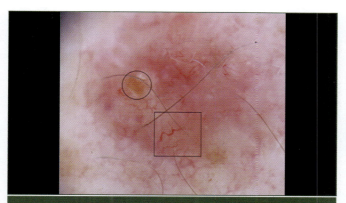

Telangiectasias arboriformes (quadrado), ulceração (círculo) em um carcinoma basocelular.

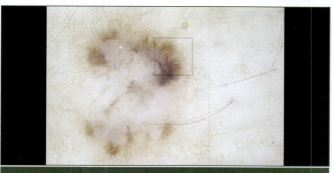

Áreas em folha na periferia de um carcinoma basocelular.

Hemangioma

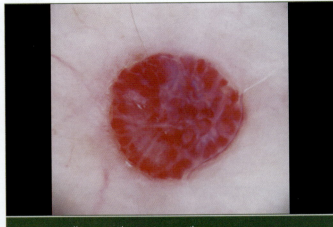

Lacunas vermelhas em um hemangioma capilar.

Dermatoscopia 661

Queratose seborreica

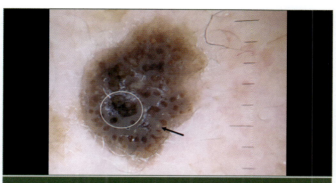

Lesão de bordas bem delimitadas apresentando cistos tipo mília (seta) e estruturas tipo comedão e criptas (círculo) em uma queratose seborreica.

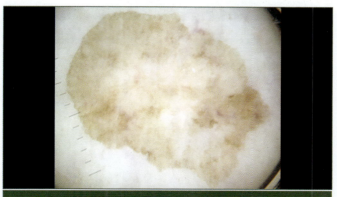

Bordas em roído de traça em uma queratose seborreica plana.

Queratose seborreica

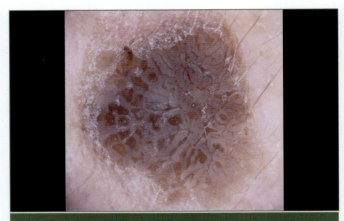

Fissuras e criptas com presença de linhas espessas adquirindo padrão cerebriforme em uma queratose seborreica.

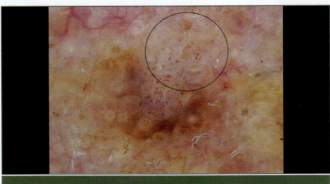

Estruturas tipo comedão e vasos em grampo (círculo) em queratose seborreica.

Dermatofibroma

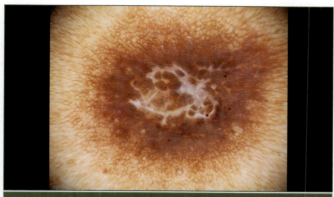

Área branca cicatricial com rede periférica sutil em um dermatofibroma.

Parte IV: Algoritmos das principais doenças dermatológicas

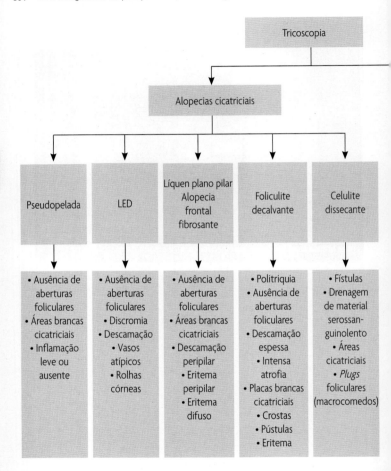

Tricoscopia

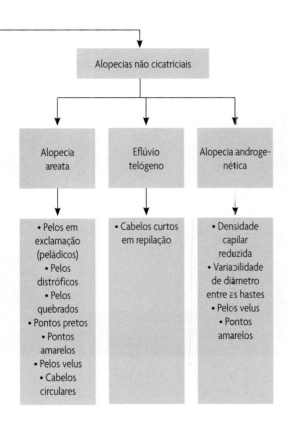

TRICOSCOPIA

Alopecias cicatriciais

Pseudopelada

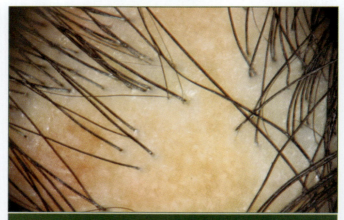

Ausência de aberturas foliculares. Áreas brancas cicatriciais. Sinais de inflamação muito leves ou ausentes.

Lúpus eritematoso discoide

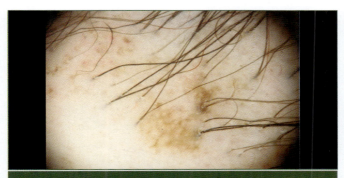

Ausência de aberturas foliculares, áreas brancas cicatriciais, discromia e descamação peripilar.

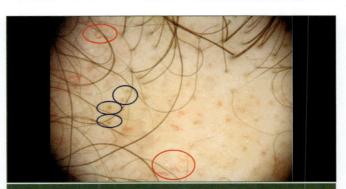

Rolhas córneas (círculo azul) e vasos atípicos (círculo vermelho). Imagem com imersão de líquido.

Líquen plano pilar/alopecia frontal fibrosante

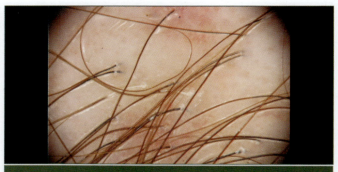

Líquen plano pilar: descamação peripilar, áreas brancas cicatriciais sem aberturas foliculares e eritema.

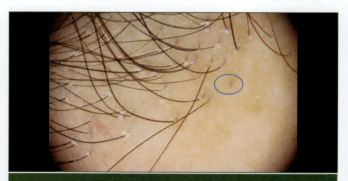

Alopecia frontal fibrosante: mesmos achados do líquen plano pilar, embora menos intensos. Pelos quebrados isolados podem ser encontrados (círculo). Notar ausência de pelos velus na região frontal do couro cabeludo.

Foliculite decalvante

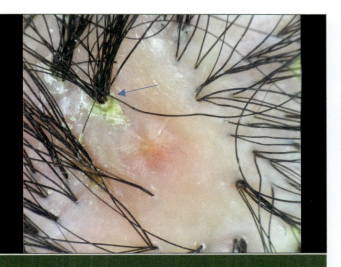

Múltiplas hastes emergindo da mesma abertura folicular – politriquia (seta), descamação peri e interpilar espessas, intensa atrofia com cicatriz branco-avermelhada. Notar ausência de pelos velus na região frontal do couro cabeludo.

Celulite dissecante

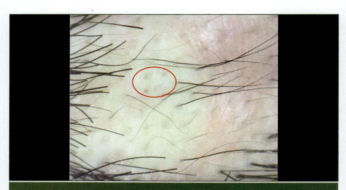

Estágio inicial. Pelos velus (finos e curtos), pontos amarelos (círculo) e pelos quebrados.

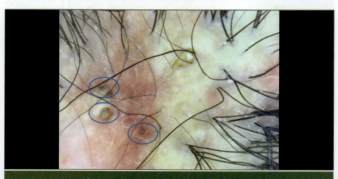

Estágio avançado. Áreas cicatriciais com ausência de aberturas foliculares, *plugs* foliculares grandes e isolados (círculos).

Alopecias não cicatriciais

Alopecia areata

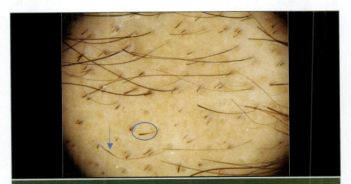

Ponto em exclamação (círculo), pelos quebrados, pontos pretos, pontos amarelos, pelos velus (finos e curtos) e pelos distróficos (seta).

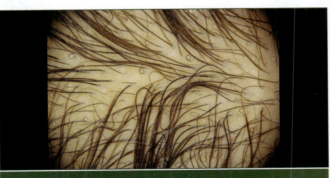

Múltiplos cabelos circulares podem ser os únicos achados em quadros difusos.

Eflúvio telógeno

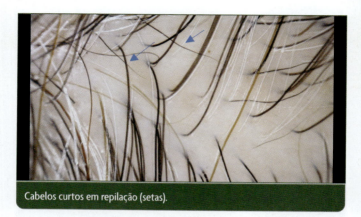

Cabelos curtos em repilação (setas).

Alopecia androgenética

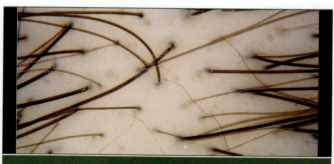

Densidade capilar reduzida, hastes com diâmetro variável, pelos velus (finos e curtos) e pontos amarelos (óstios vazios).

PARTE V

SINOPSES

Principais alérgenos contactantes e onde são encontrados, 674

Localização da dermatite de contato alérgica e agentes suspeitos, 676

Dermatite de contato por plantas, 677

» Mecanismo alérgico, 677

» Mecanismo por fototoxicidade, 679

» Mecanismo por irritação e por agentes farmacológicos, 680

Dermatoses provocadas por animais, 682

SINOPSES

PRINCIPAIS ALÉRGENOS CONTACTANTES E ONDE SÃO ENCONTRADOS		
Composto químico	Encontrado em	Derivados
Antraquinona	Corante	Têxteis e repelente de pássaros
Bálsamo do Peru	Resina	Cosméticos e perfumarias
Benzocaína	Anestésicos	Medicamentos
Bicromato de K⁺	Metal	Cimento e couro
Butil fenol P-terciário	Resina	Adesivos e colas
Carba-mix	Vulcanização	Borracha e sabonetes
Cloreto de cobalto	Metal	Tintas e vitamina B12
Colofônio	Resina do pinheiro	Colas e tintas de impressão
Etilenodiamina	Veículos de tópicos	Medicamentos
Formaldeído	Endurecedor	Têxteis e papéis
Hidroquinona	Redutor	Clareadores
Irgasan	Antisséptico	Cosméticos
Kathon CG®	Antibacteriano	Cosméticos e tintas
Lanolina	Aditivo	Cosméticos
Mercapto-mix	Vulcanizadores	Borrachas e fungicidas

(*continua*)

PRINCIPAIS ALÉRGENOS CONTACTANTES E ONDE SÃO ENCONTRADOS (*continuação*)

Composto químico	Encontrado em	Derivados
Neomicina	Antibiótico	Medicamentos
Nitrofurazona	Antibacteriano	Creme para queimados
Parabeno-mix	Conservantes	Medicamentos
Parafenilenodiamina	Corante e redutor	Tinturas e borrachas
Perfume-mix	Perfumes	Cosméticos
PPD-mix	Antioxidantes	Tinturas e borrachas
Prometazina	Anti-histamínico	Cremes
Propilenoglicol	Emulsificante	Cosméticos
Quaternium 15	Conservante	Cosméticos
Quinonina-mix	Antifúngicos	Cremes
Resina-epóxi	Resina	Fitas e adesivos
Sulfato de níquel	Metal	Brincos etc.
Terebintina	Óleo de pinheiro	Limpadores/limpeza
Timerosal	Antisséptico	Vacinas e colírios
Tiuram-Mix	Vulcanização	Borrachas
COSMÉTICOS		
Ácido sórbico	Conservante	Medicamentos
Amerchol L101	Emulsificante	Cosméticos
BHT (butil hidroxitolueno)	Conservante	Cosméticos

(*continua*)

PRINCIPAIS ALÉRGENOS CONTACTANTES E ONDE SÃO ENCONTRADOS (*continuação*)

Composto químico	Encontrado em	Derivados
Bronopol	Antimicrobiano	Cosmético
Cloracetamida	Conservante	Medicamentos
Clorexidina	Conservante	Cosméticos
Germall 115	Conservante	Cosméticos
R. tonsilamina	Plastificante	Esmalte de unhas
Tioglicolato de amônio	Alisante	Permanentes
Trietanolamina	Emulsificante	Medicamentos

LOCALIZAÇÃO DA DERMATITE DE CONTATO ALÉRGICA E AGENTES SUSPEITOS

Localização	Agentes suspeitos
Couro cabeludo	Tintura de cabelos, xampus
Fronte, margem do couro cabeludo	Tintura de cabelos
Pálpebras	Esmalte de unha, maquiagem
Lábio e região perioral	Batons, esmalte de unha
Lóbulos das orelhas e pescoço	Bijuterias
Face	Fragrância, conservantes de cosméticos, alérgenos aéreos
Axilas	Desodorantes
Braços e antebraços	Cosméticos, roupas, material de uso profissional
Mãos	Luvas, contato profissional
Tronco e abdômen	Sabões, tecidos, amaciantes

(*continua*)

LOCALIZAÇÃO DA DERMATITE DE CONTATO ALÉRGICA E AGENTES SUSPEITOS (*continuação*)	
Localização	Agentes suspeitos
Cintura	Elásticos, metais, cintos
Genitália, perianal e glúteos	Tecidos, drogas para higiene íntima
Coxas e pernas	Depilatórios, roupas
Pés	Sapatos

DERMATITE DE CONTATO POR PLANTAS

DERMATITE DE CONTATO POR PLANTAS – MECANISMO ALÉRGICO		
Família	Plantas	Agentes alergênicos
Anacardiáceas	Cajueiro (*Anacardium occidentale*)	Cardanol e cardol, na casca do caju
	Mangueira (*Mangifera indica*)	Mangol
	Aroeira brava (*Lithraea molleoides*)	Urushióis

(*continua*)

DERMATITE DE CONTATO POR PLANTAS – MECANISMO ALÉRGICO (*continuação*)

Família	Plantas	Agentes alergênicos
Asteráceas (compostas)	Alface (*Lactuca sativa*) Chicória (*Chicorium intybus*) Endívia (*Chicorium endivia*) Dente de leão (*Taraxicum oficinalle*). Margarida (*Chrysanthemum leucanthemum*) Camomila (*Matricaria chamomilla* Arnica (*Arnica montana*) Crisântemo (*Chrysanthemum morifolium*)	Sesquiterpenolactonas
Liliáceas	Tulipas	Tulipalina A e B Tuliposida A e tuliposida B.
Primuláceas	Prímula obcônica	Quinona e miconidina
Orquidáceas	Mais de 25 mil espécies	2,6-dimetoxi-1,4-benzoquinona ciprepedina e quinonas
Aliáceas	Alho (*Allium sativum*) Cebola (*Allium cepa*)	Dialilsulfeto irritantes e sensibilizante

Dermatite de contato por plantas **679**

DERMATITE DE CONTATO POR PLANTAS – MECANISMO POR FOTOTOXICIDADE		
Família	Plantas	Agentes
Rutáceas	Laranja (*Citrus sinensis*) Limão galego (*Citrus limmonia*) Limão Taiti (*Citrus medica*) Tangerina ou mexerica (*Citrus reticulata ou Citrus nobilis*) Arruda (*Ruta graveolens*)	Furocumarinas (metoxipsoralenos) – fitofotodermatose
Moráceas	Figueira (*Fícus carica*) Mama-cadela ou inharé (*Brosimum gaudichaudii*)	Furocumarinas (metoxipsoralenos)
Apiáceas (umbelíferas)	Cenoura (*Daucus carota*) Chirívia (*Pastinaca sativa*) Aipo (*Apium graveolens*) Angélica (*Angélica archangelica*) Funcho (*Anethum foeniculum*) Salsinha (*Petroselinum crispum*) Coentro (*Coreandrum sativum*) Erva-doce ou anis (*Pimpinella anisium*) Endro ou dil (*Anethum* graveolens)	Psoralenos – fitofotodermatose
Asteráceas (compostas)	Picão (*Bidens pilosa*)	Fenil heptatrieno – substância fototóxica
Caparidáceas	Mussambê de espinho (*Cleome spinosa*)	Cumarina - fototóxica.

(continua)

Parte V: Sinopses

DERMATITE DE CONTATO POR PLANTAS – MECANISMO POR FOTOTOXICIDADE (continuação)

Família	Plantas	Agentes
Fabáceas (leguminosas)	Imburana de cheiro (*Amburana cearensis*) vinhático (*Plathymenia foliosa*)	Psoralenos
Gutíferas (hipericáceas)	Erva-de-são-joão, hipérico (*hypericum perforatum*)	Hipericina – fototoxicidade

DERMATITE DE CONTATO POR PLANTAS – MECANISMO POR IRRITAÇÃO E POR AGENTES FARMACOLÓGICOS

Família	Plantas	Agentes
Euforbiáceas	Coroa de cristo *(Euphorbia milli)* Bico de papagaio (*Euphorbia pulcherrima*) Aveloz (*Euphorbia tirucali*) Assacuí (*Euphorbia cutinoide*) Erva da verruga (*Euphorbia cyparissias*) Cansanção (*Cnidosculos urens, Fleurya aestuans, Loasa rupestres*) Favela (*Cnidosculos phyllacantus*)	Euforbina (ésteres de diterpenos e forbol)
Liliáceas e outras	Tulipa (*Tulipa angios*) Narciso (*Narcissus pseudonarcissus*) Jacinto (*Hyacinthus orientalis*)	Oxalatos de cálcio (bulbos)

(continua)

Dermatite de contato por plantas 681

DERMATITE DE CONTATO POR PLANTAS – MECANISMO POR IRRITAÇÃO E POR AGENTES FARMACOLÓGICOS *(continuação)*		
Família	Plantas	Agentes
Aráceas	Comigo-ninguém-pode (*Dieffenbachia picta)* Costela de Adão *(Philodendrum sp)* Cara de cavalo *(Monstera sp)*	Oxalatos de cálcio
Bromeliáceas	Ananás ou abacaxi (*Ananas comosus*)	Oxalatos de cálcio e bromelina
Caparidáceas	Mussambê de espinho (*Cleome spinosa*	Glucocaparina e extratos de azeite de mostarda
Labiáceas	Tomilho (*Thymus vulgaris*)	Indeterminado

DERMATOSES PROVOCADAS POR ANIMAIS

FILO	CLASSE	ORDEM
ARTRÓPODES	INSETOS	Coleóptera
		Lepidóptera
		Hymenóptera
		Hemíptera
		Díptera
		Syphonoptera
		Anoplura
	ARACNÍDEOS	Ixodidae
		Sarcoptiformes
		Scorpionidae
		Araneae
	DIPLÓPODES	Polydesmida
	QUILÓPODES	Scolopendromorfa Scotigeromorfa
PLATELMINTOS	TREMATODES	
	CESTODES	

Dermatoses provocadas por animais 683

ANIMAL	MANIFESTAÇÕES CLÍNICAS
Besouro, potó	"Paederus" – dermatite vesicante
Borboletas, lagartas e mariposas	Lepidopterismo por pelos da "Hylesia" Dermatites por lonomia e pararamose
Abelhas e formigas	Picadas, pústulas por "lava-pés"
Maria fedida, percevejos e barbeiro	Picadas e cimicidose
Moscas e mosquitos	Miíases, estrófulo e transmissão de doenças
Pulgas	Estrófulo
Piolhos	Pediculose e fitiríase
Carrapatos, ixodes e amblyoma	Doença de Lyme/micuim
Ácaros	Escabiose
Escorpião	Veneno neurotóxico
Aranhas	Loxocelismo e foneutrismo
Piolho de cobra	Tinta irritativa – imitta hematoma
Centopeias e lacraias	Peçonhentos "forcípulas"
S. mansoni	Esquistossomose cutânea
Tênias	Cisticercose cutânea

(*continua*)

DERMATOSES PROVOCADAS POR ANIMAIS (*continuação*)

FILO	CLASSE	ORDEM
NEFATODE		
CNIDÁRIOS	SCYPHOZOA	
CORDADOS	PEIXES	
CORDADOS	RÉPTEIS	
EQUINODERMAS		
PORÍFERA	DEMOSPONGIAE	

ANIMAL	MANIFESTAÇÕES CLÍNICAS
Oxiuros	Oxiuríase
Ancilóstomos	Larva migrans
Wuchereria	Filariose
Água viva, caravela	Eritema com prurido
Arraias e bagre	Ferimentos com necrose
Cobras peçonhentas	Acidentes pela peçonha
Ouriços do mar	Granulomas pelos acúleos
Esponjas de água doce (cauxi)	Dermatite e conjuntivite por espículas de óxido de silício

PARTE VI

ÁREAS PREFERENCIAIS DAS PRINCIPAIS DERMATOSES

Couro cabeludo, 688

Orelhas, 689

Pálpebras, 689

Face, 689

Mucosa oral, 690

Lábios, 691

Língua, 691

Tronco, 692

Axilas, 692

Região inguinocrural, 693

Mãos, 693

Unhas, 694

Pernas, 694

Braços, 695

Pés, 695

Pênis, 696

Escroto, 696

Região perineal, 696

Vulva, 697

Mamas, 697

ÁREAS PREFERENCIAIS DAS PRINCIPAIS DERMATOSES

Couro cabeludo

- Dermatite seborreica.
- Psoríase.
- Tinha do couro cabeludo.
- Queratose seborreica.
- Nevo sebáceo.
- Alopecia areata.
- Alopecia difusa feminina.
- Deflúvio telógeno.
- Cisto sebáceo.
- Alopecia androgenética.
- Queratose actínica.
- Tumores anexiais.
- Hemangioma.
- Líquen plano pilar.
- Lúpus eritematoso.
- Carcinoma metastático.
- Nevos.
- Foliculite.
- Sífilis.
- Alopecia de tração.
- Tricotilomania.

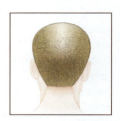

Orelhas

- Queratose actínica.
- Dermatite seborreica.
- Carcinoma basocelular.
- Carcinoma espinocelular.
- Dermatite de contato.
- Tofo gotoso.
- Hanseníase.
- Eritema pérnio.
- Nódulo doloroso da hélice.

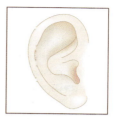

Pálpebras

- Dermatite de contato.
- Dermatite atópica.
- Xantelasma.
- Siringoma.
- Queratose seborreica.
- Mílio.
- Cisto de glândulas de Meibomius.
- Lagoftalmia (hanseníase).
- Ectrópio (eritrodermia, ictiose).
- Heliotrópio (dermatomiosite).
- Angioedema.

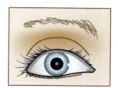

Face

- Acne vulgar.
- Dermatite seborreica.
- Rosácea.
- Lúpus eritematoso.
- Dermatose papulosa nigricante.
- Dermatite de contato.

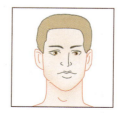

- Nevo.
- Hemangioma.
- Adenoma sebáceo.
- Queratose actínica.
- Carcinoma basocelular.
- Carcinoma espinocelular.
- Verruga vulgar.
- Dermatite atópica.
- Herpes simples/zoster.
- Sífilis.
- Mílio.
- Cisto sebáceo.
- Fotossensibilização.
- Melasma.
- Tinha da face.
- Lúpus miliar da face.
- Lentigo maligno.
- Hiperplasia sebácea.
- Melanose solar.
- Dermatomiosite.
- Impetigo.
- Dermatite perioral.

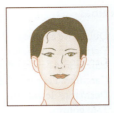

Mucosa oral

- Aftas.
- Líquen plano.
- Doenças bolhosas (pênfigo vulgar).
- Eritema polimorfo.
- Candidose.
- Herpes simples.
- Sífilis.

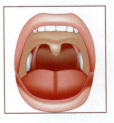

Mucosa oral – Lábios – Língua

- Paracoccidioidomicose e leishmaniose tegumentar.
- Leucoplasia.
- Eritroplasia.
- Carcinoma verrucoso.
- Carcinoma espinocelular.
- Sarcoma de Kaposi.
- Melanoma.

Lábios

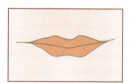

- Queilites.
- Dermatite de contato.
- Herpes simples.
- Leucoplasia.
- Perleche.
- Candidose.
- Mucocele.
- Carcinoma espinocelular.
- Eritema polimorfo.
- Eritema pigmentar fixo.
- Leishmaniose tegumentar e paracoccidioidomicose.
- Lúpus eritematoso.
- Lago venoso.
- Verruga viral.
- Granuloma piogênico.
- Síndrome de Melkersson-Rosenthal.

Língua

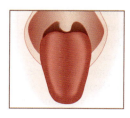

- Glossidínea.
- Candidose.
- Líquen plano.
- Língua geográfica.
- Leucoplasia.

- Língua negra pilosa.
- Língua fissurada.

Tronco

- Pitiríase versicolor.
- Acne vulgar.
- Pitiríase rósea.
- Psoríase.
- Dermatite seborreica.
- Dermatite de contato.
- Queratose seborreica.
- Angioma rubi.
- Tinha da pele glabra.
- Dermatite atópica.
- Cisto sebáceo.
- Herpes zoster.
- Sífilis.
- Erupção a drogas.
- Pitiríase liquenoide.
- Pênfigos.

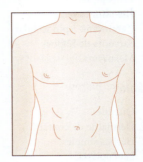

Axilas

- Dermatite de contato.
- Furunculose.
- Foliculite.
- Hidradenite.
- Dermatite seborreica.
- Psoríase invertida.
- Escabiose.
- Acantose nigricante.
- Acrocórdon.
- Pênfigo vegetante.

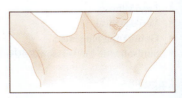

- Eritrasma.
- Doença de Fox-Fordyce.
- Doença de Hailey-Hailey.
- Intertrigo.
- Pediculose.
- Tricomicose axilar.
- Pseudoxantoma elástico.
- Estrias.
- Hiper-hidrose.
- Bromidrose.

Região inguinocrural

- Tinha crural.
- Candidose.
- Intertrigo.
- Dermatite seborreica.
- Dermatite de contato.
- Granuloma inguinal.
- Eritrasma.
- Psoríase invertida.
- Doença de Hailey-Hailey.
- Foliculite.
- Hidradenite.
- Acrocórdon.
- Doença de Paget extramamária.
- Dermatite das fraldas.
- Vitiligo.

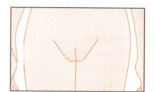

Mãos

- Verruga vulgar.
- Dermatite de contato.
- Disidrose.

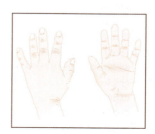

- Eczema numular.
- Melanose e queratose actínica.
- Dermatofitoses.
- Calosidades.
- Escabiose.
- Eritema polimorfo.
- Sífilis.
- Granuloma anular.
- Doença de mãos, pés e boca.
- Hiper-hidrose.
- Vitiligo.

Unhas

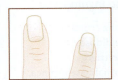

- Paroníquia.
- Psoríase.
- Onicomicose.
- Unha encravada.
- Líquen plano.
- Distrofias traumáticas.
- Onicobacterioses.

Pernas

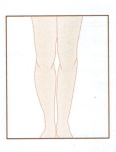

- Psoríase.
- Dermatite de estase.
- Verrugas.
- Dermatite de contato.
- Líquen plano hipertrófico.
- Líquen simples crônico.
- Ictiose.
- Púrpuras.
- Piodermites.
- Eritema nodoso.

- Eritema indurado.
- Livedo.
- Vasculopatia livedoide.
- Úlcera de estase, hipertensiva e anêmica.
- Leishmaniose tegumentar.
- Erisipela.

Braços

- Psoríase.
- Verruga.
- Queratose e melanose solar.
- Líquen plano.
- Dermatite atópica.
- Eritema polimorfo.
- Escabiose.
- Eczema numular.
- Ictiose.
- Queratose pilar.
- Pitiríase versicolor.
- Líquen simples crônico.

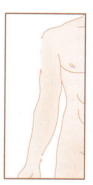

Pés

- Tinha dos pés.
- Dermatite de contato.
- Verruga.
- Calosidade.
- Clavus.
- Disidrose.
- Sífilis.
- Eritema polimorfo.
- Cianose.
- Mal perfurante plantar.

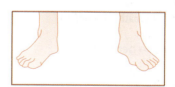

Pênis

- Herpes genital.
- Sífilis.
- Cancroide.
- Condiloma acuminado.
- Escabiose.
- Linfogranuloma venéreo.
- Granuloma inguinal.
- Balanite xerótica e obliterante.
- Psoríase.
- Vitiligo.
- Candidose.
- Balanopostite.
- Eritroplasia de Queyrat.

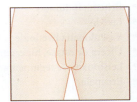

Escroto

- Candidose.
- Líquen simples crônico.
- Angioqueratoma.
- Acrocórdon.
- Lúpia.
- Eczema seborreico.
- Dermatite de contato.

Região perineal

- Prurido anal.
- Candidose.
- Condiloma acuminado.
- Condiloma plano (sífilis).
- Psoríase invertida.

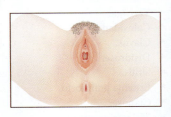

- Herpes simples.
- Hidradenite.
- Intertrigo.

Vulva

- Herpes genital.
- Líquen escleroso e atrófico.
- Leucoplasia.
- Condiloma acuminado.
- Condiloma plano.
- Candidose.
- Doença de Paget extramamária.

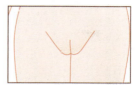

Mamas

- Dermatite de contato.
- Doença de Paget.
- Escabiose.
- Queratose seborreica.

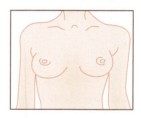

PARTE VII

TERAPÊUTICA DERMATOLÓGICA

Terapêutica tópica, 700
Terapêutica sistêmica, 702
Terapêutica cirúrgica, 705
Terapêutica com fontes de luz, 707

TERAPÊUTICA DERMATOLÓGICA

TERAPÊUTICA TÓPICA		
Droga	Nome genérico	Indicações
Corticosteoides		
Superpotentes	Clobetazol	Lesões inflamatórias como eczemas, psoríase, líquen plano
Alta potência	Halcinonida Dipropionato de betametasona Acetato de diflucortolona Desoximetasona	
Potência moderada	Fluorato de mometasona Valerato de betametasona Desonida	
Baixa potência	Hidrocortisona	
Antibióticos	Ácido fusídico Mupirocina Eritromicina 2-4% Sulfato de gentamicina Clindamicina 2%	Infecções cutâneas Acne inflamatória

(*continua*)

Terapêutica tópica 701

TERAPÊUTICA TÓPICA (*continuação*)

Droga	Nome genérico	Indicações
Antifúngicos	Amorolfina 2 e 5% Ciclopiroxolamina Imidazólicos Cloridrato de terbenafina	Infecções fúngicas
Antiparasitários	Permetrina Monossulfiram Benzoato de benzila Tiabendazol	Escabiose Pediculose Larva migrans
Retinoides	Tretinoína Adapaleno	Acne Fotoenvelhecimento
Citotóxicos	5-fluorouracil podofilina	Queratose actínica Condiloma acuminado
Queratolíticos	Ácido salicílico Ácido lático	Verrugas vulgares, calos
Despigmentantes	Hidroquinona Ácido azelaico	Melasma
Anestésicos tópicos	Lidocaína + prilocaína	Anestésica
Antiperspirantes	Cloreto de alumínio Glutaraldeído	Hiper-hidrose
Antissépticos	Permanganato de potássio Peróxido de benzoíla	Úlceras Acne
Imunomoduladores	Imiquimode Tracolimo e pimecrolimo	Verrugas, queratose actínica Lesões inflamatórias

TERAPÊUTICA SISTÊMICA

ANTIVIRAIS

Valaciclovir 500 mg: herpes simples (HS) 500 mg 3x/dia durante 5 dias; herpes zoster (HZ) 1 g 3 x/dia durante 7 dias.

Aciclovir 200 mg: herpes simples (HS) 200 mg 5x/dia (4/4 h); herpes zoster (HZ) 800 mg 5x/dia (4/4 h) durante 10 dias.

Fanciclovir 125 mg e 500 mg: herpes simples (HS) 125 mg 2x/dia durante 5 dias; herpes zoster (HZ) 500 mg 3x/dia durante 7 dias.

ANTIFÚNGICOS

Terbinafina 250 mg: 1 cp/dia para infecções por dermatófitos das unhas (6 a 12 meses), pele e cabelos (de 1 a 3 meses).

Itraconazol 100 mg: pitiríase versicolor, infecções por não dermatófitos 1 cp/dia durante 10 a 30 dias ou equivalente em pulsos de 1 semana/mês.

Cetoconazol 200 mg: pitiríase versicolor 1 cp/dia durante 10 a 20 dias (hepatotoxicidade).

Fluconazol 150 mg: pitiríase versicolor e infecções por não dermatófitos 1 cp/semana durante 4 semanas.

Anfotericina B: ampolas de 50 mg para paracoccidioidomicose e outras micoses profundas e leishmaniose mucosa. EV em 6 horas, 0,25-1 mg/kg/dia. Dose total de 30 a 60 mg.

IMUNOMODULADORES E CITOTÓXICOS

Metotrexato: psoríase e como poupador de corticosteroide (várias indicações) 2,5 mg, 1 a 2 cp, 12/12 h (3 doses apenas) por semana.

Azatioprina: pênfigos e outras doenças autoimunes como poupador de corticosteroide 50 mg, 1 a 3 cp/dia.

Ciclofosfamida: 50 mg, 1 a 3 cp/dia, como no caso da azatioprina,

Ciclosporina: 100 mg e 300 mg, 0,3 a 0,5 mg/kg/dia

Talidomida: 100 mg.

Apremilaste (Otezla®): inibidor da fosfodiesterase 4 (PDE4) – psoríase.

(*continua*)

Terapêutica sistémica **703**

TERAPÊUTICA SISTÊMICA (*continuação*)

RETINOIDES
Acitretina: 10 mg e 25 mg para psoríase e distúrbios da queratinização; dose de aproximadamente 0,5 mg/kg/dia.
Isotretinoína: 10 mg e 20 mg para acne e rosácea; 0,5 a 1 mg/dia (teratogênico).

ANTI-HISTAMÍNICOS
Clorfeniramina para pruridos e urticária, 2 mg 3x/dia.
Hidroxizina para pruridos e urticária, doses de 30 a 90 mg/dia.
Loratadina para pruridos e urticária, 10 mg /dia.
Fexofenadina para pruridos e urticária, 180 mg/dia.
Cetirizina para pruridos e urticária, 10 mg/dia.

ANTIBIÓTICOS
Cefalexina para infecções cutâneas, 500 mg a 1 g, de 6/6 horas, por 7 a 10 dias.
Cefaclor para infecções cutâneas, 500 mg 12/12 horas, por 5 ou 10 dias.
Tetraciclina para acne vulgar, 500 mg de 12/12 horas, por 20 a 30 dias.
Doxiciclina para acne vulgar, 100 mg/dia, por 20 a 30 dias.
Azitromicina para infecções cutâneas 500 mg/dia, durante 3 dias. Para acne 500 mg/dia durante 3 dias, seguidos com pausa de 7 dias (1 mês).

ANTIMALÁRICOS
Hidroxicloroquina para lúpus e outras dermatoses.
400 mg/dia, por longos períodos. Porfiria cutânea tardia 400 mg, 2x/semana.

ANTIMONIAL
N-metil gluzcamina na leishmaniose cutânea: 2 ampolas de 5 ml EV por dia, em 20 a 30 dias.

CORTICOSTEROIDES
Prednisona 20 mg ou 5 mg em várias dermatoses,
0,3-1 mg/kg/dia em períodos variáveis.
Deflazacort 6 mg e 30 mg em várias dermatoses,
0,4-1,2 mg/kg/dia em períodos variáveis.

(*continua*)

Parte VII: Terapêutica dermatológica

TERAPÊUTICA SISTÊMICA (*continuação*)

TERAPIA ALVO

Vismodegibe: cápsulas de 150 mg; apresentação com 28 cápsulas; posologia: 150 mg/dia
Indicações: carcinoma basocelular de alto risco: irressecáveis (localmente invasivos, recorrentes, associados a comorbidades que contraindiquem cirurgias). Adjuvância em tumores de alto risco. Metastáticos. Síndrome do nevo basocelular. Toxicidade à quimioterapia. Obs.: incluídas novas drogas e apresentadas as indicações (somente as aprovadas em bula).

IMUNOBIOLÓGICOS
Anti-TNF Alfa
Adalimumabe – psoríase e hidradenite supurativa.
Certolizumabe pegol – psoríase e hidradenite supurativa.
Etanercepte – psoríase.
Infliximabe – psoríase.
Anti-IL 17
Brodalumabe: psoríase.
Ixequizumabe: psoríase.
Secuquinumabe: psoríase e hidradenite supurativa.
Anti-IL12/IL23
Ustequinumabe: psoríase.
Anti-IL23
Guselcumabe: psoríase.
Risanquizumabe: psoríase.
Anti-IL4/IL13
Dupilumabe: dermatite atópica e prurigo nodular.
Belimumabe: anti-BLyS (BLyS: modulador das células B): lúpus eritematoso sistêmico.
Rituximabe: anti-CD20 (CD20: proteína da superfície dos linfócitos B): pênfigo vulgar.
Omalizumabe: anti-IgE: urticária.
Inibidores das janus quinases (JAK) e inibidores da tirosina quinase 2 (TYK 2)
Abrocitinibe: inibidor da janus quinase 1: dermatite atópica.
Baricitinibe: inibidor da JAK 1 e 2: dermatite atópica e alopecia areata.
Upadacitinibe: inibidor da JAK1: dermatite atópica.
Deucravacitinibe: inibidor da TYK 2: psoríase.

Terapêutica cirúrgica **705**

TERAPÊUTICA CIRÚRGICA

Modalidade	Descrição	Indicação
Barbirese simples	Remoção de tecido superficial tangencial a pele	Lesões benignas (QS) pré-malignas (QA) e lesões duvidosas que façam diferencial com CBC
Barbirese e eletrocoagulação	Barbirese seguida de um ou mais ciclos de eletrocoagulação	Lesões benignas (QS), pré-malignas (QA) e lesões duvidosas que façam diferencial com CBC
Biópsia por *punch*	Uso de *punch* circular para remoção de tecido para análise	Investigação diagnóstica de todo o tipo de dermatose
Excisão em fuso com fechamento primário	Exérese de lesão de forma circular ou fusiforme com fechamento primário	Tratamento de lesões malignas de pequeno tamanho
Excisão em fuso com fechamento por enxerto	Fechamento por enxertia de pele total	Tratamento de câncer de pele
Excisão em fuso com fechamento por retalho local	Fechamento por retalhos locais por deslizamento ou transposição	Tratamento de câncer de pele
Excisão em fuso com fechamento por retalho pediculado	Fechamento por retalho com vascularização conhecida ou presumida	Grandes defeitos em áreas onde retalhos locais não são possíveis
Exérese de lesões benignas	Exérese em fuso	Tratamento de lesões benignas como cistos, lipomas
Desbastamento/ debridamento	Remoção de tecido necrótico/queratósico	Lesões necróticas pós--complicações cirúrgicas, úlceras de estase, trauma

(*continua*)

Parte VII: Terapêutica dermatológica

TERAPÊUTICA CIRÚRGICA (*continuação*)

Modalidade	Descrição	Indicação
Exérese de hidrosadenite	Exérese de lesões de hidrosadenites	Hidrosadenite refratária a terapêutica cirúrgica
Correção de cicatrizes	Excisão de tecido cicatricial com nova sutura	Cicatrizes inestéticas
Curetagem simples	Remoção de tecido friável por meio de cureta	Lesões benignas (QS) pré--malignas (QA) e CBC
Curetagem e eletrocoagulação	Curetagem seguida de um ou mais ciclos de eletrocoagulação	Lesões benignas (QS) pré--malignas (QA) e CBC
Lipoenxertia	Enxertia de tecido gorduroso obtido por lipoaspiração	Lesões com perda de volume como cicatrizes, esclerodermia e lúpus
Unha – matricectomia	Remoção do granuloma piogênico e parte da matriz ungueal	Criptoníquea
Unha – super U	Remoção de tecido hipertrófico em "U"	Criptoníquea com bordas laterais hipertróficas
Unha – biópsia de matriz ungueal	Remoção de tecido por *shaving* da matriz ungueal após rebater a pele	Investigação de melanoníqueas
Plástica em "Z"	Mudança da orientação das linhas de força de uma cicatriz	Cicatrizes retraídas, bridas fibróticas

Terapêutica com fontes de luz **707**

TERAPÊUTICA COM FONTES DE LUZ

Laser de argônio 488-514 nm	Opera na faixa azul-verde. *Laser* contínuo pouco usado atualmente. Indicado para o tratamento de lesões vasculares.
Laser de argônio (ArgonDye) 585 ou 630 nm	*Laser* de argônio associado a corante. Usado no passado para o tratamento de lesões vasculares e no tratamento de câncer de pele (terapia fotodinâmica).
Pigmented lesion dye laser 500-520 nm	Opera na faixa verde. Pouco usado atualmente. É indicado para o tratamento de lesões pigmentadas benignas.
Laser de vapor de cobre 511 ou 578 nm	*Laser* pseudocontínuo; cores verde ou amarela.
Laser de criptônio 530 ou 568 nm	Cores verde ou amarela. Usado no tratamento de lesões vasculares superficiais (telangiectasias).
Laser de corante pulsado 585-600 nm	Atua na faixa amarela. Muito usado para o tratamento de lesões vasculares superficiais – telangiectasias, mancha vinho do porto.
Laser de KTP 532 nm	Opera na faixa verde. Indicado para lesões superficiais vasculares.
Quality switched *laser* ruby 694 nm	Opera na faixa vermelha. Pulsos muito curtos. Indicado para lesões pigmentadas benignas e tatuagens de cores azul, preta e verde.
Quality switched *laser* Nd:YAG 1064 nm	Opera na faixa infravermelha. Pulsos muito curtos. Indicado para lesões pigmentadas benignas e tatuagens preta e azul.
Quality switched *laser* Nd:YAG 532 nm	Opera na faixa verde. Pulsos muito curtos. Indicado para lesões pigmentadas benignas e tatuagens vermelha e amarela.

(*continua*)

Parte VII: Terapêutica dermatológica

TERAPÊUTICA COM FONTES DE LUZ (*continuação*)

Quality switched *laser* Alexandrita 755 nm	Opera na faixa vermelha. Pulsos muito curtos. Indicado para lesões pigmentadas benignas e tatuagens de cores azul, preta e verde.
Picossegundos 532/1064/755/785 nm	Mesma indicação dos QS *lasers*.
Laser de diodo 800 nm	Opera na faixa vermelha. Pulso longo e muito indicado para epilação.
Laser de alexandrita 755 nm – pulso longo	Opera na faixa vermelha. Pulso longo e muito indicado para epilação.
Laser Nd:YAG 1.064 nm – pulso longo	Opera na faixa infravermelha. Pulso longo; muito indicado para epilação. Também indicado para lesões vasculares profundas e de coloração arroxeada.
Laser ruby 694 nm – pulso longo	Opera na faixa vermelha. Pulso longo; muito indicado para epilação.
Laser de CO_2 10.600 nm *Lasers* de erbium: YAG 2.940 nm e YSSG – 2.790 nm	Operam na faixa invisível. Possuem dois modos: fracionado e não fracionado. Indicados para o tratamento do envelhecimento da pele, cicatrizes de acne, estrias e cicatrizes cirúrgicas.
Lasers não ablativos 1.320, 1.340, 1.440, 1.450, 1.550 nm	Operam na faixa infravermelha. São fracionados e indicados para o tratamento do envelhecimento da pele, cicatrizes de acne, estrias e cicatrizes cirúrgicas.
Luz intensa pulsada 400-1.200 nm	Não são *lasers*. São lâmpadas tipo *flash* que disparam luzes de amplo espectro e que podem ser selecionadas com filtros. Indicadas para o tratamento de lesões vasculares superficiais, rejuvenescimento cutâneo e lesões pigmentadas benignas superficiais.
Laser Excimer 308 nm	*Laser* gasoso que opera na faixa estreita do UV-B. Indicado para tratamento da psoríase e do vitiligo.

(*continua*)

TERAPÊUTICA COM FONTES DE LUZ (*continuação*)

Fontes de luz UV-A 320-400 nm	São cabines de luz UV-A indicadas no tratamento de psoríase, vitiligo, dermatite atópica, prurido severo, micose fungoide. Pode ser associado à administração oral de psoralênicos (PUVA).
Fontes de luz UV-B: banda longa 290-320 nm e banda estreita 311 nm	São cabines de luz UV-B indicadas no tratamento de psoríase, vitiligo, pruridos ce várias etiologias. Atualmente utilizam-se preferencialmente as cabines de banda estreita 311 nm, pelos melhores resultados e menores efeitos adversos.
LED (do inglês *light emiting diode*) 400-900 nm	É uma fonte de luz fria, pequena e usada em diferentes comprimentos de onda para o processo de fotobiomodulação na cicatrização de feridas cutâneas, síntese de colágeno no rejuvenescimento e coadjuvante na cicatrização de *resurfacing* com *laser* de erbium e CO_2. Pode ser usada na terapia fotodinâmica para o tratamento do câncer de pele não melanocítico quando uma droga fotossensibilizante tópica ou sistêmica (ALA ou MAL) for aplicada ao tumor.

BIBLIOGRAFIA GERAL RECOMENDADA

1. Azulay RD, Azulay DR. Dermatologia. 7.ed. Rio de Janeiro: Guanabara Koogan, 2017. 1184 p.
2. Belda Jr W, Chiacchio Di N, Criado PR. Tratado de dermatologia. 2 vols. 4.ed. São Paulo: Atheneu, 2023. 3224 p.
3. Belda Jr W, Guidi HC, Rosenblatt A. Male genital lesions. 3.ed. New York: Springer Verlag, 2016. 424 p.
4. Belda Jr W. Doenças sexualmente transmissíveis. 2.ed. São Paulo: Atheneu, 2009. 230 p.
5. Bolognia JI, Jorizzo JI, Schaffer JV. Dermatology. 2 vols. 3.ed. London: Elsevier, 2015. 2792 p.
6. Braun-Falco O, Plewig G, Wolff HH, Winkelmann RK. Dermatology. 4.ed. Berlin-Heidelberg: Springer-Verlarg, 2022. 2000 p.
7. Braverman IM. Skin signs in systemic disease. 3.ed. Philadelphia: W.B. Saunders, 1998. 682 p.
8. Carruthers A, Carruthers J. Toxina botulínica. 4.ed. São Paulo: Elsevier, 2018. 224 p.
9. Carruthers J, Carruthers A. Técnicas de preenchimento. São Paulo: Elsevier, 2016. 240 p.
10. Draelos ZD, Dover JS, Alam M. Cosmecêuticos. 1.ed. São Paulo: Elsevier, 2009. 296 p.
11. Elder DE. Lever's histopathology of the skin. 12.ed. Philadelphia: Lippincott Williams & Wilkins, 2023. 1500 p.
12. Gadelha AR, Costa IMC. Cirurgia dermatológica em consultório. 2.ed. São Paulo: Atheneu, 2009. 1114 p.
13. Garrido Neves R, Lupi O, Talhari S. Câncer da pele. 1.ed. Rio de Janeiro: Medsi, 2001. 702 p.
14. Goldberg DJ. Laser e luz: vascular, pigmentação cicatrizes, aplicações médicas. vol. 1. Rio de Janeiro: Elsevier, 2007. 158 p.

Bibliografia geral recomendada   711

15. Goldman MP. Terapia fotodinâmica. Rio de Janeiro: Elsevier, 1.ed. 2007, 124 p.
16. Goldsmith LA, Katz S, Gilchrest B, Paller AS, Leffell DJ, Wolff K. Fitzpatrick's dermatology in general medicine. 2 vols. 9.ed. New York: Mc Graw Hill, 2019. 3949 p.
17. Griffiths CEM et al. Rook's textbook of dermatology. 4 vols. 9.ed. London: Blackwell, 2016.
18. Habif TP. Clinical dermatology. 6.ed. St. Louis: Saunders, 2015. 1064 p.
19. James WD, Berger TG, Elston DM. Andrews' diseases of the skin clinical dermatology. 13.ed. Philadelphia: Elsevier, 2019. 992 p.
20. Lacaz CS, Porto JEC, Martins JEC, Heins-Vaccari EM, de Melo NT. Tratado de micologia médica Lacaz. 9.ed. São Paulo: Savier, 2009. 1120 p.
21. Oliveira ZNP. Dermatologia pediátrica. 2.ed. São Paulo: Manole, 2012. 558 p.
22. Osorio N, Torezan LAR. Laser em dermatologia. 2.ed. São Paulo: Roca, 2009. 304p.
23. Rivitti EA. Dermatologia de Sampaio e Rivitti. 4.ed. São Paulo: Artes Médicas, 2018. 1636p.
24. Rubin MG. Peeling químico. São Paulo: Elsevier, 1.ed. 2007 168 p.
25. Sittart JAS. Dermatologia na prática médica. São Paulo: Rocca, 2011. 704p.
26. Talhari S. [et al.] Dermatologia tropical. 1.ed. Rio de Janeiro: Atheneu, 2022.684 p.
27. Weedon D. Weedon's Skink pathology. 3.ed. Eddinburgh: Churchill Livingstone, 2009. 1968 p.
28. Wheeland RG. Cutaneous surgery. Philadelphia: W.B. Saunders, 1994. 1153 p.

ÍNDICE REMISSIVO

A

Abacavir 318
Ab igne 322
Abrocitinibe 49
Abscesso 18
  frio 218
Acantólise 17
Acantose 20
  áreas preferenciais 692
  nigricante 594, 598
Ácaro e ovos 34
Acetato
  de ciproterona 130
  de diflucortolona 700
Aciclovir 270, 275, 277, 702
Acidentes pela peçonha 684
Ácido
  acetilsalicílico 178
  azelaico 130, 136, 148, 701
  clavulânico 188
  fítico 148
  fusídico 196, 198, 700
  homogentízico 4
  kójico 148
  lático 701
  retinoico 148
  salicílico 205, 701
  sórbico 675
Acitretina 92, 113, 115, 171, 437, 703
Acne 126
  comedoniana 126

conglobata 127
  infantil 128
  inflamatória 127
  neonatal 556, 562
  vulgar 133, 135
    áreas preferenciais 689
Acremonium sp 261
Acrocórdon 341, 567, 578, 583
Acrodermatite papulosa infantil 283
Acrodermatose paraneoplásica de Bazex 594, 599
Acromia 4
Actinomadura sp 261
Actinomicetomas 260
Actinomicose 262, 493
Actinomyces 206
  israelii 261
Acúmulo de saliva 200
Adapaleno 130, 701
Adenoma sebáceo
  áreas preferenciais 690
  tipo Pringle 544
Adesivos 674
Adiponecrose 556, 561
  subcutânea neonatal 528, 531
Aftas 270, 282, 504
Agenesia de vasos 3
Agentes
  físicos 320
  queratolíticos 72

Água viva 684
AIDS 253, 269, 604
  manifestações primárias 604
  neoplasias 606
Albendazol 298
Albinismo 143
  oculocutâneo 145
Alcoolismo 587
Alentuzumabe 437
Alérgenos contactantes 674
Alergia
  níquel 50
  penicilina 224
  por luvas de borracha 50
Alginato de cálcio 328
Algoritmo
  dermatoses eritematodescamativas 628
  doenças bolhosas imunológicas 631
  eczemas 626
  erupções a drogas 644
  exantema agudo 642
  lesão sarcoídica 634
  lesão verrucosa 632
  prurido 640
  úlceras de membros inferiores 636
Alisante 676
Alopecia(s) 237, 638, 639
  algoritmo 639
  androgenética 452, 672

Índice remissivo 713

feminina 639
áreas preferenciais 688
areata 139, 241, 454, 459, 461, 463, 639, 671
áreas preferenciais 688
cicatriciais 463, 664, 666
de tração 688
difusa feminina 688
frontal fibrosante 638, 668
não cicatriciais 665, 671
por tração ou pressão 460
sifilítica 456
Alopurinol 318
Alterações da pele idosa relacionadas à luz solar 564
Amerchol L101 675
Amorolfina 701
Amoxacilina 188
Anabolizantes esteroides 167
Anacardiáceas 677
Anamnese 27
Ancilóstomos 684
Ancylostoma
braziliense 297
duodenale 297
Anemia 541
falciforme 159
perniciosa 139
Anestésicos tópicos 701
Anetodermia 168
Anfotericina 252, 259, 262
B 702

Angioedema 689
Angiofibroma da esclerose tuberosa 343
Angiolipoma 396
Angioma
rubi 567, 692
em aranha 578, 583
glomeruloide 400
Angioqueratoma 651
áreas preferenciais 696
do escroto 567
Angiossarcoma 440, 567
Antiandrógenos 130
Antibióticos 700, 703
Antibioticoterapia 242
Anticonvulsivantes 318
Anticorpo
anti-IgG humano 39
marcado 36
Antifúngicos 241, 701, 702
tópicos 247
Antígenos de histocompatibilidade 318
do doador e do receptor 123
Anti-histamínicos 703
anti-H1 sedantes 109
Antimaláricos 703
Antimitóticos 267
Antimonial 703
Antiparasitários 701
Antiperspirantes 701
Antipsicóticos 448
Antissépticos 701
Antivirais 702
Antraciclina 442
Antraquinona 674
Antraz 195
Aplasia congênita 164

Aracnídeos 682
Argiria 4
Arraias 684
Artralgias 211
Asma 48
Aspecto vermelho-brasa 28
Astenia 211
Atrofia 26
Axilas 692
Azatioprina 85, 89, 95, 97, 103, 106, 113, 120, 702
Azitromicina 130, 227, 235, 703

B
Bacilo
álcool-ácido resistente (BAAR) 207
de Hansen 33
de Koch 218
Baciloscopia 33, 212
Bagre 684
Balanite 243
xerótica 169
obliterante 170
Bálsamo do Peru 674
Barbirese
e eletrocoagulação 705
simples 705
Baricitinibe 49
Benzoato de benzila 294, 701
Benzocaína 674
Berne 303
Bexaroteno 437
Bicheira 303
Bicromato de K⁺ 674
Biópsia
de matriz ungueal 706

714 Manual de dermatologia

por *punch* 705
procedimentos 37
Blefarite 136
Blefaroconjuntivite 150
Bolha 16, 124
  intraepidérmica 17
  subepidérmica 16
Bordas em roído de traça
  661
Borrachas 674
Bota de Unna 60
Braços 695
Brodalumabe 72, 122
Bromidrose 494
  áreas preferenciais 693
Bronopol 676
Butil
  fenol P-terciário 674
  hidroxitolueno 675

C
Cabelos 450
  grisalhos 139
Calázio 136
Cálcio 7
Calo 320, 321
Calosidade 320
  interdigital 321
  plantar 267
*Calymmatobacterium
granulomatis* 233
Camada córnea 14
Campath® 437
Cancroide 225, 232, 270
Cancro
  esporotricótico 256
  misto de Rollet 227
  mole 33, 224, 225
  sifilítico 506
  tuberculoso 217

Candida sp. 201, 241, 243
Candidíase 88, 202, 491,
  616
Candidose 112, 241,
  200, 620
  áreas preferenciais 691,
  693
Captopril 89
Caravela 684
Carbamazepina 318
Carba-mix 674
Carcinógenos ambientais
  441
Carcinoma
  basocelular 343, 349,
  361, 387, 414, 567,
  618, 651, 658
    áreas preferenciais
    689
    pigmentado 339, 347
  de Merkel 438, 567
  epidermoide 252
  espinocelular 235, 393,
  418, 541, 567, 618,
  623
    áreas preferenciais
    689, 691
  metastático 688
  verrucoso 230
    áreas preferenciais
    691
Cardanol 677
Cardiolipina 36
Cardol 677
Carmustina 437
Carotenemia 4
Cauterização química 267
Cefaclor 703
Cefalexina 188, 198, 703
Cefalosporinas 196

Ceftriaxona 224, 227
Células
  de Langerhans 48
  névicas 7
Celulite 197
  dissecante 638, 670
Ceratite 136, 211
Ceratolíticos 247
Ceratose folicular 533
Cestodes 682
Cetirizina 109, 703
Cetoconazol 243, 245,
  262, 702
Cetotifeno 543
Chagrém 545
Chlamydia trachomatis
  231
Cicatriz 25, 328
  correção 706
  em ponte 217
  estelar 575, 564
  hipertrófica 380, 431
Ciclofosfamida 89, 702
Ciclopiroxolamina 701
Ciclosporina 89, 106,
  113, 120,125, 702
  sistêmica 49
Cilindroma 351
Ciprofloxacina 227, 235
Cirurgia micrográfica 440
Cisplatina 442
Cisticercose cutânea 682
Cisto
  branqueal 354
  ceratiginoso 350
  cutâneo 350
  de glândulas de Meibo-
  mius 689
  de inclusão 391
  dermoide 351, 352

Índice remissivo **715**

epidérmico 353
infectado 304
eruptivo de pelos velus 356
mixoide 390
mucoso 501
pilar 353
sebáceo 688, 690
Citodiagnóstico 235
de Tzanck 36, 269
Citotóxicos 701, 702
Cladophialophora carrioni 258
verrucosa 258
Clamydia 436
Clavus 321
áreas preferenciais 695
Clindamicina 130, 188, 196, 203, 207, 700
Cloasma 578, 581
Clobetazol 700
Clofazimina 182, 212, 213
Cloracetamida 676
Cloracne 132
Clorambucila 437
Cloreto
de alumínio 701
de cobalto 674
Clorexidina 676
Clorfeniramina 703
Cloridrato
de histamina 31
de terbenafina 701
Cloroquina 85, 113
Cloxacilina 188, 196
Cobras peçonhentas 684
Cocobacilo Gram-negativo 233
Coilocitose 266
Coiloníquia 467

Colagenoses 152, 508
Colas 674
Colchicina 92, 106, 506
Coleções líquidas 15
Colestase 121
Colofônio 674
Coloração
de Ziehl-Neelsen 33
pelo Gram 33, 202
Comedões 127
Comissuras labiais 200
Comissurite labial 199
Condiloma acuminado 224, 228, 235, 265, 266, 389
Condiloma plano 235
Conjuntivite 136, 191, 211
Cordylobia anthropophaga 303
Coroidorretinite 223
Corpúsculos de Donovan 233, 235
Corte dos cabelos 249
Corticosteoides 700, 703
intralesionais 182
Corynebacterium 206
minutissimum 202
tenuis 203
Cosméticos 674
Couro cabeludo 67, 239, 458, 688
Coxim falangeano 384
Craurose 169
vulvar 170
Criocirurgia 176, 230
Crioglobulinemia 152, 325
Crioterapia 259, 280
Cromoblastomicose 257

Cromomicose 219
algoritmo 633
Crosta 19
C. trachomatis 232
Cultura para fungos 31
Curetagem 706
metódica 28
Cútis romboidal 564

D

Dapsona 85, 89, 92, 95, 103, 105, 213, 318
Deflazacort 703
Deflúvio telógeno 688
Delírio de parasitose 447
Deltametrina 301
Demência 587
Demodex folliculorum 135
Denileucina diftitox 437
Depilatórios 677
Dermatite
actínica crônica 330
artefata 443
asteatósica 293
atópica 52, 82, 241, 604
áreas preferenciais 689, 690
da área de fraldas 556, 562
de contato 35, 49, 50, 57, 59, 64, 74, 200, 241, 512
áreas preferenciais 689
aguda 109
alérgica 676
por plantas 677
alérgico 678
por fototoxicidade 679

por irritação e por agentes farmacológicos 680
de estase 52, 433
factícia 159, 443
herpetiforme 88, 94, 98
papilomatosa do mamilo 429
papulosa nigra 567
perioral 136
  áreas preferenciais 690
pruriginosa 61
  crônica 13
seborreica 49, 69, 71, 72, 85, 135, 202, 245, 301, 566, 604
  algoritmo 628
  áreas preferenciais 688, 689
  vesicante 682
Dermatobia hominis 303
Dermatofibroma 364, 378, 431, 651, 663
Dermatofibrossarcoma protuberante 430
Dermatofitose 54, 57, 64, 202, 212, 236, 298, 616
Dermatomicoses 199
Dermatomiosite 52, 512, 513, 596, 601
  áreas preferenciais 689, 690
Dermatophilus 206
Dermatoscopia 30, 650
Dermatose
  acantolítica transitória 100
  bacteriana 186

bolhosa por IgA linear 103
cinzenta 306
eritematodescamativas 628
infecciosas 186
lesões melanocíticas 652, 666, 671
lesões não melanocíticas 658
neutrofílica intraepidérmica 90
papulosa nigra 340
papulosa nigricante 689
por IgA linear 94, 100
pustulosa subcórnea 90
provocadas por animais 682
vesicobolhosas autoimunes 309
Dermatoviroses 263
Derme papilar 8
Dermografismo 28, 29
  branco 48
Desbastamento 705
Descamação 13, 237
  de pele 546
Desmogleína 87
Desonida 700
Desoximetasona 700
Despigmentantes 701
Dexclorfeniramina 109
Diabetes 121, 242
  melito 139, 176
Diabeticorum 175, 176
Diaminodifenilsulfona 262
Diarreia 587
Diascopia 28

Dicloxacilinas 196
Dicloxicilina 188
Difenidramina 122
Digitopressão 28
Dipiridamol 178
Diplópodes 682
Dipropionato de betametasona 700
Discromias 137
Disidrose
  áreas preferenciais 693
Disqueratose folicular 533
Doador imunocompetente 123
Dobras poplíteas 47
Doença(s)
  bolhosas autoimunes 38, 312
  bolhosas imunológicas algoritmo 630, 631
  cutâneas autoimunes 38
  da mucosa oral 497
  de Behçet 506
  de Bowen 170, 409, 567
  de Castleman 594
  de Crohn 493
  de Darier 532
  de Darier-White 533
  de Favre-Racouchot 564, 574
  de Fox-Fordyce
    áreas preferenciais 693
  de Hailey-Hailey 88, 534
    áreas preferenciais 693
  de Kawasaki 150, 154
  de Lyme 682

Índice remissivo **717**

de Morgellons 448
de Paget 411, 427, 567
áreas preferenciais
693, 697
de Refsum 549
de Rendu-Osler-Weber
584, 588
de Von Recklinghausen
543
enxerto *versus* hospe-
deiro 123, 520
hematológicas 121
hepáticas 121
mão, pé e boca 280, 506
mista do tecido conjun-
tivo 520
sistêmicas 584
transplantados de ór-
gãos sólidos 616
Donovanose 227, 233
Doxepina 122
Doxiciclina 130, 224, 225,
233, 703
Doxil 438
Doxorrubicina peguilada
438
DRESS (*drug rash with
eosinophilia and syste-
mic symptoms*) 318
Droga
reação de hipersensibi-
lidade a 317
Dupilumabe 49, 120, 122
Duração 2

E
Ectima 188
Ectrópio
áreas preferenciais 689
Eczema 626
asteatósico 60

algoritmo 627
atópico 46
algoritmo 626
de contato
algoritmo 626
de estase 58, 566
algoritmo 627
com púrpura ortos-
tática 571
disidrótico 62
algoritmo 627
herpético 276
numular 53, 69, 241, 566
algoritmo 626
Edema 11
Efélides 367, 371, 538
E. flocosum 236
Eflúvio telógeno 457,
639, 672
Elaioconiose 131, 132
Elásticos 677
Elastose
focal linear 168
solar 564
Emolientes 72
Enterobacter 195
Enxertos 159
Epidermodisplasia verru-
ciforme 267
Epidermólise bolhosa
539
adquirida 94, 100
distrófica dominante
102
Epidermophyton flocosum
236
Epitelioma *cuniculatum*
421
Erisipela 197
Eritema

ab igne 322
anular centrífugo 163
anular reumático 163
crônico migratório 163
elevatum diutinum 150,
155
figurado 162
gyratum repens 163
indurado de Bazin 216,
218
infeccioso 286
necrolítico migratório
596, 600
nodoso 526, 528, 584,
588
hansênico 211
pérnio 324
áreas preferenciais
689
pigmentar fixo 305
áreas preferenciais
691
polimorfo 88, 94, 100,
105, 109, 277, 307
áreas preferenciais
690, 691
tóxico neonatal 554
Eritrasma 28, 201
interdigital 203
Eritrodermia 80, 124,
436, 648
algoritmo 629, 648
áreas preferenciais 689
esfoliativa da infância
558, 563
ictiosiforme congênita
547, 648
Eritromicina 105, 130,
203, 207, 224, 225,
227, 233, 235, 700

Eritroplasia
áreas preferenciais 691
de Queirat 229, 410, 412
Erosão 21
Erupção
acneiforme 129, 131, 357
liquenoide por drogas 112, 125
medicamentosa 69, 224
papulopustulosa 134
pigmentar fixa bolhosa 312
polimorfa à luz 136, 331, 512
polimórfica da gravidez 576, 579
por drogas 79, 305, 491, 692
algoritmo 644
variceliforme de Kaposi 276
Erythema gyratum repens 164, 594, 600
Escabiose 34, 99, 119, 188, 284, 291, 682
áreas preferenciais 692, 694
Escala Scorten 317
Escamas 18, 19
Escarlatina 287
Escherichia 195
coli 262
Esclerema neonatal 528, 556
Esclerodermia 125, 170, 516
sistêmica 518
Escleromixedema 520, 596, 603

Esclerose 27
tuberosa 544
Escoriações neuróticas 99, 445
Escrofuloderma 215, 217, 355
Escroto 696
Espículas córneas nos óstios foliculares 638
Espiradenoma écrino 395
Espironolactona 130
Esporos 32
Esporotricose 173, 219, 252, 254, 255, 259
algoritmo 633
Esquistossomose cutânea 682
Estafilococos 200
Estase venosa 58
Esteatocistoma múltiplo 357
Estesiômetro 31, 212
Estomatite moriforme 250
Estreptococcia 68
Estreptococos 200
beta-hemolítico do grupo A 197
Estreptomicina 219
Estrias 654
atróficas 166
de Wickham 112
gravídicas 578, 582
Estrófulo 272, 284, 682
Etambutol 219
Etanercepte 125
Etilenodiamina 674
Etionamida 219
Eumicetoma 260, 262
Exame

anatomopatológico 37
bacteriológico 33
físico 2
micológico 31, 32
parasitológico 34
Exantema
agudo 642
escalatiniforme 286
maculopapular 124
súbito 286
viral 125, 491
Excisão em fuso 705
fechamento primário 705
Exérese
cirúrgica 259
de hidrosadenite 706
de lesões benignas 705
Exophiala sp 261
Exostose subungueal 481
Exotoxinas 190

F
Face 239, 689
Fácies
de máscara 519
"esbofeteada" 286
Fanciclovir 270, 275, 278, 702
Faringite 191
Farmacodermia 125, 287
Fasciite
eosinofílica 520
necrotizante 198
nodular 431
Fenitoína 318
Fenobarbital 318
Fenômeno
de Koebner 112, 114, 138

Índice remissivo **719**

de mosaicismo 116
de Raynaud 587, 591
Ferimentos com necrose 684
Fexofenadina 109, 120, 703
Fibroma mole 382
Filagrina 547
Filariose 684
Fissura 23
Fístula 24
Fitiríase 682
Flebotomíneos 288
Fluconazol 243, 245, 702
Fludara® 437
Fludarabina 437
Fluido do bulbão 232
Fluorato de mometasona 700
Fluorocitosina 259
5-Fluorouracil 230
podofilina 701
Foliculites 196, 493
áreas preferenciais 688
de repetição 196
decalvante 638, 669
eosinofílica 196, 606
perfurante 357
pitirospórica 196
Foneutrismo 682
Fonsecaea pedrosoi 258
Fontana-Tribondeau 224
Fontes de luz na terapêutica 707
Formaldeído 674
Fotoalergia 330
Fotossensibilidade 328, 332
Fotossensibilização 35, 690

Fototerapia 69, 122
Fototoxicidade 330
FTA-Abs 39, 224
Ftiríase 34, 204, 300, 301
Fungicidas 674
Fungos 32
Furfuráceas 18
Furúnculo 195, 196, 304, 493
Furunculoide 303
Furunculose
áreas preferenciais 692

G
Gabapentina 120, 122
Gemzar® 438
Gencitabina 438, 442
Gengivoestomatite herpética 88, 269, 506
Genodermatose 267, 533
Germall 115 676
Gestantes 235, 576
Glândulas
sebáceas 346
ectópicas 389
sudoríparas 487
Glomerulonefrite 150, 190, 211
Glossidínea 691
Glucagonoma 596
Glucantime® 290
Glutaraldeído 701
Goma 218, 256
Gonorreia 33
Gottron 514
Granuloma
anular 115, 174, 212
eruptivo 359
profundo 180
facial 150, 154, 180
glúteo infantil 558, 563

inguinal 233, 493
piogênico 392
áreas preferenciais 691
pelos acúleos 684
Granulomatose
alérgica de Churg-Strauss 150
de Wegener 150, 153
Gravidez 167, 168
Griseofulvina 113
Guselcumabe 72

H
Haemophilus ducreyi 225
Halcinonida 700
Halo
acrômico 140
eritematoso 286
nevo 363
Hamartomas pigmentados na retina 545
Hanseníase 31, 33, 77, 173, 181, 207, 224
áreas preferenciais 689
dimorfa 210, 211
indeterminada 210
tuberculoide 210, 211
virchowiana 210, 211
Heliotrópio
áreas preferenciais 689
Hemangioma 395, 651, 660
áreas preferenciais 688, 690
capilar 393, 433, 660
da infância 396
estelar 401
rubi 399
venoso do lábio 564
Hematoma 3

720 Manual de dermatologia

Hemorragias subungueais 475

Hepatoesplenomegalia 254

Herpangina 282

Herpes
dos doentes imunocomprometidos 269
recidivante 269
simples 187, 200, 227, 268, 616
áreas preferenciais 690, 697
simples genital 224
vírus humano tipo 6 318
zoster 273, 616, 620

Herpesvirus hominis 268

Hidradenite 219, 492
áreas preferenciais 692, 697

Hidrocistoma écrino 360

Hidrocortisona 700

Hidroquinona 674, 701

Hidroxicloroquina 703

Hidroxizina 109, 122, 171, 703

Hiperceratose
palmoplantar 321
subungueal 237

Hipercromia 4

Hiper-hidrose 206, 487, 495
áreas preferenciais 693, 694

Hiperpigmentação 13
pós-inflamatória 147

Hiperplasia 7
sebácea 348, 567
áreas preferenciais 690

Hiperqueratose 14, 20
epidermolítica 547

Hipertricose 451

Hipertrofia de epiderme 8

Hipocromia 4
residual 245

Hipomelanose de Ito 143

Hipotireoidismo 139

Hirsutismo 450

Histamina 31

Histoplasma *capsulatum* 254

Histoplasmose 252, 253

HIV 267

Hordéolo 136, 193, 195

Hortaea werneckii 246

HPV 265

I

Icterícia 4, 211

Ictiose 546
áreas preferenciais 689
adquirida 594, 598
arlequim 547
lamelar 547
ligada ao sexo 547
vulgar 547

Imidazólicos 75, 205, 701

Imiquimode 230, 267

Impetiginização 187

Impetigo 54, 85, 186, 301
áreas preferenciais 690
bolhoso 105, 192, 270, 272, 277
de Bockhart 195
herpetiforme 91
neonatal 554, 561
simples e bolhoso 298
ulcerativo 188

Imunobiológicos anti--TNF alfa 69

Imunofluorescência 38
direta 38, 39
indireta 39

Imunomoduladores 701

Imunoperoxidase 36

Infecção
bacteriana 618
cutânea fúngicas 236
pelo citomegalovírus 232
pelo herpes simples 232
sexualmente transmissível 220-235

Infiltração 11, 12
linfocitária 332
benigna 173

Infliximabe 176

Inibidores da calcineurina 72, 139

Insetos 682

Insuficiência
arterial 158
venosa crônica 157, 158

Intertrigo 495, 554, 560
áreas preferenciais 697
dos cantos dos lábios 200

Intradermorreações 36
de Mitsuda 212
de Montenegro 290

Irgasan 674

Iridociclite 211

Irite 211, 223

Isoniazida 219

Isotretinoína 92, 130, 136, 171, 437

Itraconazol 243, 245, 252, 259, 702

Ivermectina 298, 301

Ixequimumabe 72, 122

K

Kathon CG® 674
Kerium celsii 240
Klebsiella 195
    granulomatis 233
Koebner 68

L

Lábios 691
Lagoftalmia 689
Lago venoso 503
    áreas preferenciais 691
Lamelares 18
Lamotrigina 318
Lâmpada de Wood 28,
    29, 147, 202
Lanolina 674
Larva migrans 297, 684
Laser 182, 707
Látex 647
Leiomioma 402
Leishmania 289
Leishmaniose 34, 36, 159,
    173, 219, 235, 252,
    257, 259
    cutânea 190
    tegumentar 691, 695
        americana 227, 288
Lêndeas da pediculose
    249
Lentiginoses 538
Lentigo 369, 377, 567
    maligno 40, 371, 657
        áreas preferenciais
            690
        melanoma 424
Lepidopterismo 682
Leptosphaeria sp 261
Lesão(ões)
    névica 140
    bolhosas 540

cancerosas 567
eczematosas 46, 50
elementares 2
em roseta 105
liquenificadas 47
melanocíticas 650
não melanocíticas 651
papuloeritematosas 221
primárias 2
sarcoídicas 212
    algoritmo 634
secundárias 18
solar 564, 572
sólidas 6
verrucosa 632
Leucodermia 137
    pós-inflamatória 139
Leuconíquia 469
Leucoplaquia 223
Leucoplasia
    áreas preferenciais 691,
        697
    oral 112
Leukeran® 437
Lidocaína 701
Lindsay 470
Linfadenomegalia 121
Linfadenopatia regional
    187, 198
Linfangite 190, 198
    aguda 232
Linfogranuloma venéreo
    227
Linfoma 181, 224
    cutâneo 323
Língua 691
Linhas
    de Blaschko 116
    de Dennie Morgan 48
    transversais (Beau) 477

Lipoenxertia 706
Lipoma 351, 404
Líquen
    escrofulosorum 115
    estriado 112, 115, 335
    nítido 113
    plano 69, 110, 125,
        241, 512
        erosivo 88
        hipertrófico 119
        pilar 638, 668
    simples crônico 55, 69
Liquenificação 13, 121
Livedo
    áreas preferenciais 695
    reticular 323, 521
Loratadina 109, 703
Loxocelismo 682
Lúpus
    eritematoso 112, 136,
        306, 309, 325, 332,
        508, 677
        áreas preferenciais
            688, 689
    cutâneo subagudo 139
    discoide 667
    miliar da face 690
    pérnio 325
    subagudo 163
    túmido 181
    vulgar 214, 217, 512
Luz
    de Wood 76, 245
    negra 28

M

Macroglobulinemia de
    Waldenstromm 596
Máculas 2
    hipercrômicas 5

hipocrômicas 138
pigmentares 4
  acrômicas 4
  hipercrômicas 5
Madurella sp 261
Malassezia furfur 74, 244
Malformação arteriove-
  nosa 395
Malnutrição 541
Mal perfurante 570
  plantar 572
Mamas 697
Mancha 2
  anêmica 3
  angiomatosa 3
  "café com leite" 369, 373
  hemangiomatosa 3
  hipocrômica 4
  mongólica 365
  vasculossanguínea 3
Mangol 677
Manifestações paraneo-
  plásicas 594
Mãos 239, 693
  com fenômeno de
    Raynaud 519
Marcador de câncer
  visceral 163
M. canis 32, 236
Mecanobolhas 100
Mecloretamina 437
Meio
  de Johannesburg 227
  de Nairobi 227
Melanocitose dérmica 364
Melanodermia 146
  tóxica 147
Melanoma 247, 339, 361,
  364, 367, 377, 476,
  650, 655, 656

amelanótico 393
áreas preferenciais 691
Breslow 656
cutâneo 421
extensivo 141
  superficial 423, 655
lentiginoso acral 657
Melanoníquia 476, 479
Melanose
  de Becker 364, 372, 375
  solar 564, 573
    áreas preferenciais
      690
  vulvar e peniana 376
Melasma 146
  áreas preferenciais 690
Meningoencefalite 219
Mercapto-mix 674
Metais 677
Método(s)
  clínicos 28
  Fontana-Tribondeau 33
  Giemsa 34, 36
  laboratoriais 31
Metotrexato 69, 72, 89,
  95, 113, 125, 702
  sistêmico 49
Metronidazol 113, 136
M. gypseum 236
Micetomas 260
Micobacteriose atípica
  219, 257, 355
Micofenolato de mofetila
  85, 89, 103
Micológico direto 31, 76
Micose
  fungoide 69, 212, 435,
    567
    eritrodérmica 649
    hipocromiante 77

profunda 250
superficial 236
Microscopia confocal 40
Microsporum 236
Micuim 682
Miíase 296, 302, 303
Mília 101, 661
Miliária 196, 489, 554, 560
Mílio 344, 349, 351, 359
  áreas preferenciais 689,
    690
  coloide 564, 573
Minociclina 130, 196,
  212, 318
Mirtazapina 122
Mixoma cutâneo 391
M. leprae 210, 212
Moléstia de Darier 469
  linear 335
Molusco contagioso 267,
  278
Mononucleose infecciosa
  286
Monossulfiram 294, 301,
  701
Montelukaste 120
Morfeia 178
Morfologias distintas 157
Mucinose eritematosa
  reticular 332
Mucosa oral 690
Muehrcke 470
Mupirocina 196, 198, 700
Mycobacterium
  leprae 207
  tuberculosis 216

N
Naltrexone 120, 122
Necator americanus 297
Necrobiose lipoídica 175

Índice remissivo 723

Necrólise epidérmica
  tóxica 192, 313
Neomicina 675
Neoplasias 121
  com metástases cutâ-
    neas 212
Neurites 211
Neurofibroma 384, 542
Neurofibromatose 542
Neuropatia periférica 157
Neurossífilis 223, 225
Nevil 117
Nevirapina 318
Nevo
  acral 653
  anêmico 143
  áreas preferenciais 688,
    690
  azul 361, 366, 653
  comedônico 336
  de Ota 365, 366
  de padrão globular 652
  de padrão retículo-
    -homogêneo 652
  de Reed 654
  de Spitz 363
  de Sutton 140, 363
  epidérmico linear
    localizado 337
  halo 139
  hipocrômico 139, 142
  inflamatório verrucoso
    linear 117
  melanocítico 140, 371,
    377, 384, 476, 650,
    652, 654
    congênito 373
  pigmentar 247, 339,
    362, 367, 387
  sebáceo 346

  verrucoso 334, 347
Nevus spilus 373, 374
Nicotinamida 95, 100
Nistatina 243
Nitrato de miconazol 75
Nitrofurazona 675
N-metil gluzcamina 703
Nocardia 206
Nocardia brasiliensis 261
Nódulos 7
  áreas preferenciais 689
  de Lisch 543, 545, 550
  doloroso da hélice
    reumatoides 178
Notalgia parestésica 640

O

Ocronose exógena 147
Ofloxacino 212
"Olho de peixe" 266
Onicobacterioses 474
Onicólise 473
Onicomicoses 69, 237, 474
Ontak® 437
Opacificação da córnea
  136
Orelhas 689
Orofaringite 150
Orvalho sanguíneo 28
Osteofoliculite 193, 195
Osteomielite 261, 355
Otite média 191
Ouriços do mar 684
Oxacilina 192, 198
Oxiuríase 684
Oxiuros 684

P

Paclitaxel 442
Padrão androgenético
  639

Pálpebras 689
Panarício 485
Paniculite 219, 526
  histiocítica citofágica
    526, 530
  lúpica 526, 531
  por deficiência de
    alfa-1-antitripsina
    526, 529
  por depósito de cálcio
    526, 530
Papilas dérmicas 13
Papilomatose 20
Papilomavírus humano 9,
  228, 265
Papovavírus 265
Pápulas 6
  de Fordyce 389
  eritematovioláceas 110,
    111
  fibrosas do nariz 386
  liquenoides 124
  penianas peroladas 388
  perladas do pênis 229
  queratósicas foliculares
    638
Papulose bowenoide 230
Parabeno-mix 675
Paracoccidioides
  brasiliensis 250
Paracoccidioidomicose
  250, 254, 257, 261,
  290
  áreas preferenciais 691
Parafenilenodiamina 675
Paralisia geral 223
Parapsoríase 69
Paroníquia 472, 485
Paroxetina 122
Patches 436

724 Manual de dermatologia

Paucibacilares 212
Peçonhentos "forcípulas" 682
Pediatria 554
Pediculose 34, 299, 682
  do corpo 300
  do couro cabeludo 300
Pediculus
  capitis 34
  humanus capitis 300
Peixes 684
Pelagra 587, 593
Pele
  do idoso 564
  escaldada 191
Pelos
  anágenos e telógenos 28
  peládicos 639
Pênfigo 28, 241
  benigno familiar 534
  foliáceo 83, 91, 648
  herpetiforme 91
  paraneoplásico 112, 312, 594, 599
  por IgA 89
  vulgar 85, 86, 94, 566
Penfigoide
  bolhoso 88, 92, 100, 102, 105, 566, 570
  membranas mucosas 94
  gestacional 95, 576, 580
Penicilina 192, 198, 262
  benzatina 224
  procaína 225
Pênis 696
Pentoxifilina 178
Perfume-mix 675
Perleche 568
  áreas preferenciais 691

Permanganato de potássio 701
Permetrina 301, 701
Pernas 694
Peróxido de benzoíla 130, 701
Pés 239, 695
Pesquisa de celulas Sézary 649
Pesquisa de sensibilidade térmica 31
Petéquias 400
Phaenicia sericata 303
Picada de inseto 198, 491
Piebaldismo 139
Piedra 248
  branca 204, 248
  negra 248
Piedraia hortae 248
Pigmentação pós-inflamatória 373
Pigmento melânico cutâneo 4
Pigmentos estranhos 4
Pilocarpina 31, 76
Pimecrolimo 75, 168, 176, 701
Pimozida 448
Pioderma gangrenoso 159, 190, 235, 596, 587, 160, 597
Piodermites 243, 293, 446
Pirazinamida 219
Piritionato de zinco 75
Pitiríase
  áreas preferenciais 692
  alba 75, 212, 245
  algoritmo 629
  rósea 69, 77, 224
  algoritmo 629

rubra pilar 70, 648
versicolor 28, 77, 202, 212, 243, 369
Pitiriásicas 18
Placa 20
  alopécica 464
  de hidrocoloide 328
  de psoríase 57
  urticariforme da gestação 97
  típica eritematodescamativa 65
Plástica em "Z" 706
Podofilina 230, 267, 280
Podofilotoxina 230
Poiquilodermia 26, 125, 323
  solar 564, 574
Poliarterite nodosa 155, 323
  cutânea 152
Poliomavírus de células de Merkel 440
Porfiria cutânea tardia 102, 520, 584, 589
Poroqueratose 549
Prednisolona 125
Prednisona 703
Pré-gabalina 122
Pregas naturais 13
Prilocaína 701
Primoinfecção herpética 269
Proctite gonocócica 233
Proliferações benignas da pele 567
Prometazina 675
Propilenoglicol 675
Propionibacterium acnes 128

Índice remissivo 725

Proteus 195, 262
Protossifiloma 227
Prova
da histamina 31, 211
da pilocarpina 31, 211
de sensibilidade
térmica 211
imunológica 35
Prurido 120
algoritmo , 640
anogenital 568
asteatósico 568
gravídico 576
senil 568
Prurigo 117
da gravidez 576, 578
estrófulo 188, 293
Pseudallescheria sp 261
Pseudocistos 127
Pseudolinfomas 181
Pseudomonas aeruginosa
262, 438
Pseudopelada 638, 666
Pseudorrede 657
Pseudoxantoma elástico
359, 584, 590
áreas preferenciais 693
Psicofármacos 445
Psoríase 28, 49, 52, 54,
61, 65, 71, 74, 112,
241, 604, 648
algoritmo 628
áreas preferenciais 688
em gotas 79
em placas 69
invertida 693
leve 69
moderada e grave 69
palmar 66
plantar 67

pustulosa 64, 91
Pulse dye laser 168
Púrpura 3, 28
de Henoch-Schoenlein
150, 152
hipostática 568
solar 564, 573
Pústula 18
folicular 193
Pustulose
exantemática generali-
zada aguda 69
neonatal transitória
554
subcórnea de Sneddon-
-Wilkinson 91

Q

Quaternium 15 675
Queilite 150, 497
angular 199, 568
áreas preferenciais 691
Queimaduras 328
Queixa 2
Queloides 380, 431
Queratinócitos 17
Queratoacantoma 412
Queratólise plantar sulcada 205
Queratolíticos 203, 267,
701
Queratose 14
actínica 371, 406, 618,
622
áreas preferenciais
688, 689, 690
folicular 357
pilar 71, 115
áreas preferenciais
695

seborreica 338, 341,
364, 384, 567, 651,
661, 662
áreas preferenciais
688, 689
plana 371, 661
solar 567
Quilópodes 682
Quinonina-mix 675

R

Radiodermites 326
Raynaud 519
Reação
de Frei 36
de hipersensibilidade a
droga 317
de Mitsuda 36
de Montenegro 36
a drogas 606
com antígenos
micóticos 36
lipídica 36
sorológica 36
treponêmicas 35
Região
crural 239
inguinocrural 693
perineal 696
Répteis 684
Resina-epóxi 675
Resurfacing 709
Retapamulina 196
Retinoide 130, 701, 703
sistêmico 72
Retocolite ulcerativa 493
Rhinocladiella
acquaspersa 258
Rifampicina 196, 212, 219
Rinite 48, 211

726 Manual de dermatologia

Rinofima 134, 567
Rinoscleroma 290
Rituximabe 89, 103, 125
Rizanquizumabe 72
Rosácea 74, 129, 133, 512
  áreas preferenciais 689
Roséola *infantum* 286
Rubéola 224, 286
Ruxolitinibe 139

S
Sabões 676
Sais de prata 4
Sarampo 224, 286
Sarcoidose 28, 163, 171,
  175, 181, 325
Sarcoma de Kaposi 59,
  393, 432
  áreas preferenciais 691
Sarcoptes Scabiei var
  hominis 291
Schwannoma 395
Secuquimumabe 72, 122
Sensibilidade 31
Septicemias 541
Serosidade 16
Serratia 195
Sertralina 122
Shaving 9
Sicose 195
  bacteriana 241
  da barba 195
Sifílides necrótica 219
Sífilis 33, 36, 39, 69, 220,
  223, 230, 270, 287
  áreas preferenciais 688,
  690
  primária 232
  secundária 79
Simulium nigrimanum 84

Sinal
  da vela 28, 628
  de Forchheimer 286
  de Hertog 48
  de Koplik 286
  de Nikolsky 28, 88,
  91, 191
Síndrome
  anogenital 232
  CHILD 549
  CHIME 549
  da pele decídua 549
  da pele escaldada estafilocócica 190
  de Behçet 523
  de Cushing 167
  de Gianotti-Crosti 283
  de Kawasaki 309
  de Melkersson-
  -Rosenthal 691
  de Netherton 549
  de Peutz-Jeguers 584,
  589
  de Pringle Bourneville
  544
  de Plummer-Vinson
  468
  de reconstituição imu-
  ne 608
  de Reiter 587, 591
  de Reye 273
  de Sézary 436, 649
  de Sjöegren-Larsson 549
  de Stevens-Johnson
  192, 310, 316
  de Sweet 596, 602
  de Vogt-Koyanagi-
  -Harada 139
  do anticorpo antifosfo-
  lípide 520

  inguinal 232
  KID 549
  LECT 290
  mono-*like* 606
  NISCH 549
  PIBIDS 549
  retroviral aguda 606
Siringoma 358
  áreas preferenciais 689
Sporothrix schenkii 256
SSSS 190, 312, 316
Staphylococcus aureus
  187, 189, 190, 195,
  197, 262, 438
Streptococcus
  beta-hemolítico do
  grupo A 187
  pyogenes 189
Streptomyces sp 206, 261
Sulfadiazina de prata 328
Sulfametoxazol 196, 235,
  262
  trimetoprima 318
Sulfapiridina 100
Sulfas 318
Sulfato
  de gentamicina 700
  de níquel 675
Sulfeto de selênio 75
Sulfona 182, 506
Sulfonamidas 105
Suor, excesso de 487
Superfície mamilonada
  363

T
Tabes dorsalis 223
Tacrolimo 168, 176
Talidomida 113, 120,
  122, 506, 702

Índice remissivo 727

Targretin® 437
Tatuagens 4
T. concentricum 236
Tecidos 677
  conjuntivo 378
  gorduroso 404
  muscular 402
Técnicas de imunofluo-
    rescência 36
Telangiectasias arborifor-
    mes 659
Terapêutica
  antipruriginosa 122
  cirúrgica 705
  dermatológica 700
  sistêmica 702
Terbinafina 241, 259, 702
Terçol 195
Terebintina 675
Terry 470
Teste
  de contato 35
  de histamina 76
  de sensibilidade térmica
    76
Tetraciclina 89, 95, 100,
    130, 136, 224, 225,
    233, 235, 262, 703
Têxteis 674
Tiabendazol 298, 701
Tianfenicol 227, 233
Ticlopidina 178
Timerosal 675
Tinea pedis 206
Tinha
  crural 238, 243
  da face 239
    áreas preferenciais
      690
  da pele glabra 692

de impressão 674
do corpo 61, 69, 79, 163
do couro cabeludo 28,
    237, 463
    áreas preferenciais
      688
dos pés 238
favosa 240
negra 246, 247
tonsurantes 456
Tioglicolato de amônio
    676
Tireoidopatias 121
Tiuram-Mix 675
Tofo gotoso 689
Tonsilamina 676
Tonsura 237
Toque de palpação 28
Toxina botulínica 207,
    536
T. pallidum 36
Tracolimo 701
Traloquinumabe 49
Transplantados 267
Transplantes de medula
    óssea alogênicos 123
Trematodes 682
Treponema
  de Reiter 36
  pallidum 223
Tretinoína 701
  tópica 168
Triancinolona 506
Trichophyton 236
  megninii 236
  mentagrophytes 236
  rubrum 236
  schoenleinii 236, 240
  tonsurans 236
Trichosporon beigelii 248

Tricoepitelioma 342, 359
Tricograma 28, 639
  de alopecia
    androgênica 30
Tricomicose axilar 203
Tricorrexe nodosa 249
Tricoscopia 665, 666
Tricotilomania 241, 456,
    459, 461, 462
  áreas preferenciais 688
Trietanolamina 676
Trimetoprima 196, 235,
    262
  -sulfametoxazol 130
Triquilemoma 351
Tromboflebite 198
Trombose venosa
    profunda 198
Tronco 692
Tubercúlides 218
  papulonecróticas 215,
    218
Tuberculose 233, 254
  cutânea 36, 214, 235,
    257, 259
  ganglionar 261, 493
  miliar 217
  periorificial 218
  verrucosa 214
    cútis 217
Tumores 7
  anexiais 688
    benignos 347
  benignos 334
  cutâneos 334
    não melanoma 265,
      618
  de Buschke-Lewenstein
    421
  epidérmicos 334

Manual de dermatologia

glômico 394
pré-malignos e malignos 406
vasculares 392
Tunga penetrans 295
T. verrucosum 236
T. violaceum 236
Tzanck 36

U

Ulceração 22
Úlcera 157
  arterial 568
  de decúbito 568
  de estase 290
  neutrotrófica 570
  por anemia falciforme 290
  de membros inferiores 636
  venosa (de estase) 570
Umidade 242
Unhas 239, 467, 694
  encravada 482
  matricectomia 706
  em vidro de relógio ou hipocráticas 471
  super U 706
Upadacitinibe 49
Urato 7
Uremia 121
Uretrites não gonocócicas 33

Urtica 10
Urticária 94, 107, 646
  algoritmo 646
  vasculite 309
Urushióis 677
UVB *narrow band* 139
Uveíte 139

V

Valaciclovir 270, 275, 278, 702
Valerato de betametasona 700
Vancomicina 198
Varicela 187, 271
Vasculite 647
  livedoide 152
Vasculopatia livedoide 156
  áreas preferenciais 695
VDRL 36
Vegetação 8
Veneno neurotóxico 682
Verrucosidade 9, 10
Verruga
  genital 265, 266
  plana 266, 279, 621
  plantar 206, 266, 296
  seborreica 267
  viral 263, 618, 621
  vulgar 266, 321, 339, 341
    áreas preferenciais 690

Vértix do couro cabeludo 165
Vesícula 15
Vírus
  herpes simples 269, 276
  papiloma humano 9, 228, 265
  varicela-zoster 274
Vitamina D 69
Vitiligo 77, 137, 139, 145, 170
  perinévico 140
  segmentar 143
Vitropressão 3, 28
Vulcanizadores 674
Vulva 697

W

Wuchereria 684

X

Xantelasma 359
  áreas preferenciais 689
Xantomas 178, 587, 592
Xeroderma pigmentoso 537
Xerose 604
  de pele 629

Z

Zooparasitárias 288